JN320045

診療放射線技師
プロフェッショナルガイド

職場選びのポイントと臨床現場で役立つ
ノウハウのすべて

東村享治●編

文光堂

■編集

東村　享治	福井大学医学部附属病院放射線部診療放射線技師長

■執筆者一覧 (執筆掲載順)

石森　佳幸	茨城県立医療大学保健医療学部放射線技術科学科講師	天内　廣	横浜市立大学附属市民総合医療センター放射線部技師長
諸澄　邦彦	埼玉県立循環器・呼吸器病センター放射線技術部副技師長	高橋　順士	国家公務員共済組合連合会虎の門病院放射線部科長
小笠原克彦	北海道大学保健科学研究院教授	中村　泰彦	九州大学病院医療技術部放射線部門副診療放射線技師長
小寺　吉衞	名古屋大学医学部保健学科教授	木戸屋栄次	福井大学医学部附属病院放射線部主任診療放射線技師
宮地　利明	金沢大学医薬保健研究域教授	佐藤美智子	株式会社 C-plan 代表取締役
加藤　英幸	千葉大学医学部附属病院放射線部主任	佐野　幹夫	(医)豊田会刈谷豊田総合病院放射線技術科放射線技術科部長
五十嵐隆元	総合病院国保旭中央病院放射線科主査	太田原美郎	鹿児島市立病院放射線技術科主査
山口　功	福井大学医学部附属病院放射線部副診療放射線技師長	市川　秀男	岐阜医療科学大学保健科学部放射線技術学科教授
大竹　英則	群馬大学医学部附属病院放射線部診療放射線技師長	平野　浩志	信州大学医学部附属病院放射線部技師長
小髙喜久雄	国立がんセンター中央病院放射線治療部診療放射線技師長	西村　健司	(医)医真会八尾総合病院放射線科科長
新井　敏子	社会保険群馬中央総合病院放射線第一技師長	冨吉　司	鹿児島大学医学部・歯学部附属病院臨床技術部臨床技術部長
矢野　敬一	東京大学医学部附属病院放射線部副診療放射線技師長	渡邊　喜二	三浦病院コ・メディカル部長, 品質管理責任者
小水　満	大阪大学医学部附属病院医療技術部医療技術部長	佐藤　幸光	(社)地域医療振興協会医療安全推進室長
船橋　正夫	大阪府立急性期・総合医療センター副技師長	山本　靜成	独立行政法人国立病院機構大分医療センター診療放射線技師長
江端　清和	福井・高村病院放射線部部長, 新潟大学大学院保健学研究科放射線技術科学分野	東村　享治	福井大学医学部附属病院放射線部診療放射線技師長
萩原　明	(財)神奈川県予防医学協会放射線技術部専門委員	中澤　靖夫	昭和大学病院統括放射線技術部長
関口　淳子	GE横河メディカルシステム(株)CTマーケティング部	増田　一孝	滋賀医科大学医学部附属病院病院長補佐
田中　雅人	光産業創成大学院大学	平野　透	札幌医科大学附属病院放射線部主査
小山　修司	名古屋大学医学部保健学科放射線技術科学専攻講師		
熊谷　孝三	広島国際大学大学院総合人間科学研究科教授, 保健医療学部教授		

序　文

　レントゲン博士によって放射線が医療に利用されてから110数年が過ぎますが，放射線が医療に果たす役割は大きく，その放射線検査・放射線治療を担っているのが診療放射線技師です．

　しかし，診療放射線技師は，医療法や診療放射線技師法（診療エックス線技師法）の制定・施行から60余年，規律された中での業務を行ってきましたが，医療環境や患者自身の医療への意識が変化する中で，技師が行っている業務の内容や質も大きく変化し，より専門化や分業化が進んでいます．それは，均一的な医療を行うための能率向上ではなく，優れた技術を個々の患者ごとに，効果的に，安全に実行できることで，患者の期待に応えるべき技術をめざすものです．

　医療行為とは，患者の全人格に関わる行為で，どんな場合でもすべての医療従事者は，一人の患者に対して責任をもって全体として一貫性のある対応を行わなければなりません．そのために診療放射線技師もこれまでの分業者としての意識ではなく，主体者としての責任感が必要になっており，こうした行為が患者にとって良い診療に繋がっていくものと確信しています．検査を依頼する主治医の立場と実行する技師としての立場で，相互依存という形より一歩進んで，安全で質の高い患者ケアをめざすという共通の目的をもって，お互いが信頼できる相互理解（コンセンサス）を得ることが重要なのです．ですから，診療放射線技師もCTやMRI，PET等の先端医療機器の性能を最大に引き出す技術者と同時に，患者の要求に応えられる豊かな人間性をもった医療人としての意識が求められています．そこで，今回，第一線でプロフェッショナルといわれる放射線技術分野の30数名の先生方（執筆者）に，豊富な経験と実績を基にして，コアとなる診療放射線技師像と実践ノウハウについて執筆していただきました．

　本書は，これから就職される診療放射線技師養成課程の学生には，技師になるために心がけるポイントや現場を知るガイド本として，また現在，放射線診療業務に携わっている若手の技師には，チーム医療の中で技師の果たす役割と責任を理解して，技術の質や安全の質，接遇の質を確保するための実践本として役に立つことでしょう．さらに技術部長や技師長等の管理者にもマネジメント教材として参考になるような実践のエッセンスを幅広く盛り込んでおり，第一線で活躍されている執筆された先生方の知恵がぎっしりと詰め込まれた診療放射線技師のバイブルです．

清潔感があって患者に真摯な態度で応対し，声かけや挨拶をする技師．患者に簡潔でわかりやすい説明をして安全確認，機器点検をしっかり実行できる技師．患者の状態を把握し，コミュニケーションをとって依頼目的に応じた検査をスムーズに遂行できる技師．コスト意識をもち，業務改善に取り組み，業務の効率化や医療経営にも積極的に効果を上げる技師．本書では，このような求められる技師像を取り上げながら，これまでの専門書と多少異なり，モラルとなる医療倫理観や患者のニーズに応えられる医療スタッフの一員としての責任や役割の基本をわかりやすくまとめてあります．特に表情や感情，雰囲気の情報が伝わるような挿絵があるワンポイントアドバイスは，現場の声を取り入れたミスから学び，ベストから学べる内容になっています．これらを参考にして，個々の技師が病院や企業という組織の1つの歯車であっても，プロとしてのしっかりとした技術と意識を持って，その組織を引っ張っていく強い歯車となれる診療放射線技師をめざしていただけることを願っています．

　最後に，本書の出版のために多大なご尽力をいただいた文光堂編集企画部の佐藤英昭氏，松本恵子氏に厚く感謝の意を表したい．

　2008年10月

東　村　享　治

目次

I 診療放射線技師とは
- どんな職業なのか　　　　　　　　　　石森佳幸　　2
- 法的な役割と制度　　　　　　　　　　諸澄邦彦　　8

II 診療放射線技師の教育制度とは
- 診療放射線技師養成学校の教育制度　　小笠原克彦　16
- 卒後教育のありかた　　　　　　　　　小寺吉衞　　24
- 学位をめざすには　　　　　　　　　　宮地利明　　32

III 診療放射線技師の仕事
- 一般撮影検査について　　　　　　　　加藤英幸　　38
- 血管造影検査について　　　　　　　　加藤英幸　　43
- 特殊撮影（マンモグラフィ）について　五十嵐隆元　48
- CT，MR検査について　　　　　　　　 山口 功　　51
- 核医学検査について　　　　　　　　　大竹英則　　58
- 放射線治療について　　　　　　　　　小髙喜久雄　63
- 女性技師が活躍できる業務について　　新井敏子　　76
- 臨床以外の仕事について　　　　　　　矢野敬一　　81

IV 診療放射線技師が働く職場
- 大学病院での仕事とは　　　　　　　　小水 満　　92
- 総合病院での仕事　　　　　　　　　　船橋正夫　　100
- 小規模病院・診療所での仕事　　　　　江端清和　　107
- 健診センターでの仕事　　　　　　　　萩原 明　　114
- 放射線関連メーカーでの仕事
  1）放射線機器関連メーカーでの仕事　　関口淳子　　123
  2）医療情報関連メーカーでの仕事　　　田中雅人　　125
- 研究所・教育機関での仕事　　　　　　小山修司　　132

V 診療放射線技師に必要な医療安全とは
- 医療倫理のための基本的な心得　　　　熊谷孝三　　140

- ●医療安全のエッセンス　　　　　　　　　　　　　　天内　廣　151
- ●緊急時の対応　　　　　　　　　　　　　　　　　　高橋順士　157
- ●放射線機器の安全管理　　　　　　　　　　　　　　中村泰彦　165

VI　診療放射線技師に必要な接遇とは

- ●患者とのコミュニケーション　　　　　　　　　　　木戸屋栄次　172
- ●接遇の基本的なこと　　　　　　　　　　　　　　　佐藤美智子　177
- ●検査説明の上手な方法と技師が行うインフォームドコンセント　佐野幹夫　187
- ●守秘義務とは　　　　　　　　　　　　　　　　　　太田原美郎　193
- ●言葉の不自由な患者との接遇の基本的なこと　　　　市川秀男　199
- ●基礎疾患をもつ患者（感染症・精神疾患など）の対応　平野浩志　205
- ●セクシャルハラスメント―具体的な予防策について―　西村健司　214

VII　診療放射線技師における組織とは

- ●放射線技術部門のありかた　　　　　　　　　　　　冨吉　司　222
- ●医療スタッフ間での連携（チーム医療）　　　　　　佐野幹夫　232
- ●第三者評価による管理とは（ISO9001：2000に基づく）　渡邊喜二　239

VIII　診療放射線技師の目標評価とは

- ●自己管理とは　　　　　　　　　　　　　　　　　　佐藤幸光　248
- ●病院組織からみた人事制度　　　　　　　　　　　　山本靜成　256
- ●目標評価・360度評価とは　　　　　　　　　　　　東村享治　264
- ●生涯教育のありかた　　　　　　　　　　　　　　　中澤靖夫　273

IX　診療放射線技師の専門技術とは

- ●診療放射線技師の専門技術とは　　　　　　　　　　増田一孝　282
- ●先端技術の最前線　　　　　　　　　　　　　　　　平野　透　290

　索引　　　　　　　　　　　　　　　　　　　　　　　　　　　　295

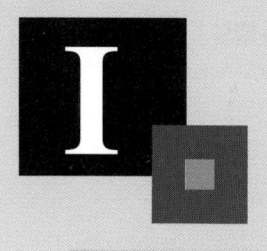

I 診療放射線技師とは

I. 診療放射線技師とは

どんな職業なのか

石森佳幸

―〈理解のためのエッセンス〉――
- X線の発見から生まれ，医療専門職として発展し続けている．
- 「レントゲン技師さん」の仕事は誰もが知っている．
- 医療機関では唯一の放射線スペシャリスト．
- 技術とともにサービスを提供して人に安心を与える職業．

■歴史ある医療専門職

　医療における放射線利用のきっかけとなったのが，1895年のドイツの物理学者レントゲンによるX線の発見であることはご存知のとおりである．日本でもその翌年にはX線写真の撮影に成功しており，その後，X線装置は輸入製品や実験機が一部の病院で使われるようになった．1909年には国産のX線装置1号機が陸軍病院に納入され，軍医学校ではエックス線放射学講座も開講されるようになった．

　当初は，研究者や医師がX線写真の撮影や治療を行っていたが，その利用対象の増加，応用分野の広がりにより，医師が撮影・現像から診察・治療までのすべてを行うことは困難となり，専門の技術者が必要とされるようになった．診療助手として始まった放射線技術者もやがて全国で数百名に達し，1925年には技術者団体が設立された．1927年には日本最初の医療用X線技術者養成校が開校し，専門職として医療機関で活躍するようになった．

　現在の日本の医療関係国家資格は20余りあり，都道府県知事免許資格や民間資格を含めると40前後の種類に及ぶ．主な医

表1　主な医療職の従事者数（厚生労働省平成17年医療施設調査・病院報告より）

国家資格	身分法の施行年	診療所・病院での従事者数
医師・歯科医師	1948	392,114
薬剤師	1960	50,056
保健師・助産師・看護師	1948	639,049
歯科衛生士	1948	76,829
歯科技工士	1955	12,663
診療放射線技師	1968	43,162
臨床検査技師	1958	57,006
理学療法士	1965	32,979
作業療法士	1965	18,382
視能訓練士	1971	4,377
臨床工学技師	1987	13,152
言語聴覚士	1997	5,796

療資格は戦後の1948年に法整備がなされ，1950年代までに確立した．診療放射線技師もその前身である診療エックス線技師法が1951年に施行されており，国家資格として50年以上の歴史をもつ．医師や看護師はヒポクラテスやナイチンゲールといった有名な人物まで職業的歴史はさかのぼるが，診療放射線技師の仕事は医師が行っていた業務が分化・専門化して独立したものである．ほかの資格も医療技術の高度化に

伴い専門的知識と技術が必要であることから，時代の要請に従って増えてきている（**表1**）．

> **メモ** 他の医療職の動向
>
> 薬剤師については1948年制定の薬事法内に規定があり，1960年に法律が分化，2006年入学者からは6年制教育へ移行した．理学療法士・作業療法士は1990年代後半から養成施設が急増し，現在では毎年12,000人前後が資格を取得している．診療放射線技師の資格取得者は毎年2,000人程度．

■レントゲン技師と呼ばれるけれど

診療放射線技師は主に画像診断，放射線治療の分野でさまざまな技術を利用して診療に必要な情報の提供，疾患の治療に当たる職業で，医療職では放射線を安全に取り扱える唯一の専門職である．本書の読者は，こういった一般的意味での診療放射線技師という職業をある程度理解しているであろう．しかし，この職業に関連する知人がいない多くの一般の人は"診療放射線技師"というより"レントゲン技師"といったほうがピンとくるのではないだろうか．だが，実際にはレントゲン技師という名前の職業は存在しない．

X線は"未知の光"という意味でレントゲン博士により名づけられたが，ドイツ医学会，物理学会が"レントゲン線"と呼び，この名前が一般に普及した．日本でもレントゲンという名称が一般的に用いられ，現在の日本放射線技術学会の前身が日本レントゲン協会であったし，最初の技術者養成校は島津レントゲン技術講習所であった．1951年の診療エックス線技師法の制定時に"レントゲン技師"の名はすでに約30年の歴史があり，一度馴染んだ名称は簡単には置き換わらないようだ．病院に来る患者の多くは高齢者が多いため，そこに勤務する診療放射線技師も"レントゲン"という言葉で説明したほうが患者の理解を得やすい場合も多く，現在もこういった習慣は続いている．つまり，診療放射線技師という職業＝X線写真の撮影というのが世の中の認識であろう．

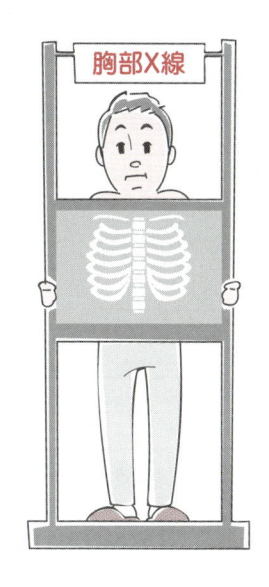

これは，ある意味ではこの職業の一角しか捉えておらず，正しい認識とはいえない．しかし，多くの健康な日本人が診療放射線技師と接する機会といえば，学校や職場，地域での検診における胸部X線撮影であろうし，病院を訪れる患者もまた胸部X線写真が最も頻繁に診療放射線技師と接する機会である．「息を吸って，止めてください」が診療放射線技師の決め台詞のように一般の方々からすれば思われても仕方がないかもしれず，まだ若い読者の皆さんは抵抗を感じるかもしれない．中には"レントゲン"という単語を用いないよう意識している技師もいる．しかし，それだけ一般の人々に馴染みが深く，多くの人々の健康に貢献し歴史のある職業である．数多い医

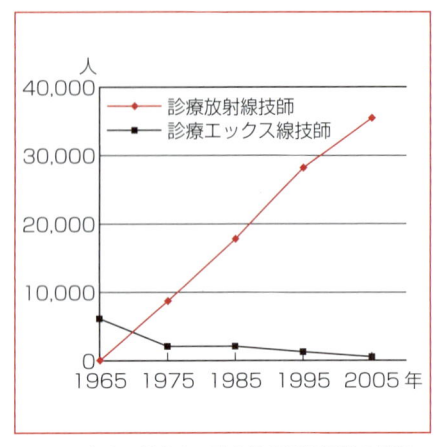

図1 病院に従事する診療放射線技師数の推移

療職のうち，これほどその職業イメージが一般の人には掴みやすいものはそう多くない．

現在では，診療エックス線技師資格は廃止となり診療放射線技師に一本化され，X線だけでなく広範囲の放射線も扱えるようになった．その業務はさまざまな分野へと拡大，複雑・高度化しており，ニーズは高まる一方である（図1）．各分野の業務の実際については第3章以降で詳しく述べられているので割愛するが，どの分野，どの職業でも最も重要な事柄は共通である．それは，その職業が提供する商品（医療行為）が顧客（患者，受診者）に満足してもらうことである．満足してもらえる商品を提供できれば，職業イメージは後からよい評判となって築き上げられていく．あえて"レントゲンの技師さん"と親しみ深く呼ばれることを喜び，実際は最先端技術を駆使するスペシャリストであることを自負して，日々活躍してほしい．

■診療放射線技師なくしては今日の医療はなりたたない

この職業が携わる分野は拡大の一途をたどっており，医療機関で放射線を扱うもの，放射線を用いなくても画像診断に関わるものに幅広い需要がある．特に，この分野は新技術導入のサイクルが早く，それが普及するのも早い．また一方で，古くから行われているX線単純写真がなくなってしまったわけでもない．新たな技術と従来からの技術が相互に補い合って，より正確で安全な診療が実現してきているのである．業務分野が多種多様になるばかりでなく，同一分野においてもその技術革新は日進月歩である．

時代が変わってもX線が人体を透過する際の機序は変わらないが，X線発生器はインバーター装置が主流となり，検出側もフィルムの暗室現像はなくなりデジタル検出器が主流化している．診療放射線技師はこういった時代への対応，生涯を通じて学ぶ姿勢が求められる職業である．また，新技術に対する評価や臨床応用などを通して，次の新技術開発へつなげる研究活動も放射線技術学を中心に盛んに行われている．

内容の広範囲化，複雑化への対応は身分法の変化や教育制度の変化をみても明らかで，科学技術の進歩に伴い今後も継続していくことが予想される．携帯電話を多くの人が仕組みを気にせず，当たり前のように使っているように，CTやMRなども，その構造・原理を理解して検査依頼を出す医師は数少ないであろう．脳卒中の診断にはCTが必須というのは，日常生活における携帯電話のように当たり前になっている（図2）．

さらに重要なのは，技師は単に装置を動

かすことが求められるのではなく，診断・治療を実践する立場であることである．対象を理解していないと検査や治療の目的を達成できないし，医師から画像所見を尋ねられることなども日常茶飯事である．今日の医療では複数の職種がそれぞれの専門分野において力を出し合い，協力することによってなりたっており，診療放射線技師もその一員として不可欠な存在となっている．

> **メモ** 日本の医療の変化
>
> MRIが臨床に導入された1982年と現在を比べると日本の総人口は1.07倍であるのに対し，国民医療費総額は2.3倍以上となっている．高度先進機器の導入が診療放射線技師の活躍の場を広げている一方で，診療報酬引き下げ，出来高払い方式から包括評価方式への移行など医療制度改革も進められている．

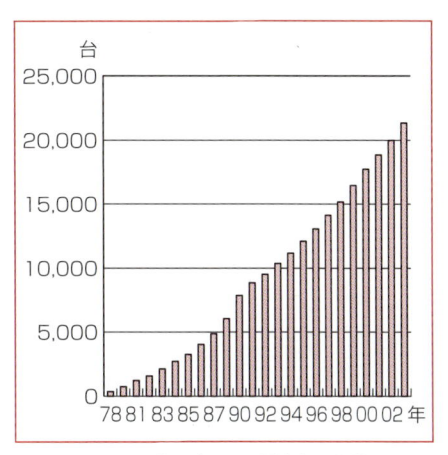

図2　日本国内CT設置台数の推移

■知識と技術の上になりたつサービス業

機器の構造・原理を理解しているとはいえ，診療放射線技師は一部の人たちを除いてそれらを設計・製作する立場ではなく使う立場である．携帯電話の例のように，単に便利に使える道具でよければ，免許制度で取り扱い者を限定する必要はない．診療放射線技師が扱う多くの機器が，被検者の健康維持・回復に大きな利益を与える一方で，ひとつ間違えれば重大な損害を与えてしまいかねないことを忘れてはならない．

放射線を扱う場合は，被検者に対して"被ばく"というリスクが常に発生しているし，被ばくを伴わない場合でも，機器を操作して得られる診療情報が，その被検者に対する次の医療行為の決定材料となり責任は重い．場合によっては生命を左右する場合すらある．したがって，診療放射線技師はその診療行為を正当化するために十分な知識と技術が要求される．機器の構造・原理のみならず身体の構造・機能，画像解剖，所見を読む力など，大学などで学習することはこの職業にとって必須かつ最小限の内容である．

さらに撮影条件の微妙な調整や，鑑別可能な情報を引き出すノウハウなど，技師の裁量による場合も多く，これらは経験的に積み重ねていく部分が多い．複雑な先進機器を操作する職業で人の命をあずかるという意味では，交通機関の運転士に似た一面もあるかもしれない．実際，現在の画像診断・放射線治療機器の操作は，複雑なパラメータをコンピュータが管理し，同時に複数の状況をモニターしながら進められ航空機のコックピットさながらである（図3）．個々の検査・治療の最適化は十分な知識・技術と経験が必要である．

診療機器を操ることに長けているだけでは診療放射線技師として不十分である．検査・治療を受ける被検者は毎回変わるので，その個人への対応も含めて最終結果が問われる．つまり，診療機器への被検者の導入から退室までの接遇が結果を大きく左

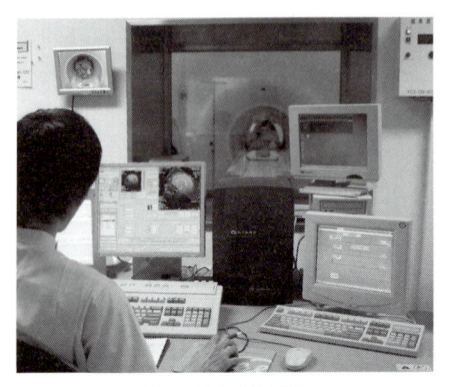

図3　検査中の様子

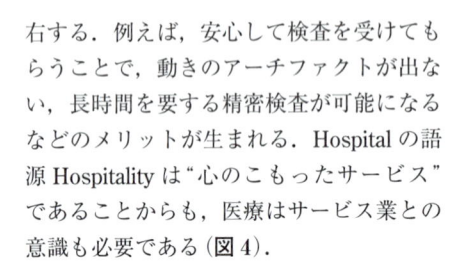

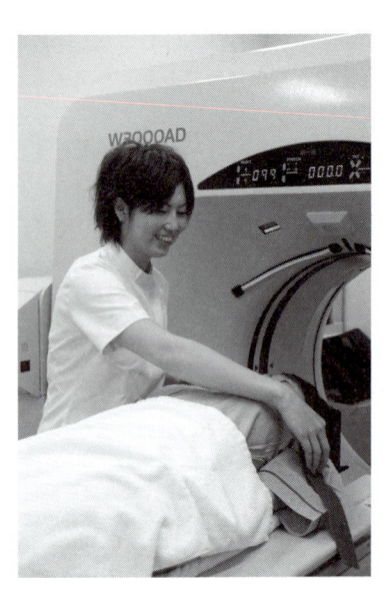

図4　検査時の接遇の様子

右する．例えば，安心して検査を受けてもらうことで，動きのアーチファクトが出ない，長時間を要する精密検査が可能になるなどのメリットが生まれる．Hospitalの語源Hospitalityは"心のこもったサービス"であることからも，医療はサービス業との意識も必要である（図4）．

■キーワードは"人"

診療放射線技師は技術を商売道具にする職業である．しかしその一方で対象が"人"であり，直接その"人"に接する職業であることから，単に知識・技術を売りにするだけではなりたたない．この点がメーカーのエンジニアとも航空機のパイロットとも異なる特徴である．また，医師を中心とした医療チーム内のさまざまな職種の"人"との連携によってなりたつ職業であり，そして何より個々の診療放射線技師が，ひとりの"人"としてイキイキと誇りをもって業務を遂行することがこの職業，ひいては医療，社会の一員として重要である．

■もっと詳しく知りたい人は…
1) 舘野之男：わが国のX線利用の歴史．INNERVISION 10(12)：2-9, 1995.
2) 厚生労働省統計表データベース　http://wwwdbtk.mhlw.go.jp/toukei/index.html
3) 横田俊弘：臨床検査技師・診療放射線技師・臨床工学技師になるには，ぺりかん社，2002.
4) 菊池雄三，他：診療放射線技師のための臨床実践ハンドブック，文光堂，2004.

ワンポイントアドバイス　—ミスから学ぶ，ベストから学ぶ—

■大学受験とその後の進路

　医療系専門職養成課程の入学者には，自分の希望通りの進路と思えず迷っている学生が少なくない．これは他の学問系においても同様であろうが，国家試験の受験資格に専門の養成課程の卒業が義務づけられている医療系では，受験の結果が不本意だった当人には深刻な問題である．しかし，どんな職業でも同じであるが，自分が描いている職業イメージと現実とは少なからず乖離があるもので，やってみないとわからない部分は非常に多い．永い人生において幾度となく訪れる分かれ道の一つで自分の思いとは違った方向に進んだとしても，次の分かれ道で元に戻れたり，思っていたより心地よい世界に向かっていたりする場合も多い．2002年にノーベル化学賞を受賞した田中耕一氏は電気工学科卒で大手家電メーカーの就職試験に失敗し，現在の会社で質量分析の研究を一から始めたそうである．

　本書の執筆者のほとんどは診療放射線技師として，その道のプロとして活躍している人たちであるが，その仕事内容は多種多様である．病院に勤務している人ばかりでもないし，診療業務から病院経営へと仕事の内容が変化した人もいる．人生において資格は一つのアイテムにしか過ぎない．アイテムを集めることにこだわるよりも，それを活かすことのほうが重要である．これから先どのような分かれ道が訪れるかは人それぞれだが，このアイテムを活かして臨床経験を積むことは，今後どの選択肢を選んだときにも必ず役に立つことは間違いない．田中氏の発明した質量分析法は，生体の蛋白質を解析することにより病気の早期診断を目指しているらしい．将来もしかしたら，われわれとともに働くことになるかもしれない．

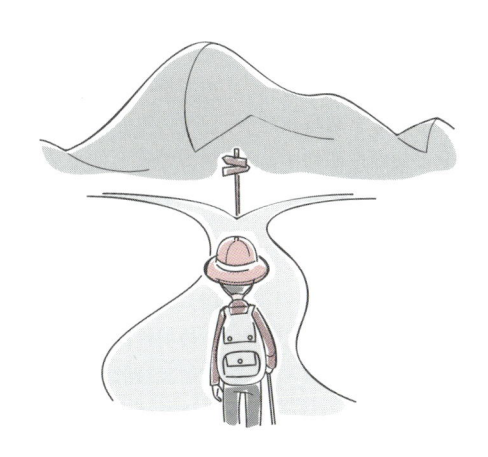

I. 診療放射線技師とは
法的な役割と制度

諸澄邦彦

―〈理解のためのエッセンス〉――
- 診療放射線技師の取り扱う業務は「診療放射線技師法」で規定されている．
- 免許を有しない者は放射線の照射ができない「業務独占」を定めている．
- 診療放射線技師の名称は，免許所有者のみが使用できる「名称独占」の制度である．
- 「照射録」の作成は，診療放射線技師の責務である．
- チーム医療の一員として，「守秘義務」が課せられている．

■診療放射線技師に関係する法律

　放射線関係法令に規定された遵守事項や数値的制限は一定であるが，放射線の利用形態により，規制される法令が一種ではないので注意を要する．診療放射線技師の身分法として免許制度や業務範囲を定めた診療放射線技師法以外に，医療分野での放射線管理（装置，施設など）を規定する医療法についての理解が必要である．また医療施設においては，取り扱う装置や線源によって，放射性同位元素等による放射線障害の防止に関する法律（放射線障害防止法）の規制対象となり，放射線を業務として取り扱う労働者の安全と健康を確保する目的から定められた労働安全衛生法に基づく電離放射線障害防止規則についての理解も求められる．

メモ　法令の構成
　関係する法体系は，憲法・法律・政令（施行令）・省令（施行規則）・告示・通知などがある．2000年の地方自治法の改正施行以降，通知は，法的に拘束力をもつものと，拘束力をもたないものがあるので注意を要する．

■診療放射線技師法

　1951年に「診療エックス線技師法」が成立し，X線装置の取扱いについての免許制度が定められた．その後，1968年には放射性同位元素や高エネルギー放射線発生装置の利用に伴って「診療放射線技師及び診療エックス線技師法」に改正され，1983年に診療エックス線技師法は廃止され，「診療放射線技師法」となった．

　診療放射線技師として診療に携わるには免許を取得する必要がある．医療における放射線の利用は人類に多大な利益をもたらしているが，その扱いを誤れば，人体に放射線障害を与えることを自覚する必要がある．そのために，適切な放射線安全管理が求められ，放射線診療に携わる者には必須の義務として重要視されている．とりわけ，人体に有害であるとされている放射線や放射性同位元素を意図的に取り扱う診療放射線技師は，法令の趣旨を理解しておかなければならない．

表1 放射線関係法令で定める放射線

放射線技師法	放射線障害防止法	電離放射線障害防止規則
1) α線，β線 2) γ線 3) 1 MeV 以上の電子線 4) X線 5) 政令で定める放射線	1) α線，重陽子線，陽子線，そのほか重荷重粒子線，β線 2) 中性子線 3) γ線，特性X線（EC による特性X線に限る） 4) 1 MeV 以上の X線，電子線	1) α線，重陽子線，陽子線 2) β線，電子線 3) 中性子線 4) X線，γ線

■診療放射線技師が従事できる放射線業務とは

診療放射線技師法第2条で「放射線」を定義し，診療放射線技師の資格と業務内容を示している．他の放射線関係法令に規定する放射線の定義を比較した表を示す（**表1**）．

1. 放射線の定義（第2条）

この法律で「放射線」とは，次に掲げる電磁波または粒子線をいう．

1) アルファ線及びベータ線
2) ガンマ線
3) 100万電子ボルト以上のエネルギーを有する電子線
4) エックス線
5) その他政令で定める電磁波又は粒子線（施行令第1条参照）

> **メモ** 「その他政令で定める電磁波又は粒子線」とは
>
> 「放射線」の定義は，障害防止法では「1メガ電子ボルト以上のエネルギーを有する」ものに限定され，診療放射線技師法にはエネルギーの規定はない．また，2005年7月の施行令改正により，「陽子線及び重イオン線」と「中性子線」が，「その他政令で定める電磁波又は粒子線」として定められた．

2. 業務など

「医師，歯科医師又は診療放射線技師でなければ，放射線を人体に照射する業をしてはならない」と定義（第24条）されている．すなわち「業務独占」を規定した条項であり，「診療放射線技師」の名称も免許所有者のみが使用できる「名称独占」の規定（第25条）である．また，第24条の2では，「診療放射線技師は，医師又は歯科医師の指示の下に，診療の補助として，磁気共鳴画像診断装置その他の画像による診断を行うための装置であって政令で定めるものを用いた検査を行うことができる」と規定されている．

> **メモ** 「政令で定める画像診断装置を用いた検査業務」とは
>
> 第24条の2の政令で定める画像診断装置として以下のものがある（施行令第17条）．
> 1) 磁気共鳴画像診断装置
> 2) 超音波診断装置
> 3) 眼底写真撮影装置（散瞳薬を投与した者の眼底を撮影するためのものを除く）

3. 業務上の制限（第26条）

「診療放射線技師は，医師又は歯科医師の具体的な指示を受けなければ放射線を人体に対して照射してはならない（第1項）」とある．指示がなければ業務ができないことと，「放射線を人体に照射」の表記は，外部からの照射のみであって，内部からの照射（密封線源などを人体内に挿入する）はできないことと解される．

一方，「具体的な指示」を狭義に解釈し，胸部CTではマニュアルに沿ったルーチン撮影を実施するが，肺野に異常影を認めた

場合にも薄いスライスや拡大したスキャンを追加するときは，医師の指示が必要であるとする意見もある．しかし，病院における医療専門職を，直接医療職種（医師・歯科医師）と医療行為分担職種（薬剤師・看護師・診療放射線技師など）と考えるならば，画像を読む技術をもった診療放射線技師の判断で，追加スキャンを実施することは業務の範囲内であることと理解すべきである．

　診療の目的で人体に放射線を照射する要否（正当化の判断）と，その方法（一例として胸部CT検査）を決定する行為は具体的な医療行為として医師の専権といえる．しかし，「具体的な指示」を受けた照射行為（検査条件の設定とスキャン）は，技師に委譲されている．このように放射線診療の権限の一部を委譲されている医療行為（この場合は胸部CT検査）が，医師の指示に合致しているならば，その医療行為（放射線の照射）の責任は診療放射線技師が負っていることを自覚する必要がある．

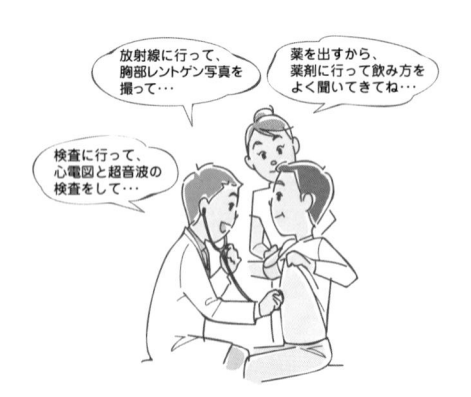

4. 照射録（第28条）

「診療放射線技師は，放射線を人体に対して照射したときは，遅滞なく厚生労働省令で定める事項を記載した照射録を作成しなければならない（第1項）」．照射録に記載する厚生労働省令で定める事項は，次のとおりである（施行規則第16条）．

1) 照射を受けた者の氏名，性別及び年齢
2) 照射の年月日
3) 照射の方法（具体的にかつ精細に記載すること．）
4) 指示を受けた医師又は歯科医師の氏名及びその指示の内容

診療放射線技師が放射線を照射した場合には照射録の作成を義務づけ，「その照射について指示をした医師又は歯科医師の署名を受けなければならない（第1項）」とあり，放射線部門システム（RIS）や電子カルテの運用に際しては「署名」の扱いについて注意を要する．

　また，「照射録」の保存期間は規定していないが，医療法21条（病院の法定人員及び施設の基準等）第1項第9号にある「診療に関する諸記録」に該当し，医師法第24条（診療録の記載及び保存）の規定「…その他の診療に関するものは，その医師において，5年間これを保存しなければならない」を根拠として，医療監視では5年間の保存を求めている．

5. 秘密を守る義務（第29条）

「診療放射線技師は，正当な理由がなく，その業務上知り得た人の秘密を漏らしてはならない」．このように，業務上知り得た秘密を守る義務を守秘義務といい，「診療放射線技師でなくなった後においても，同様とする」と規定されている．これは，医療の中での診療放射線技師の役割がより大

きく評価されたことであって，第27条(他の医療関係者との連携)で，「診療放射線技師は，その業務を行うに当たっては，医師その他の医療関係者との緊密な連携を図り，適正な医療の確保に努めなければならない」と規定され，チーム医療の一翼を担う診療放射線技師の責務を明確にしている条項である．

■医療法が定める医療機器の保守点検

医療法第1条の目的で，この法律は，医療を受ける者による医療に関する適切な選択を支援するために必要な事項，医療の安全を確保するために必要な事項，病院，診療所及び助産所の開設及び管理に関し必要な事項並びにこれらの施設の整備並びに医療提供施設相互間の機能の分担及び業務の連携を推進するために必要な事項を定めること等により，医療を受ける者の利益の保護及び良質かつ適切な医療を効率的に提供する体制の確保を図り，もって国民の健康の保持に寄与することを目的とする，と定めている．

さらに，2006年6月21日付けで交付された改正法「良質な医療を提供する体制の確保を図るための医療法の一部を改正する法律（平成18年法律第84号）」を受け，「医療機器の安全使用，管理体制の整備」が，2007年4月に改正医療法で新設された．現代医療の担い手である診療放射線技師も医療法の理念を理解し，良質かつ適切な医療を提供するために放射線装置の自主点検を行う必要があることはいうまでもない．

■放射線障害防止法とICRP勧告

「放射性同位元素等による放射線障害の防止に関する法律」が正式な名称であるが，一般的には，「放射線障害防止法」と略称している．1895年に発見されたX線は，医療・研究領域で使われてきた．戦後，放射性同位元素が輸入されるようになり，医療・研究以外の領域で放射線や放射性同位元素が使われるようになり，1955年に原子力基本法が，1957年に放射線障害防止法が制定された．放射線障害防止法の目的は，放射線や放射性同位元素の利用に伴う，「放射線障害の防止」と，「公共の安全の確保」が主な目的である．

また，わが国の放射線障害防止に関連した法令は，いずれも国際放射線防護委員会(International Commission on Radiological Protection：ICRP)の勧告などの取り入れによって改正が行われ，2000年10月には1990年勧告の取り入れによって改正が行われた．その後，2004年6月には，国際原子力機関(International Atomic Energy Agency：IAEA)などの国際基本安全基準(Basic Safety Standards：BSS)を取り入れた改正がなされた．

■電離放射線障害防止規則（電離則）の規定

労働安全衛生法は，その第1条の目的で，「この法律は，労働基準法（昭和22年法律第49号）と相まって，労働災害の防止のための危害防止基準の確立，責任体制の明確化及び自主的活動の促進の措置を講じる等その防止に関する総合的計画的な対策を推進することにより職場における労働者の安全と健康を確保するとともに，快適な職場環境の形成を促進することを目的とする」としている．

電離放射線障害防止規則は，放射線障害から労働者を保護するために労働安全衛生法および労働安全衛生法施行令に基づき，以下の事項が事業者の義務として定められ

1) 管理区域の設定，外部放射線の防護措置，汚染防止措置
2) 作業場の線量限度および測定
3) 放射線業務従事者の被ばく線量限度および被ばく線量の測定
4) 健康診断および被ばく状況を含む健康診断結果の労働基準監督所長への提出
5) 放射線発生装置，放射性物質取り扱い作業所などの設置・変更の届出
6) 緊急時の措置

■まとめ

　日本医師会は病院における専門職を「直接医療職種」と「医療行為分担職種」に大別している（1972年）．そして，後者をさらに「患者に直接接触するもの」と「直接接触しないもの」の2つに分けている．病院における専門職は，直接医療職種（医師・歯科医師）と医療行為分担職種（薬剤師・看護師・診療放射線技師など）があり，現代医療の中ではその規模や手段，立場は異なるがチーム医療の担い手にほかならない．
　1895年にレントゲンによりX線が発見された直後から医療領域での活用が始まり，当初のX線技術者養成は「徒弟制度」の中でスタートした．1927年に開設した島津レントゲン専修学校（修業年限6ヵ月）などによる「教育伝授」を経て，1951年に「診療エックス線技師法」が制定され，医療分野の中で診療エックス線技師という職能を社会は認知した．その後，1968年には診療放射線技師法となり，電離放射線を人体に照射できるのは，診療放射線技師と医師と歯科医師だけであるとの「業務独占」を規定している．このことは，人体に電離放射線を照射する「医療行為」は，医師・歯科医師だけの専権ではなく，診療放射線技師にも業務としての独占を許していると解される．放射線診療の権限の一部を委譲されている医療行為が，医師の指示の趣旨と目的に合致しているならば，その医療行為（照射）の責任を診療放射線技師は負っていると自覚する必要がある．

■もっと詳しく知りたい人は…

1) 山下一也：診療放射線技師の歴史的背景と現状と将来，医療放射線技術学概論講義，日本放射線技師会出版会，2007.
2) 川井恵一：医療法施行規則，放射線関係法規概説，通商産業研究社，2006.
3) 富樫厚彦，鈴木昇一，西谷源展：関係法令，放射線安全管理学，オーム社，2005.
4) 折戸武郎，森川　薫，岩波　茂：関係法規，放射線安全管理学，医歯薬出版，1998.

ワンポイントアドバイス　—ミスから学ぶ，ベストから学ぶ—

■身分法としての診療放射線技師法

　1895年に発見された直後よりX線は医療現場で用いられた．わが国においてもX線装置は明治時代に輸入され，それを取り扱う技術者が自然発生的に分化してきた．これら技術者の資質と身分の安定を図ることを目的に，1947年，全国各地域の代表者が集まり，資格問題解決に向け日本放射線技師会が創立された．関係者の努力が実り，1951年，診療エックス線技師法が制定され，国家資格のエックス線技師が誕生した．その後，α線，β線，γ線などを取り扱う技術者として1968年に新たに診療放射線技師の制度が創立されたが，1983年に診療放射線技師法に統合された．さらに，医療の進歩に対応して医療関係者間の効率的かつ適正な役割分担を図る観点から1993年に法令改正が行われ，MRI等の画像診断装置を用いた検査業務，チーム医療の推進，守秘義務の遵守などが追加された．

■社会が要請する診療放射線技師

　社会の要請に応えるべく，一般教養科目の充実と，医療機器の発展に対応できる診療放射線技師の養成のため，41校ある診療放射線技師養成校のうち半数程度は3年生課程から4年生課程へ移行した．また，これら養成校のうち，12校に大学院博士課程が設けられている（2005年4月現在）．

　また2003年には診療放射線技師学校および養成校におけるカリキュラムの見直しがなされ，新たな出題基準による診療放射線技師国家試験が実施されている．すなわち，患者接遇の領域が新たに取り入れられ，医用画像情報学が新科目として加えられた．最近の国家試験の傾向をみても，専門的な知識や医学的な知識を試す問題が増加した．これらから，画像の読影支援や患者の安全・安心を守るための医療安全対策を重視しようという傾向が伺える．この傾向は，現代の診療放射線技師に求められていることに他ならない．

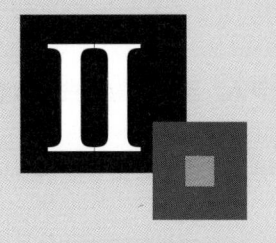

II 診療放射線技師の教育制度とは

II. 診療放射線技師の教育制度とは
診療放射線技師養成学校の教育制度

小笠原克彦

〈理解のためのエッセンス〉

- ●診療放射線技師養成施設の6割が大学となった．
- ●2001年に指定規則が改正され，大綱化カリキュラム，診療放射線技師教員の増員，単位制となった．
- ●大綱化カリキュラムにより，養成施設の裁量が増し，特色を出せるようになった．
- ●2004年に国家試験が変更され，出題数が増加し，放射線業務関連領域の出題が強化された．

■診療放射線技師養成の歴史

　診療放射線技師養成の教育制度の歴史は，放射線技師法と診療放射線技師の業務の歴史といってもよい．診療放射線技師養成の系統的な教育は，1927年の「島津レントゲン技術講習所」までさかのぼる．その後，複数の養成校が設立されているが，1951年の「診療エックス線技師法」の成立までは法的な資格制度ではないこともあり，組織内での徒弟教育が中心であった．「診療エックス線技師法」に基づき国家試験が実施されることになったことから，それまでは養成校ごとのカリキュラムであったものが，指定規則を通じて2年制の教育内容に標準化された．その後，1968年に「診療放射線技師及び診療エックス線技師法」が成立したことを受け，3年制教育に移行し，1984年に「診療放射線技師法」として再整備され，現在に至っている．この間，1987年に藤田保健衛生大学において，4年制教育としての診療放射線技師の養成が，1997年に鈴鹿医療科学技術大学（現，鈴鹿医療科学大学）において大学院修士課程としての大学院教育が開始されている．国家試験の傾向も，診療放射線技師の業務内容の変化にやや遅れながらも「電気・写真」から「臨床・情報」へとシフトし，臨床画像を読影能力で試す問題が多数出題されるようになった．

> **メモ** 診療放射線技師養成施設数の現状
> 　2008年7月現在，4年制教育で大学25校（国立11，公立4，私立10）であり，3年制教育で短期大学が1校，専門学校が15校（国立1，私立14）となっている（専門学校から大学へ移行中の養成施設は大学として算出）．学校数で6割が大学となり，診療放射線技師の養成教育は最近の10年で専門学校・医療短大中心から大学中心の技師教育に移行した．卒業者予定者数も4年制教育が約1,300名に対して，3年制教育が約1,000名である．

■大綱化カリキュラム—現在の教育内容

　現在の教育内容は，2001年3月に改正

された「診療放射線技師学校養成所指定規則の一部を改正する省令（以下，指定規則）」に基づいている．指定規則とは，厚生労働省と文部科学省が定めた国家試験受験資格を得るために必要なルールとでもいうべきもので，診療放射線技師養成施設ではこの指定規則に縛られている．これとは別に，大学・短期大学では，文部科学省大学設置基準を満たさなければならない．2001年の指定規則改正でのポイントは以下のとおりである．

1. 診療放射線技師教員数と臨床業務に即した教育内容

診療放射線技師の職業として専門性が教育に反映されたとともに，診療放射線技師養成施設の教員数も「専任教員3名，うち診療放射線技師1名」以上であったものが，「専任教員6名，うち5年以上の業務を行った診療放射線技師3名」以上，と増員された．これは「診療放射線技師養成は，診療放射線技師が行う」との思想が明確になったものであろう．

従来から臨床のニーズと理想像を提示するためにも診療放射線技師による診療放射線技師教育が望まれてきたが，「教育者としての診療放射線技師≒診療放射線技師の学歴」に阻まれていたといってもよい．特に大学においては，教員の採用に博士号が必須であることから，博士号を有する診療放射線技師数が十分ではなく，理工系教員や放射線科医に診療放射線技師教育を委ねなければならなかった．

しかし，この10年で博士号を取得した専門性の高い「教育者としての診療放射線技師」も増えており，臨床経験を有する診療放射線技師教員の確保が可能となった．診療放射線技師の質的・量的な業務拡大を考慮すると，診療放射線技師でなければ学

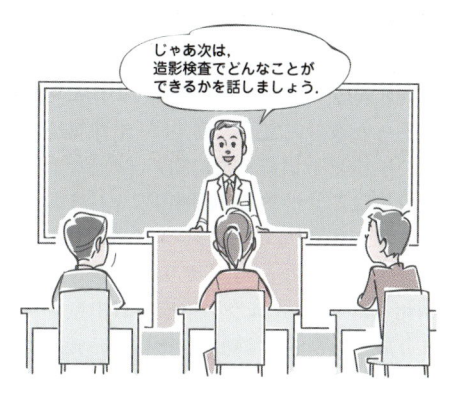

診療放射線技師による臨床に即した教育の必要性はますます高まっている．

生に伝えることのできない臨床技術も多いだけではなく，その範囲も拡大していることからも，指定規則としての診療放射線技師教員数の再検討が必要であろう．

> **メモ** 他職種のその資格を有する教員数
>
> 看護師学校では，保健師助産師看護師学校養成所指定規則第4条第4項により，看護師資格を有する専任教員8人以上，理学療法士および作業療法士では，理学療法士作業療法士学校養成施設指定規則第2条第4項により，免許を受けて5年以上の理学療法士・作業療法士である専任教員が6人以上となっている．

2. カリキュラムの大綱化

新しい指定規則は，学習内容の詳細には触れずに，「大綱」のみを示していることから，この省令は「大綱化カリキュラム」と呼ばれている．以前の指定規則では，講義内容だけではなく実験・実習についても詳細な学習項目が明記されていた．しかし，この「大綱化カリキュラム」では，臨床実習を含めて，時代遅れや，重要度が低いと考えられる教育内容や実習項目の追加・削除が養成施設の裁量により可能に

なった．

これにより，今まで日本の診療放射線技師養成施設であれば金太郎飴のように均一であった教育内容が，例えば「画像処理に強い学校」「放射線治療に強い学校」などと養成施設により一定の範囲内でカリキュラムに特色を出し，医療のニーズに応じた差別化も可能となった．「カリキュラムの大綱化」は，カリキュラム編成に自由度が高まり融通も利きやすいが，その分，養成施設の教育責任も増加したことになる．大綱化カリキュラムの名目のもと，養成所運営の観点から，実習設備に費用がかかる領域や専門家が少ない領域が削減されていないことを信じたい．

3. 単位制への移行

専門学校は厚生労働省，短期大学・大学は文部科学省というように，養成施設の形態により監督官庁が違っている．従来，専門学校の学習内容は短期大学・大学では評価されず，専門学校卒では大学への編入や大学院の入学が制度の違いから不可能であった．

しかし，1999年の学校教育法の改正以降，一定の条件を満たした場合に限って，これらが可能となった．これに併せて指定規則も改正され，短期大学・大学と専門学校の双方の「教育の量を測る共通のものさし」である単位制が導入された．これは専門学校卒の診療放射線技師にとって，編入学を可能にするだけではなく，大学に入りなおすことなく修士号や博士号を手にする道が拓かれたといえる．

4. 分野ごとの大綱化カリキュラム

現在の診療放射線技師養成のためのカリキュラム（大綱化カリキュラム）は，基礎分野，専門基礎分野，専門分野に分けられている．診療放射線技師養成所指導要領による各分野・大項目の教育目標を表1に示す．なお，（ ）の数字は単位数である．

診療放射線技師の国家試験受験資格を得るためには，少なくとも93単位の学習が必要である．単位は講義で1単位15〜30時間，実験・実習は30〜45時間，臨床実習においては45時間として計算される．大学設置基準では，大学卒（学士）としての卒業要件単位は4年間で124単位である．

臨床実習について補足すると，専門分野の一領域として明記されているが，具体的な大項目・中項目・小項目に定められておらず，すべての領域を網羅するものと位置づけられている．また，従来の撮影件数などで規定されていた臨床実習施設基準が，実習用設備として「エックス線診断装置，磁気共鳴診断装置，核医学診断装置，超音波診断装置，放射線治療装置」を有していればよく，複数の医療機関を実習施設と利用する場合はいずれかの医療機関が有して

単位制への移行により，大学への編入と大学院への入学が可能となった．

表1 診療放射線技師養成のためのカリキュラム（診療放射線技師養成所指導要領より）

(1) 基礎分野
　科学的思考の基礎・人間と生活（14）
　・科学的・論理的思考力を育て，人間性を磨き，自由で主体的な判断と行動を培い，生命倫理および人の尊厳を幅広く理解する．
　・国際化および情報化社会に対応できる能力を養う．

(2) 専門基礎分野
　人体の構造と機能および疾病の成り立ち（12）
　・人体の構造と機能および疾病を系統立てて理解し，関連科目を習得するための基礎能力を養う．
　・地域社会における公衆衛生を理解する．
　保健医療福祉における理工学的基礎ならびに放射線の科学および技術（18）
　・保健・医療・福祉における理工学および情報科学の基礎知識を習得し，理解する能力を育成する．
　・保健・医療・福祉における放射線の安全な利用に必要な基礎知識を習得し，理解力，観察力および判断力を養う．

(3) 専門分野
　診療画像技術学（17）
　・エックス線撮影・エックス線コンピュータ断層撮影・磁気共鳴断層撮影・超音波撮影などにおける装置の構成，動作原理および保守管理法を理解し，撮影・撮像に必要な知識・技術および結果の解析と評価について学習する．
　・患者接遇の基礎能力を養う．
　核医学検査技術学（6）
　・核医学検査の原理および装置の構成，動作原理および保守管理法を理解し，核医学検査に必要な知識・技術および結果の解析と評価について学習する．
　放射線治療技術学（6）
　・放射線治療の原理および装置の構成，動作原理および保守管理法を理解し，放射線治療に必要な知識・技術および治療計画の解析と評価について学習する．
　医用画像情報学（6）
　・医用画像のなりたちに必要な画像情報の理論を理解し，画像解析，評価，処理および医療情報システムの知識を学習する．
　放射線安全管理学（4）
　・放射線などの安全な取扱いとその関係法規および保健医療領域における安全管理の知識や技術を学習し，問題解決能力を養う．
　臨床実習（10）
　・診療放射線技師としての基礎的な実践能力を身につけ，併せて，施設における放射線部門の運営に関する知識・分析力などを養うとともに，被検者および患者への適切な対応を学ぶ．
　・チーム医療の一員として責任と自覚を養う．

いればよい，とされた．実習指導者の要件も「診療放射線技師または医師として5年以上の実務経験および実績を有し，十分な指導能力がある者であること」とあり，実習指導者1名につき2人程度との規定が設けられている．

表2 大綱化前後での国家試験科目および問題数の対比

大綱化カリキュラム以降（2004年以降）		大綱化カリキュラム以前（2004年以前）	
午前（98）	放射化学（10）	午前（95）	放射化学（10）
	診療画像機器学（18）［名称変更］		放射線機器工学（20）
	診療画像検査学（20）		
	核医学検査技術学（20）［名称変更］		放射性同位元素検査技術学（20）
	放射線治療技術学（20）		放射線治療技術学（20）
	医用画像情報学（5）［名称変更］		放射線写真学（5）
	画像工学（5）		［午後へ移動］
	［午後から移動］		基礎医学大要（20）
午後（102）	基礎医学大要（25）		［午前へ移動］
	放射線生物学（10）	午後（95）	放射線生物学（10）
	放射線物理学（10）		放射線物理学（15）
	医用工学（13）［名称変更］		電気電子工学（20）
	放射線計測学（12）		放射線計測学（15）
	エックス線撮影技術学（22）		画像工学・エックス線撮影技術学（25）
	放射線安全管理学（10）［名称変更］		放射線管理学（10）

メモ 大綱化カリキュラムの構成

「医用画像情報学」の医用情報を例にとり、大綱化カリキュラムの構成を提示する．小項目では、キーワードが提示されている．

大項目	中項目	小項目
3. 医療情報	A. 基本事項	a. 標準化
		b. セキュリティ
		c. 電子保存
	B. システム	a. 病院情報システム
		b. 放射線情報システム
		c. 医用画像保管・通信システム
		d. 診断支援

■国家試験と教育制度

1. 大綱化カリキュラム以降の国家試験

2001年の大綱化カリキュラムに合わせて、2004年3月以降の国家試験が変更された．変更点としては、「出題数の増加（190問→200問）」「五肢複択式の導入」「診療放射線技師の業務に直接関連する領域の強化」の3点があげられる．「五肢複択式の導入」は組み合わされた正答を選択するのではなく、2つの正答をそれぞれ解答させるものである．

これは、暗記で詰め込んだ知識や偶然ではなく、関連事項の有機的な知識のテストを目的としている．「診療放射線技師の業務に直接関連する領域の強化」では、提示された臨床画像に基づき、解剖・機器・情報など複合的な問題による臨床に即した能力を判定しようとするものである．また、科目名の見直しを行うとともに、近年増加しているMRI検査や超音波検査に対応するための「診療画像技術学」、デジタル画像や医療情報システムなど、進む放射線部門のデジタル化に対応するための「医用画像情報学」が新設された．

大綱化の前後で対応させた試験科目および問題数〔（　）内の数字〕を表2に示す．なお、2004年以降、厚生労働省より合格基準、除外問題が提示されている．

表3 国家試験科目と専門基礎分野および専門分野の対応

試験科目	対応分野・大項目/中項目
基礎医学大要	[専門基礎分野]人体の構造と機能および疾病のなりたち
放射線生物学	[専門基礎分野]理工学・放射線科学技術/放射線生物学
放射線物理学	[専門基礎分野]理工学・放射線科学技術/放射線物理学
医用工学	[専門基礎分野]理工学・放射線科学技術/医用工学
放射化学	[専門基礎分野]理工学・放射線科学技術/放射化学
放射線計測学	[専門基礎分野]理工学・放射線科学技術/放射線計測学
エックス線撮影技術学	[専門分野]診療画像技術学/診療放射線技師の役割と義務
	[専門分野]診療画像技術学/X線撮影技術
	[専門分野]診療画像技術学/画像解剖(I)
診療画像機器学	[専門分野]診療画像技術学/診療画像機器
診療画像検査学	[専門分野]診療画像技術学/診療画像検査
	[専門分野]診療画像技術学/画像解剖(II)
核医学検査技術学	[専門分野]核医学検査技術学
放射線治療技術学	[専門分野]放射線治療技術学
画像工学	[専門分野]医用画像情報学/画像(評価)
医用画像情報学	[専門分野]医用画像情報学/医用画像情報総論
	[専門分野]医用画像情報学/画像(アナログ画像・デジタル画像・処理)
	[専門分野]医用画像情報学/医療情報
放射線安全管理学	[専門分野]放射線安全管理学

※理工学・放射線科学技術:保健医療福祉における理工学的基礎ならびに放射線の科学および技術

メモ 近年の国家試験合格率の動向

第56回(2004年)	1,851名合格/2,505名受験	73.9%
第57回(2005年)	1,868名合格/2,606名受験	71.7%
第58回(2006年)	1,655名合格/2,645名受験	62.6%
第59回(2007年)	2,159名合格/2,821名受験	76.5%
第60回(2008年)	1,789名合格/2,444名受験	73.2%

2. 国家試験科目と大綱化カリキュラムの対応(表3)

 国家試験科目と教育内容について,簡単に触れたい.分野ごとでみた場合,基礎分野は一般教養課程に相当し,国家試験には直接関係しない.専門基礎分野と専門分野について,国家試験科目を表の右側に対応させる.エックス線撮影技術学と診療画像検査学,画像工学と医用画像情報学と類似する試験科目が存在するのは,エックス線技師免許所持者を対象とした国家試験に対応させるためである.

■転換期の診療放射線技師養成の教育制度 —まとめにかえて

 現在は診療放射線技師養成の教育制度の大きな転換期にあり,「技師養成から専門職教育への変換」と位置づけてもよいであろう.大学となったことで,入学者の平均的な学力の向上に加え,今までの「詰め込み型教育」から,学生自らが積極的に専門科目を探求する「自発学習型教育」となりつつある.

特に，放射線技術に関わる教育においては，単なる知識の記憶から，知識間の相互関係を構築し体系化しながらの理解が可能となった．これは，直接的な「放射線技術」というよりは，むしろ修業年限が長くなったことにより科目間の順序調整が容易となったことや，複眼的な視野と深い熟考の基礎となる教養教育や「放射線技術」を支える基礎教育の充実に伴う「放射線技術」の深さと広がりによるところが大きい．これらの教育により高い「臨床力」をもつ技師を数多く輩出することが，ほかの医療従事者や患者から信頼を得られる質の高い放射線技術を支え，診療放射線技師の存在感を示すことになろう．

診療放射線技師に要求される能力も，モダリティと医療のニーズの変化とともに変化している．もちろん，診療放射線技師養成学校の教育制度も，それらに合わせて変えていかなければならない．特に，チーム医療を担え，臨床の状況を判断できる能力，いうなれば臨床力を意識した教育とそれを支える教育制度が必要ではないかと感じている．前回の指定規則の改訂から7年が経過したこともあり，そう遠くない時期に指定規則の改定があると伝え聞いている．今後の指定規則の改訂に期待したい．

■もっと詳しく知りたい人は…

1) 松本満臣：診療放射線技師教育の流れ―第1報 いわゆる大綱化―．日本放射線技術学会雑誌 56：996-997, 2000.
2) 松本満臣：診療放射線技師教育の流れ―第2報 大綱化カリキュラムと教育目標―．日本放射線技術学会雑誌 57：185-189, 2001.
3) 松本満臣：診療放射線技師教育の流れ―第3報 大綱化カリキュラムと教育目標―．日本放射線技術学会雑誌 57：258-263, 2001.
4) 医事試験制度研究会：診療放射線技師試験出題基準（平成16年版），選択エージェンシー，2003.

ワンポイントアドバイス ―ミスから学ぶ，ベストから学ぶ―

■ 医療機関と教育機関の臨床教育のギャップ

少し前になるが，卒業生が就職したある病院の診療放射線技師の先生より電話があった．その内容は，「就職して3ヵ月になるが即戦力として使えない．医療機関の経営が厳しくなる中，即戦力を備えた若い診療放射線技師が現場のニーズなのに，教育機関は応えていない！」との意見であった．その卒業生は，成績も上位であり，在学中に放射線関係の国家資格をパスし，臨床実習にも積極的に取り組んでいたのだが….

現在の診療放射線技師の教育システムでは，以前のカリキュラムに比べて臨床でのニーズに対応しているとはいえ，4年間の大学教育では"知っていることは使えること"とはならない．臨床力を高めるための臨床実習でさえ，診療放射線技師法の縛りがあり，胸部撮影であっても見学に留まっている．

私たちが卒業して直ぐに即戦力に成り得たであろうか？ 先輩技師の指導のもと成功と失敗を繰り返して，少しずつ臨床力のある診療放射線技師になったことを忘

れてはいないだろうか．教育機関での工学や物理など基礎教育があったからこそ，新しい医療機器が出現した際には，その原理と特徴を理解し臨床に対応できるようになったのではないだろうか．即戦力となる教育が本当の放射線技師教育なのであろうか…．医療機関と教育機関の臨床教育に関する意識のギャップを感じずにはいられない電話であった．

■ 最近の学生気質

　先日の講義の際に，「講義では毎回出席をとり，成績に反映させてほしい」との要望が出た．この学生は，講義に出席せずして良い成績をとる学生に納得いかないようで，"頑張って大学に来ている"学生の出席も成績に加味してほしいとの主張であった．最近では就職戦線も年々厳しさを増しているだけではなく，大学院に進学する学生も増加しており，成績を気にするその学生の主張もわからないでもないのだが…．

　筆者が医療短大の学生だった20年前と比べて，最近の学生はスマートで要領がよい学生が増えた．その反面，マニュアル化された自意識過剰な学生が多く，リスクを極端に避ける．自意識過剰で成績を気にする割には，自分から何かを率先して行うのは苦手であり，誰かが何かをしてくれるのを待っている学生が多い．講義を休む学生が少数である反面，出席さえしていれば単位は保証されていると誤解している学生も多いのも確かである．これらの学生気質は，おそらく筆者が勤務する大学に限った話ではないであろう…．最近の学生気質を感じざるを得なかった学生の要望であった．

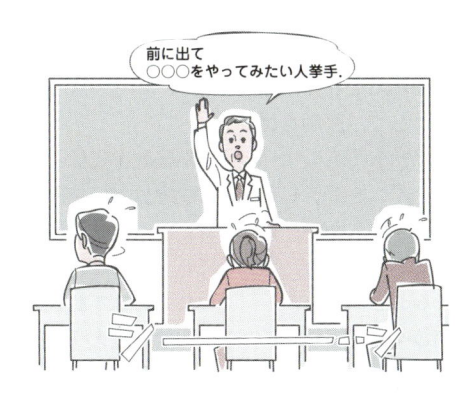

II. 診療放射線技師の教育制度とは
卒後教育のありかた

小寺吉衞

―〈理解のためのエッセンス〉――
- ●資格をもつ者としての自覚と誇りをもつ．
- ●学会などで開催している講習会やセミナーに積極的に参加する．
- ●大学院進学や専門技師の資格の取得を目指す．
- ●常に最新の情報に接するように努力する．

■なぜ卒後教育が必要か

厚生労働省の指定する条件を満たした診療放射線技師養成校を卒業（あるいは卒業見込み）の学生は，診療放射線技師の国家試験を受けることができる．この国家試験に合格すると晴れて診療放射線技師となる．この技師は，与えられた技師としての資格の範囲内の事柄すべてを行うことができる．

これは技師の資格を取得した瞬間から可能であり，この道50年のベテランと全く同じ資格を有することになる．これは国家資格としては当たり前のことで，医師も国家資格（医師免許）を有した時点からすべての医療行為を行うことができる．しかし，誰もいきなり開業したりはしない．同様に，診療放射線技師の資格を得ても，誰もすぐにはすべて任されることはない．

国家資格とは，この者が将来にわたり，この資格において認可された範囲内のことを行うことを保証しているが，個々の事柄については，その者が十分それに精通してから行うことを前提としている．一見矛盾しているようであるが，国家資格とは，国家資格を取得した段階で，その資格の範囲

表1　卒業後の進路

- 就職（医療施設・企業）
- 進学〔大学院・大学（編入）〕

内のすべてのことを知っているということはありえず，今後必要に応じてそれらを学んでいけば，十分に使いこなす能力があることを保証しているにすぎない．したがって，国家資格を取得した時点からさらなる勉強が必要になるのはある意味当たり前である．そして，これを担うのが卒後教育である．

■卒後教育にはどのようなものがあるのか

診療放射線技師養成校を卒業した学生の多くは医療施設に就職するが，一部は企業にいく．また，最近は3年制の学校を卒業したのち4年制の大学への編入や，各学校や大学から大学院への進学も多くなっている．それぞれに卒後教育がある．ほんのわずかであるが，医療とは全く関係ない企業に就職する者もいる．あるいは，不幸にして国家試験に不合格の者もいるが，ここではそれらの者は対象とはしないことにする（表1）．

就職するか進学するかで，卒後教育のありかたは全く変わってくる．また，企業と医療施設でも卒後教育の内容が異なる場合が多い．卒後教育にはいくつかの段階があり，それぞれに目的も方法も異なる（**表2**）．

医療施設や企業に就職した場合，まず，名称はさまざまであるが，初任者としての研修がある．これは社会人としてまず知っておかなければならないこと，社会人としてのルール，医療人としてのルール，企業人としてのルールなど，これまで学生であったがゆえに許されていたことも，社会人としてわきまえておかなければならないことについて教育を受ける．

期間は数週間程度が多い．それを過ぎると，企業ではそれぞれの部署に配属され，そこでの規則などを学ぶことになる．医療施設でも同様であるが，診療放射線技師として就職していることから，放射線部門に配属されることになる．初任者研修を終わった新米技師は，しばらくは見習い期間であり，施設によっても異なるが，この間に部門内の種々のモダリティを回り，おおよその研修を終え，当直などの勤務も受けるようになる．この期間は，診療放射線技師として，その施設で最低限知っておかなければならない事柄について学ぶことになる．

その後，施設によって異なるが，数年ごとに部署を変わるところもあれば，そのまま同じ部署に固定されるところもある．しかし，この期間に診療放射線技師としての本当の仕事を覚えることになる．臨床中心の業務を覚えることに集中している施設もあれば，学術的な事柄を課題としている施設もある．

この期間は短くて数年，長ければ10年以上のところもあると思うが，それ以降は各自の自覚に任せるところや施設としてな

表2　卒後教育のいくつかの例

- 医療施設・企業内研修
- 学会・技師会などの研修やセミナー
- 専門技師制度に伴う研修（更新制度）
- 学会への参加
- 大学（編入）への進学
- 大学院（一般・社会人）への進学
- がんプロフェッショナル養成コースへの進学

にがしかのノルマを課しているところなどさまざまである．最も多いのが，専門技師などの資格の取得や，仕事をもちながら大学院に進学することなどである．それぞれについては，本書の別のところで詳しく述べられていると思うので，ここでは簡単に述べることにする．

■ 専門技師への道

診療放射線技師はその資格を得ることで，法律的には資格の範囲内のことすべてを行うことが許されている．しかし，だれしも卒業後すぐにすべてを任されるとは思っていないだろう．事実，病院などに就職しても，最初は見習いのようなことから始めるところが多い．雇った側も心配であるし，雇われた側も不安がある．病院に就

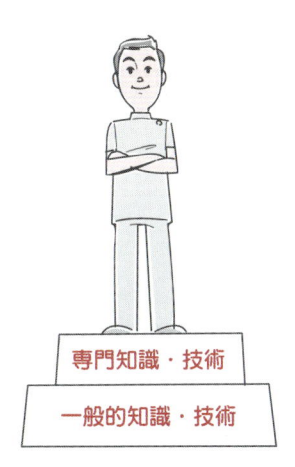

職してからの経緯については上で述べたが，ある程度同じ部署にいると専門的なこともわかってくる．学会などでの発表の機会もあるかもしれない．時にはその知見や技量を買われてセミナーや講習会の講師を頼まれることもあるだろう．それらを通じて自分自身の能力や周りとの関係，今自分が担当している部署での問題点などもわかってくる．疑問も生じるかもしれない．これらを解決するために，大学院にいくという選択肢もあるが，これについては後述する．

自身の仕事や経験を通じて専門性を高めたいと思うのは人の常である．それに応えてくれる一つの方法が各種団体の定めている専門技師制度である．現在，専門技師の制度は，国民の医療に対する安全と安心の期待に応えるべく，数多く存在し毎年その種類を増やしている．

専門技師制度の在り方やその存在意義については別に譲るとして，一口に診療放射線技師の関係する専門技師の認定といっても，いくつか種類がある．大きく分けると，いくつかの学会や団体で構成する認定機構などで認定するものと，1つの学会や団体で認定するものの2つがある．前者の代表的なものにマンモグラフィ検診撮影認定者，放射線治療専門技師，核医学専門技師，磁気共鳴専門技術者などがある．このうち，磁気共鳴専門技術者は診療放射線技師以外の者もなれるが，それ以外は診療放射線技師しか認定を受けることはできない．

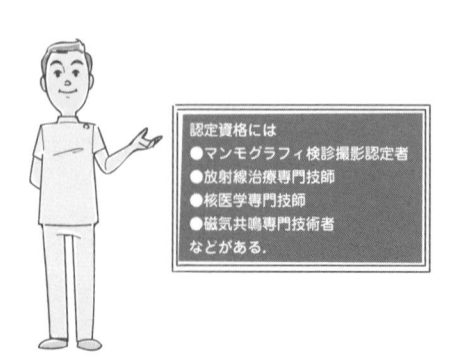

現在，このような認定機構（委員会も含む）のもとで認定されている技師（技術者）は6種類（2008年4月現在）あり，今後も増える予定である．また，学会や団体で単独に認定している技師（技術者）は，胃がん検診専門技師，医療情報技師，超音波検査士など，これもいくつかあるが，細かな区分などそれぞれの団体で異なるため，数についてはここでは言及しないことにする．

認定を受けるためには講習や試験を受けることになるが，受験の資格の必要なところや不必要なところなど，さまざまである．それぞれの専門技師（技術者）に共通するのは更新があることで，更新のために必要なセミナーや講習会などでのポイントなども認定団体によって異なる．

それぞれの認定技師の目的や役割は少しずつ異なるようであるが，その根底にあるのは，国民に対して安全で安心して受けられる医療の提供を目指していることであろう．昨今の医療事故の多くは，うっかりやスタッフ間のコミュニケーション不足であったりと，病院全体の組織としての問題が多いが，中にはスタッフ個人の専門知識の欠如が原因であるものもある．今日のように専門領域が細分されてくると，一般的な知識だけでは対応できない場合も多い．したがって，専門技師に対する期待と要望は大きい．

専門技師の認定方法に違いがあることは述べたが，専門技師そのものにも性格の違

認定資格には
●マンモグラフィ検診撮影認定者
●放射線治療専門技師
●核医学専門技師
●磁気共鳴専門技術者
などがある．

いがある．たとえば，マンモグラフィ検診撮影認定者はマンモグラフィ検診を行う技師を認定しているが，受験資格は診療放射線技師であること以外は問われない．しかし，試験は筆記と読影があり簡単ではない．5年後の更新時には，それまでの実績も問われる．マンモグラフィ検診撮影認定者は，幅広く検診を行う技師を養成し検診の実を取ることを考えていることから，間口は広く，質も高くと考えているようである．

これに対して，放射線治療専門技師は認定機構を構成する学会の会員歴が5年以上，臨床経験が5年以上，教育単位が20単位以上と，実務と実績を必要としている．これは，治療部門での医療事故への対応を考えているものと思われる．ところが，磁気共鳴専門技術者は実務の経験は不問で認定機構を構成する団体に2年以上在籍したもので，所定の学会などに投稿論文を有することなどアカデミックな色合いが強い．磁気共鳴（MR）では，技術者といっても実務を経験しない企業の技術者もいることから，このような内容になったのであろう．このように，同じ専門技師（技術者）といっても，その内容は大きく異なることに注意が必要である．それぞれが何を目指しているのか，それをよく理解した上で，技術者個人が何を目的とするのかを考えて専門技師の道を目指すべきである．

■ **大学，大学院への進学**
1. 大学への編入

3年生の短大や専修学校を卒業したのち，就職しないで大学の3年生に編入するという方法がある．最終的には学歴は4大卒の学士になる．3年制の学校を卒業して再度4年制大学の3年生に入るので，3年制の学校に入学してから4年制大学を卒業するまで5年かかることになる．編入学を実施している大学はいくつかあるが，だいたいは毎年5名程度の学生を募集している．試験は3年制の3年生の夏休み頃が多い．試験科目は英語と専門科目，それに面接が一般的である．

編入学で4年制大学に入ってくる学生は，そのほとんどが3年制の学校を卒業した時点で診療放射線技師の国家試験を受け，技師の免許をもっていることが多い．では，編入学して4年制大学に入って何を学ぶのか．その目的は一人一人異なるであろうが，多くは一般的な教養を身につけたい，あるいは専門性を高めたいというところに落ち着くようである．しかし，受け入れる大学側では大学で開講している一般教養的な科目のほとんどは3年制の学校で学んでいるものとして単位を認定してしまうため，再度一般教養的な科目を受ける必要はない．したがって，教養を高めたいといって入ってくる学生にとっては期待はずれである．編入学では，その専門性を高めることに専念してもらいたい．受け入れる側の多くもそう考えている．毎年入ってくる5名の学生のうち，数名は大学院を目指しているのもその現れであろう．

名古屋大学の例であるが，4月に3年生として入ってきた編入学生は，一般教養を含め前の学校ですでに受けた科目については単位を認定するため，在学する2年間に受けなければならない科目はそれほど多くはない．また，すでに診療放射線技師の資格をもっているため，附属の大学病院や関連病院で技師としての研修を受けることができる．中には在学中にマンモグラフィ検診撮影認定者の認定を受ける者もいる．また，アルバイトとして検診の撮影を行って

いるものもいるが，それを主としてしまっては本末転倒になるので，注意する必要がある．

4月のガイダンスで上記のような一般的な注意や説明を受けるが，最も大事なことは7月ごろに卒業研究の研究室を決めることである．名古屋大学では12名の教員がそれぞれ12の研究室をもっていることから，そのどこかに入るように指導している．1つの研究室に2名以上入ることは許していない．しかし，通常の学生が3年生の1月ごろに研究室を決めるのに対して編入生はそれよりも半年早い7月に研究室を決めるので，その分じっくりと研究テーマを考え実験などを行うことができる．現在3年制の学校に在籍していて大学で研究をしてみたいという学生はぜひチャレンジしてほしい．ただ，さらに本格的な研究を行いたいという学生には編入学ではなく次に述べるように直接大学院にいくという方法もある．

2. 大学院への進学

現在4年制の大学は25校あるが，この中で大学院を有しているところがいくつかある．大学院といっても，修士課程までの大学院と修士課程と博士課程の両方をもった大学院がある．前者は現在16校あり，後者の博士課程までを有する大学は10校ある．この数は今後増えていく予定である．また，博士課程には前期課程（修士の学位を取得することができる）と後期課程（博士の学位を取得することができる）の2つの課程がある．修士課程と博士課程前期課程は2年，博士課程後期課程は3年の就学期間がある．

大学院の受験資格は，修士課程と博士課程前期課程の場合，一般には4年制の大学を出ていることが必要であるが，最近では短大や専修学校を卒業した者でも卒業後一定の年数になれば資格が与えられているので各大学院の募集要項を調べてほしい．また，社会人のためのコースをもっている大学院も多くあり，夜間や土曜日に開講している．最近ではインターネットを用いた講義や課題をレポートで出すなど遠隔地の受講生に配慮した大学院もあり，職をもったまま大学院に通うことが可能なところもあるが，大学院によっては講義の出席を義務づけているところもあり，事前によく調べてもらいたい．

名古屋大学では大学院への進学を希望する者は一般学生でも社会人でも事前に担当を希望する教員に連絡を取ってもらい，大学院での研究テーマや講義を受ける体制が整っているか，特に社会人の場合，夜間といっても午後6時前後からの講義が多いので，職場での支援体制や理解があるかなどにも注意を払っている．

受験科目は大学院によって異なる．主に語学と専門科目，面接が中心であるが，専門科目のないところなどもある．博士課程後期課程の場合は，修士課程あるいは博士課程前期課程を修了した者で一般学生として受験する場合は，これも担当教員の事前の承認は必要であるが，そのまま受験できる．社会人として受ける場合は，何がしかの資格審査がある場合が多い．

名古屋大学の場合，筆頭での論文が3編以上あることを条件にしている．これは論文を書く能力があるかどうかを問うているものである．試験科目は英語と口頭試問で，英語は将来英語論文を書くことを義務づけているので当然であるが，口頭試問では，これまで行ってきた研究の経緯と大学院に入って学位審査を受ける予定のテーマについてパワーポイントを用いて話をして

もらっている．これも将来このテーマで学位申請ができるかを判断しているので重要である．

さて，こうして入った大学院で何を学ぶのか．学部までの学生は学ぶことが中心である．特に保健学科の学生は卒業前にそれぞれの国家試験が控えており，これをパスしなければ何のためにその学校にきているのかわからないことになる．したがって，国家試験に合格するだけの知識を要求されるが，筆者は常々学生には覚えるのではなく理解しなさいといっている．必要な事柄を覚えるのはもちろん重要なことであるが，それだけでは学んだ多くの事柄の関係がわからない．

筆者の分野で恐縮であるが，たとえば画像工学では画像形成において生体内でX線の吸収や透過，散乱線の存在が画質や被ばくに関係していることはよく知られていると思うが，では生体内でどのような現象が起こっているかを質問してもすぐに答えられない学生が多い．もちろん，光電効果やコンプトン効果などであり，これらは放射線物理で一番に習うことであるが，それが画像工学とはすぐに結びつかないようである．これらを理解していることで，X線エネルギーの違いにより画像のコントラストや被ばくがどうなるかを考えることができる．

実は，この考えることが大学院では大事なことで，学部で習ってきたことや新たに学習したことを，いかに上手に組み合わせて新しい事柄を編み出していくかを考えるのが大学院での仕事である．最近の学校ではあまり考えることを要求されないのか，大学に入ってきた学生も当初はこちらからの情報を覚えようとするのみでほとんど考えようとしない．これでは大学に入ってきた意味がない．不幸にして筆者の研究室に配属された学生については，覚えるのではなく考えるようにと指導している．大学院にくる学生についてはさらに徹底的に考えることを要求している．

博士課程前期（修士）課程の学生には，教員の補助を伴うが自ら計画を立案し実行すること，博士課程後期課程の学生には，研究計画の立案，実行，論文投稿までをすべて自分で行えるように指導している．前期課程の学生については，必要な講義と修士論文の単位を修得すれば修士の学位を授与されるが，どこの研究室でも学会などでの発表を課しているようである．義務ではないが，筆者の研究室では国内のみならず海外の学会でも可能であれば発表させている．

博士の学位を取得するためには，どこの大学院でも学位論文を書くことが義務づけられていると思うが，その前提となるピアレビューのある学会誌に英語で論文を投稿し受理されなければならない．しかし，どのレベルの学会誌に論文が受理されなけれ

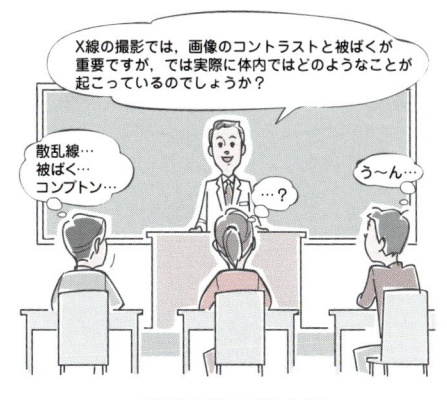

大学院では考える能力を養う．

ばならないかは大学院によって異なる．これも事前によく調べておく必要があるだろう．

メモ ピアレビューとは？
　学会誌などに論文を投稿すると内容についての審査を受ける．これを査読といい英語ではレビュー（review）という．査読のない学会誌（論文誌）は問題外であるが，査読があっても専門外の人が審査したのでは的外れのこともある．ピア（peer）とはもともと仲間という意味があることから，ここでは同じ専門分野の人を指す．したがって，ピアレビューとは同じ専門分野の人が行う論文の査読のことである．

■まとめ
　放射線技術学の分野は日進月歩である．卒後教育は資格をもつ者として当然受けなければならないものである．卒業後すぐは，就職先の施設が準備してくれたものなどを受けることになると思うが，本来は資格をもつ者自身が目標を定め，自らコーディネートして自身の専門性を高めていくものである．そのために学会や関係する諸団体が多くのプログラムを準備している．これらをチェックし，自身の現状や将来性を考えて自らの道を選択してほしい．卒業後直接大学院に進学する場合は，学生のうちに準備しなければならない．社会人大学院生を考えている者も，就職後に考えればよいということではなく，職場の環境などを含め大学院にいくためにはどこに就職したほうが通いやすいかということも考える必要があるだろう．社会のため，自身のため，自らを律して卒業後も研鑽していただきたい．

ワンポイントアドバイス　—大学院について—

■就職か進学か悩んでいる人に
　国家資格を取得すれば，どこの学校を出ていようと同じであるから就職するのが一番と思っていませんか．もちろんそういう考え方もあるでしょうし，経済的にさらに学校にいくことは許されないという事情の人もあるでしょう．ですから，ここであえて大学院にいきましょうとはいいません．しかし，経済的に余裕のある人，もう少し今やっている研究を続けてみたいと思っている人は迷わず大学院にいってみてはどうでしょうか．大学院は自身で行動しなければ何も結果の出ないところです．そのため学生は本当に一生懸命研究について考えています．おそらく，これまでの人生やこれからの人生と比較しても一番ものを考える時期ではないかと思います．そのような経験を積ん

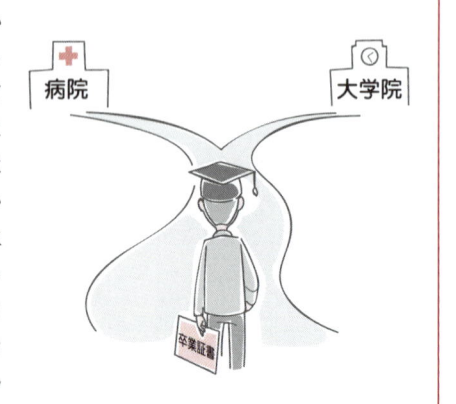

で社会に出ることは他では得ることのできないものであると思います．最近では大学院を出た学生の就職状況もよく，逆に優秀だからと大学院生を希望する施設も出てきています．

　…経済的に不安な人にも，奨学金などの支援がありますので調べてみましょう．

■**あまり勉強しなかったから大学院なんてと思っている人に**
　大学院は頭のよい人がいくところと思っていませんか．大学院はたくさん勉強した人や知識をいっぱいもっている人のみがいくところではありません．何かしたいという情熱をもっている人がいくところです．もちろん，英語などの最低限の知識を要求されますが，それが決定的な要件ではありません．むしろ，とりあえず大学院にでもいってみようという人はこないでください．大学院では，情熱をもった粘り強い人がよい成績をあげています．むしろ，学生時代によく遊んでいた人が面白い仕事をすることもあります．

　…大学院にいっている先輩の声を聞いてみましょう．

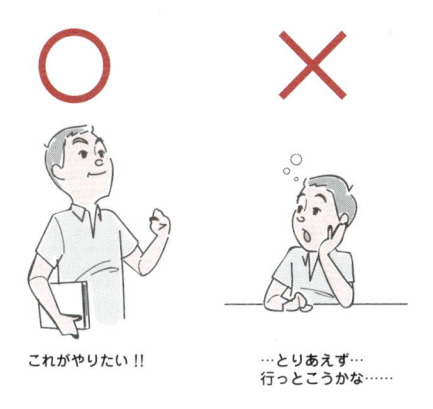

○　これがやりたい!!

×　…とりあえず…行っとこうかな……

II. 診療放射線技師の教育制度とは
学位をめざすには

宮地利明

〈理解のためのエッセンス〉

- ●診療放射線技師の研究と最も関わり深い学位は保健学である．しかし，他の領域の学位とも関連がある．
- ●学位取得の目的は，あくまで自己実現である．
- ●学位の取得は，職種のため，また社会のためにも必要である．
- ●学位を取得するには，所定の教育課程を経なければならない（図1）．
- ●大学院によっては社会人特別選抜制度がある．
- ●大学院で行う社会人学生の研究は，医療に還元できるものが望ましい．また，日常業務をおざなりにしてはならない．

■修士と博士

学位は，博士，修士，学士，短期大学士など教育課程によって分かれているが，ここでは修士と博士に関して述べる．修士は，通常，大学院博士前期課程または修士課程を修了して取得する．また，博士は，大学院博士後期課程または大学院博士課程を修了して取得する．さまざまな学位（保健学，医学，工学，理学，薬学，心理学，経済学，社会福祉学，学術など）が診療放射線技師の研究と関連しているが，やはり保健学の学位が最も関わり深い．

> **メモ** 学位の表記
> 学位（degrees）の一般的な英語略称を示す．名前の後にコンマ入れて学位略称を加える．
> 例：Toshiko Inada, PhD
> - 博士：PhD — Doctor of Philosophy の略
> - 修士（理系）：MS（米国）または MSc（英国）— Master of Science の略
> - 学士：BS（米国）または BSc（英国）— Bachelor of Science の略
> ※補足：Ph.D. のように，略語の間にピリオドをつける場合もある．なお，医学博士はPhDであり，MDと表記しない．日本の場合は医師がMDに該当する．

■学位取得の目的と必要性

学位は，あくまで自己実現のために取るべきである．将来の出世や収入など打算的なことはあまり考えない方がよい．要は大学院で学びたいか否かである．

その結果として，診療放射線技師の学位取得者が多くなれば，profession（専門職）の学術レベルや professionalism（専門的職業意識）を，社会にわかりやすく伝える手段になりうる．同時に，放射線技術が高度化・細分化されて次から次へと新たな課題が出現する昨今において，学位の研究を通して放射線医療を改善できれば，患者，病

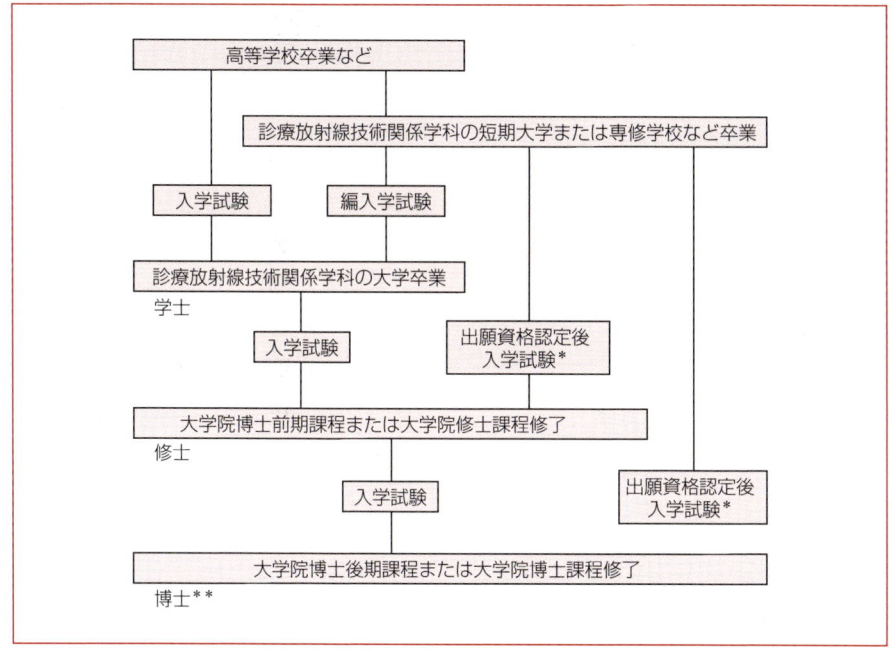

```
          ┌─────────────────┐
          │  高等学校卒業など  │
          └────┬───────┬────┘
               │       │
               │       ▼
               │  ┌──────────────────────────────────────┐
               │  │ 診療放射線技術関係学科の短期大学または専修学校など卒業 │
               │  └────┬────────────────────────┬────────┘
               ▼       ▼                        │
          ┌────────┐ ┌────────┐                │
          │ 入学試験 │ │編入学試験│                │
          └────┬───┘ └───┬────┘                │
               ▼         ▼                      │
          ┌─────────────────────────┐          │
          │ 診療放射線技術関係学科の大学卒業 │          │
          └────────┬────────────────┘          │
          学士     │                             │
                   ▼              ┌──────────────┐
              ┌────────┐          │  出願資格認定後 │
              │ 入学試験 │          │   入学試験*    │
              └────┬───┘          └──────┬───────┘
                   ▼                     ▼
          ┌──────────────────────────────────────┐
          │  大学院博士前期課程または大学院修士課程修了  │
          └────────┬─────────────────────────────┘
          修士     │                ┌──────────────┐
                   ▼                │  出願資格認定後 │
              ┌────────┐            │   入学試験*    │
              │ 入学試験 │            └──────┬───────┘
              └────┬───┘                   ▼
                   ▼
          ┌──────────────────────────────────────┐
          │  大学院博士後期課程または大学院博士課程修了  │
          └──────────────────────────────────────┘
          博士**
```

図1 診療放射線技師が学位を取得するまでの典型的な流れ

＊出願資格認定に関しては大学院によって異なる．
＊＊博士号には，課程博士（甲種）以外に論文博士（乙種）があり，当該機関の必要条件を満たせば，上記の教育課程を経なくても取得できる．ただし，保健学においてはほとんどない．

院，社会に役立つ．以上のように学位は，診療放射線技師の職種全体のため，また社会のためにも必要である．

■**学位を取るためのポイント**

学位を取得するためには，図1のように所定の教育課程を経なければならない．ただし，山登りのように，登る山の種類と登り方は千差万別である．

ここでは，「診療放射線技師が働きながら最終的に"保健学"の博士号を取得するためのポイント」を列挙する．なお，博士号には大学院の課程を経て取得する課程博士（甲種）以外に，当該機関の必要条件（研究期間，論文業績など）を満たして学位を取得する論文博士（乙種）もある．しかし論文博士は，保健学において一般的ではなく，他の分野でも一層取得困難になってきているので割愛する．

1. 大学院を調べる

まずは，自身の研究と合致している大学院の領域，講座，分野を探し，そこの教員に相談する．大学院によっては，社会人特別選抜の制度があり，また，大学院での修学を容易にするために大学院設置基準第14条に基づく教育方法の特例を適用している．これによって遠隔地でも履修できた事例が多々ある．

> **メモ** 大学院設置基準第14条
>
> 大学院の課程においては，教育上特別の必要があると認められる場合には，夜間その他特定の時間又は時期において授業又は研究指導を行う等の適当な方法により教育を行う事ができる．

2. 大学院に入学する

図1のどの段階で大学院に出願するかは，自身の学歴・業績と希望する大学院の規定とを照らし合わせて決定する．一般的に，入学試験では専門性に加えて英語能力を問われる．研究テーマに関しては，指導教員とよく打ち合わせておく必要がある．

3. 各種の助成を有効活用する

社会人学生として大学院に入ると，経済的に苦しくなることも予想されるが，入学金免除，授業料免除，奨学金などを積極的に活用した方がよい．一般的に，入学金免除，授業料免除は，課程が上になるほど採択されやすくなる．奨学金においては在学時の業績が抜きん出ていると返還免除されるところもある．また，研究発表のための海外渡航費や研究費を助成してもらえる財団が幾つかあるので，大学からの情報だけでなく積極的にネットで調べて応募する．買わないクジは当たらない！

4. 研究をしてよい論文を書く

大学院では研究が中心となる．この点は大学の学部とは明らかに異なる．よい研究をして在学中によい論文を沢山書くことを目標にする．診療放射線技師の社会人大学院生は，基本的には時間外なら高額で高性能の機器を使用でき，ルールさえ守れば臨床データが得られる環境にある．したがって，自分で研究テーマを探し，主体的にその職場（臨地）で研究を進めるのが望ましい．当然のことながら，この際職場の理解を得ていなければならない．

5. 投稿先を指導教員と打ち合わせる

指導教員と打ち合わせて，大学院で行った研究と合致する領域の学術誌に論文投稿する．特に博士後期過程においては，当該領域の中で Impact Factor の高い雑誌から論文投稿するのが一般的である．したがって，英語論文を書くことになる．

> **メモ** Impact Factor
>
> 自然および社会科学の学術雑誌の影響力を示す指標（論文数，被引用数などから算出）として，Journal Citation Reports（JCR）から出ている．論文投稿する雑誌の選択と，掲載論文の評価（異論もある）に使用されている．大学によっては，ネットで領域ごとに各雑誌の Impact Factor を調べることができる．

6. 論理的な英語論文を書く

英語論文を書く際は，当然のことながら英語のスキルが必要であるが，もっと重要なことは論文の論理性である．すなわち，思考や議論の進め方をしっかりすべきであ

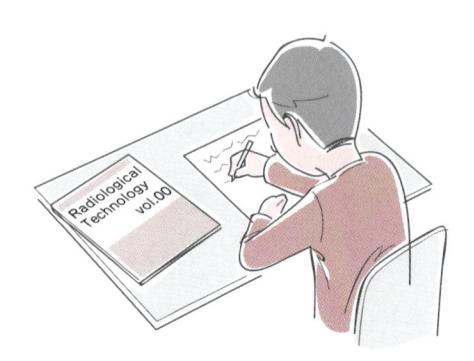

真理の探究とともに医療に還元できる研究を

る．仮説と検証の仕方または目的と方法や目的と結論がずれていたり，結果や結論に推測が入っていてはならない．これができていれば，多少，英文が未熟であっても問題ない．なお，直接英語で論文を書き始めるよりも，英語的な日本文を丁寧に書き，それを英文にすることを推奨する．その方が論理的で曖昧でなくなる．

■診療放射線技師が学位を取るということ

大学院においても，研究の本質は「真理の探求」である．ただし，診療放射線技師の仕事に就きながら真理の探求だけを目的に研究を行っているとしたら，個人の知的好奇心は満足するかもしれないが，周囲の理解や同意を得ることは難しい．診療放射線技師の研究では，何年後に成就するかはともかく，最終的に医療に役に立つことがゴールである．患者負担の軽減，診断・治療のための情報量の増加，また効率性や精度の向上などの研究を通して，医療に還元できることが望ましい．そして成果を論文として公表したときに，その研究が真の社会性をもつ．

以上の研究を行うにあたっては，診療放射線技師の仕事をしっかりできることが大前提であり，日常業務をおざなりにし，研究を優先させるスタンスを取ってはならない．また，学位は決して研究者のゴールではなく，おおやけに研究者としてのお墨つきをもらったに過ぎない．学位取得後に，研究者としていかによい研究を行うかが何より重要であり，その学位の値打ちを決める．

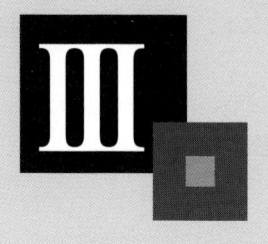

III 診療放射線技師の仕事

III. 診療放射線技師の仕事

一般撮影検査について

加藤英幸

―〈理解のためのエッセンス〉――
- ● X線の性質（透過力，吸収，散乱，画像コントラスト，ほか）について理解しよう．
- ● 受像部（フィルムスクリーン，IP，FPD，ほか）について理解しよう．
- ● 位置合わせ（ポジショニング）のための基準点，基準面を理解しよう．
- ● 患者とのコミュニケーション術を学ぼう．
- ● でき上がった画像の良し悪しを理解しよう．
- ● 検査室，検査装置の安全性と，衛生面に心がけよう．

■どんな内容の仕事か？

　診療放射線技師の仕事のなかで，一般の方に一番知られている検査が，「息を吸って～，止めてま～す」と健康診断でも行う胸部X線検査である．また，1895年レントゲン博士が最初にX線を発見したときの写真は手の骨の写真であり，これも一般撮影検査である．

　一般撮影検査は，撮影する目的が，骨折を疑う場合や，各実質臓器を見る場合などさまざまであり，頭の先から足先まで，すべての部位に対して行われる．X線の透過力を利用し，身体（物質）の臓器や厚みによって異なるX線量の差を主に光に変え，受像部（フィルム，ほか）で濃淡像として描出する．

　撮影方法は，受像部に検査部位を密着させ，観察部位に照射野を合わせ，X線発生スイッチを押す．いかにも単純な撮影のように思われがちだが，実はそうではない．例えば，胸部撮影の場合，胸を受像部に着け，肘を外側に回し，手の甲を装置側面に着ける姿勢をとらせる．このときの腕の動作は，肩甲骨を肺野から外すために行う位置合わせ（以下，ポジショニング）であり，写真のできに直接反映する行為である．さらに，人体にX線を照射するため，X線量を被写体によって決める撮影条件の決定も重要な仕事である．

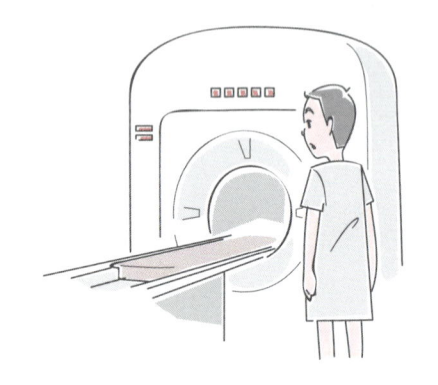

■ 1日の実務の流れ（始業から終業まで，図1）

1. 始業点検と検査室概要

　一般撮影検査は診療放射線技師が携わる検査のなかで，一番件数の多い検査である．装置本体の電源を投入するとともに，付随する関連装置（RIS・HIS端末，自動現像器，レーザーイメージャー，画像処理装置，ほか）も起動させる．起動後すべての装置が正常に動作するか点検し，装置の清掃や検査室内外の整理整頓，備品や補助具の点検についても行う（始業点検）．

　大規模な病院では，検査の効率を図る意味で，撮影部位などによって胸部腹部撮影室，小児撮影室，頭部撮影室のほか，各施設での検査内容によって検査室の割り振り，X線装置の配置などが考えられている．千葉大学では，胸腹部骨格系撮影を主に行う検査室2部屋に臥位型CR装置と，立位型CR装置を設置し，1部屋はそれぞれの装置にX線管を備えた2X線管システム，もう1部屋は，1つのX線管を移動して使用するシステムとなっている．このほかに，胸部腹部を主に撮影する部屋（臥位型FPD装置，立位型FPD装置：1X線管システム），四肢・小児撮影室，頭部撮影室，歯科撮影室，となっている（乳房撮影室は別棟）．すべての撮影室について始業点検を行い，記録している．

2. 受付から撮影まで─確認と接遇─

　入院患者の場合，当日撮影分の検査オーダーをRIS端末（照射指示用紙：紙ベース検査オーダも同じ）で確認し，検査目的，患者の状態，感染症の有無など，検査依頼医からのコメントを確認する．この作業は検査効率や検査待ち時間短縮の点から重要な作業の一つである．

　これで準備OK，後は患者を待つだけである（入院患者の撮影は，外来患者の検査状況に応じて，待ち時間が長くならないよう考慮し，適時呼び出しを行う）．一般撮影検査の場合，MRIやCT検査と違い，当日検査が主な外来患者の場合，一般撮影受付での検査室振り分け業務が患者の待ち時間の短縮につながる．また，受付での患者接遇は，その後の撮影業務にも影響があり，受付での対応がよければ，たとえ検査待ち時間が長くなった場合でも，患者は穏やかに待っていてくれるものである．

　当院では，撮影室（更衣室）に入ってもらう患者を，氏名で呼び入れる（個人情報

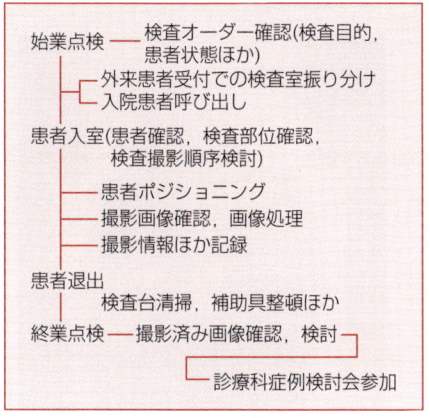

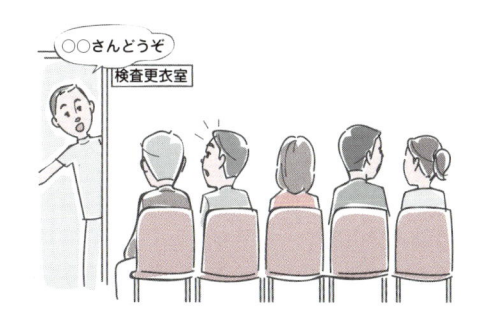

図1　一般撮影検査の流れ

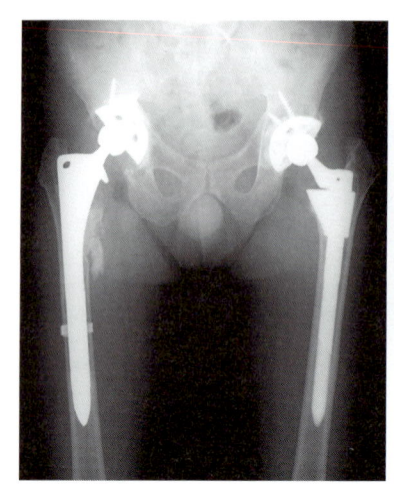

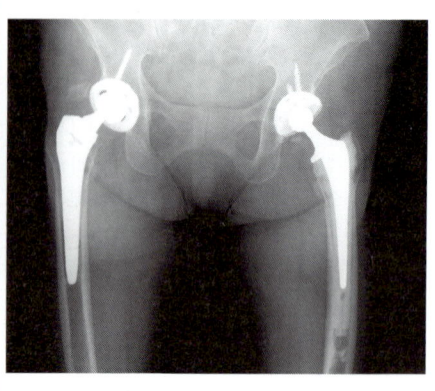

図2 一般撮影検査
(変形性股関節症 人口関節置換術症例
両股関節正面撮影像)

の観点から検査番号で呼び入れている施設もある）．そして撮影室に入った患者に名前を名乗ってもらい，本人確認をする手順で患者確認の徹底（患者間違え防止）を行っている．撮影する時点で，検査オーダーを再度確認し，患者に撮影部位そして撮影回数を伝えるとともに，患者から撮影に必要な情報収集として病状や症状を聞き，検査部位によって左右の間違え防止と，依頼医の入力間違えを防止する．

3. 撮影時―ポジショニングと撮影条件―

一般撮影で重要なのは，正確なポジショニングと再現性である．各部位の基本的なポジショニングは専門書に書かれているが，患者一人一人には個人差がある．特に整形外科領域の関節撮影においては，関節可動の自由度や，骨変形，人工関節の有無によって個々の患者によってポジショニングが微妙に異なる（図2）．また経過観察の点からも，再現性は重要であり，RISなどの次回コメントに記載することで，情報の共有を図り，撮影者が異なっても再現性を保つシステム作りは大切である．

撮影条件の設定は，画質に大きく影響を及ぼす．最近はコントロールパネルも進歩して，撮影部位を選択することによって撮影条件が設定される装置も多くなった．そのおかげで，初期設定が正しく行われていれば，撮影条件設定は簡便になったが，その反面，各部位での適正条件を把握していなくても撮影できてしまい，撮影条件を把握していない技師の増加が懸念されている．

また，CRをはじめディジタル装置の普及により，AEC（ホトタイマ）が装着されていない装置では，画質低下を恐れ，安易に撮影条件を増加させる傾向も指摘されている．また，撮影線量の把握も今後要求される点であり，標準的撮影条件での撮影線

量は把握しておかなければならない．適正な線量を出すための装置管理も重要な仕事である．

次に，撮影した画像の評価である．患者の体型に適した条件で撮影され，デジタル系の場合は処理パラメータが適正に設定されていれば，その画像は診療科に提供できる画質と考えられる．しかし，診療で用いる場合は，画質だけではなく，画像，いわゆる診断に必要な情報が画像化されていなければならない．ポジショニングが悪く，診断部位が撮影部位から欠けている場合や，関節撮影，頭部撮影においては，骨の微妙な重なりで，関節腔などが評価できない場合など要因はたくさんある．診断に支障のない画像であるかどうかを判断し，再撮影しなければならない基準を明確にしておくことも，不必要な被ばくを減らす意味で重要である．

4. まとめ―確認とコミュニケーション―

撮影時に患者の氏名を確認すること，撮影後にフィルム（フィルムレスの場合はモニター画像）と氏名を確認して患者に渡すことも，インシデントを未然に防ぐ点から重要である．

患者とコミュニケーションをとり，いかに効率よく，そして正確に，なおかつスピーディーに撮影を行うかが，検査件数の多い一般撮影での業務に求められる．そして，撮影後は，一日の仕事の締めくくりとして，その日に撮影した画像を技師間で確認（図3）し，情報の共有を図ることが重要である．診療科のカンファレンスに参加することもスキルアップには欠かせない．

最後に検査室，装置，補助具の清掃と点検を行い，すべての電源を落とし一般撮影検査の一日の終了となる．

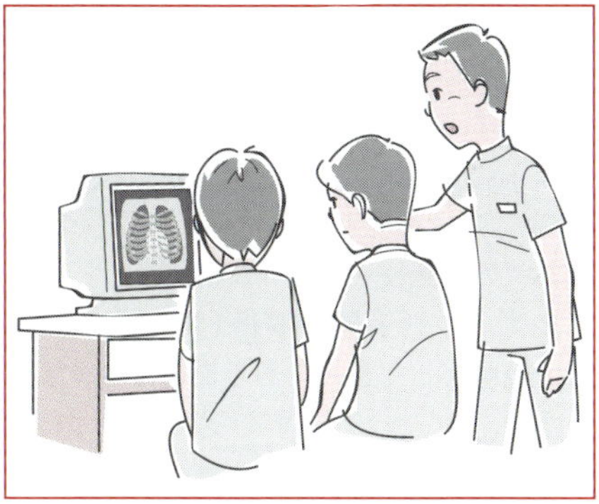

図3　技師間での撮影画像の相互確認

■どんな人と接するか

一般撮影検査にこられる患者を大きく分類すると，何らかの疾患疑いの方，治療後や手術後の経過観察の方に分けられる．疾患疑いの方では，身体的症状に出ていない（内臓疾患など）方と，疼痛，外傷（骨折疑いなど）を伴う方に分類できる．経過観察の患者の場合，術直後は疼痛を伴い身体可動域の制限はあるが，QOLの向上とともに，身体的症状が緩和される．

心理状態としては，疾患疑いの方は，少なからず不安を抱いている．さらに疼痛を伴っている患者にとっては，病気という認識の下でのさらなる不安感（重症度について）が募っていると考えられる．また疼痛の原因究明のための検査であるため，痛みがさらに不安要因を増強させている．次に，経過観察の方の場合は，治療，手術直後は疼痛を伴うが，痛みの原因が明確になっていることで，不安はあるものの，疼痛外傷を伴う方とは異なる心理状態と考える．また，快方に向かうにつれ，心理状態も安定に向かうが，ある時期から再発への不安が抱かれると考える．

このように，一般撮影検査の場合，患者

と一言にいっても，性別や年齢もさまざまであり，心理状態も個々に違う．患者への対応には，検査内容や心理状態を把握したコミュニケーション能力が求められる．

■日々の研鑽

まず，撮影手順の取得（装置操作）は，新人技師として必須であることはいうまでもない．

一般撮影でのスキルアップの項目は，患者個々に合わせたポジショニング技術，画像処理パラメータの理解と最適パラメータの追求，被ばくの理解と撮影線量の把握，ポジショニングを容易にする患者コミュニケーション技術，患者と従事者のための安全管理，画像解剖を踏まえた画像診断（読影）能力などがあげられる．

昨今，診断領域としてCT，MRI検査の需要が増え，CTでは3D作成技術，MRIでは多種多様なシーケンスの理解など，診療放射線技師に求められる部分も多くなってきている．その状況で，一般撮影検査の位置づけが若干軽視されがちになっていることも事実である．しかし，一般撮影検査を担当する技師としては，患者に優しい撮影技術や装置，補助具の開発にも着手しなければならない．取り組み次第でまだまだ，新しい撮影法の考案や，装置の発明も可能な領域である．

また，救急撮影専門技師認定も現在進められている．その役割として，①専門的な知識と技術を高め，ほかの医療職と協調し高度な救急撮影を円滑に行うこと，②救急患者の状態を把握し，症状に応じて最適な撮影を実施できること，③救急処置，蘇生法の知識をもち，患者の急変時に適切に対応できること，④救急画像診断に役立つ科学的根拠に基づく医療情報を提供すること，⑤各種の危険性を認識し，安全に検査を実施できること，⑥救急画像診断時における放射線安全管理を適切に実行すること，の6点が掲げられている．

■もっと詳しく知りたい人は…

1) 松村 明：診療放射線技師 若葉マークの画像解剖学，メジカルビュー社，2007．
2) 坂下恵治：救急撮影専門技師認定制度の構想について，千葉撮影技術研究会誌 1 (12)，2007．http://crts.umin.jp/keisai/51 kaishi/51 th_kaishi.pdf

---

ワンポイントアドバイス　—ミスから学ぶ，ベストから学ぶ—

　昨今，多くの施設でデジタル化が進み，画像サーバで画像を観察できるようになった．そのおかげで，撮影後の画像を撮影室で容易に観察することができるようになり，再撮影画像においても画像を保存できるようになった．ミスから学ぶ教材としては，再撮影画像（ロスフィルム画像）をもとに，なぜ再撮影になったのかを検討追求し，情報の共有を図ることがスキルアップにつながるとともに，同じミスを他の技師が犯すことの防止にもつながる．ベストから学ぶ，も同様のことがいえる．

III. 診療放射線技師の仕事

血管造影検査について

加藤英幸

―〈理解のためのエッセンス〉―
- ●造影剤の種類，用途，副作用について理解しよう．
- ●血管造影検査の合併症について理解しよう．
- ●画像構築と画像特性について理解しよう．
- ●血行動態，血管解剖を理解しよう．
- ●患者やスタッフとのコミュニケーション術を学ぼう．
- ●放射線被ばくと影響について理解しよう．
- ●検査室，検査装置の安全性と，衛生面に心がけよう．

■どんな内容の仕事か？

　一般的に血管造影検査は，病変部（腫瘍性病変，血管病変，ほか）の血行動態を把握する目的で行われる．大腿動脈あるいは肘動脈（または橈骨動脈）を穿刺し，カテーテルといわれている管を目的とする部位まで透視下で進め，目的の血管に直接造影剤を注入して撮影する手技である．最近は病変部へさらに細いカテーテルを進め，抗がん剤の注入，塞栓物質を流す治療や，動脈瘤や動静脈瘻などをコイルやバルーンで塞栓する治療や，動脈硬化などで細くなった血管をバルーンや金属の筒（ステント）で広げる治療が多くなってきている．

　血管造影下の治療手技は総称してIVRといわれる．検査対象部位としては頭部領域から心臓，腹部領域，そして，四肢領域とすべての血管領域が対象になる検査・治療である．手技は手術同様清潔下で行い，カテーテルを操作する術者は医師である．血管造影検査は一般撮影検査と異なり，診療放射線技師1人ではできない検査である．また，医師1人でもできない検査でもある．

　血管造影検査は医師，看護師，診療放射線技師，臨床工学技士のほか，個々の分野の知識・技術を出し合い，チーム医療のもと，行われている検査である．そして検査を安全に，患者にできるだけ苦痛を与えずに目的を達成できるように常に考え取り組まなければならない．そのなかで，診療放射線技師として行っている仕事（役割）とは，術者がよりスムーズに検査が行えるための装置の操作と的確なアドバイス，装置が検査中にトラブルを起こさないための日常点検の実施（保守点検），撮影時の各種セッティングと透視・撮影画像評価と調整の実施，患者・従事者の被ばく線量管理と被ばく低減，最適化の実施，検査材料（カテーテル，ほか）備品の準備と点検，従事者に対しての放射線防護教育の実施，撮影画像の保管管理の実施，などがあげられる．

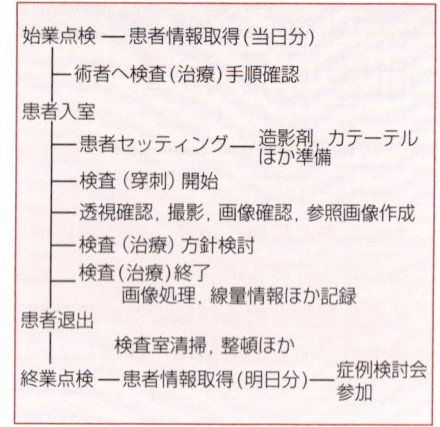

図1 血管造影撮影の流れ

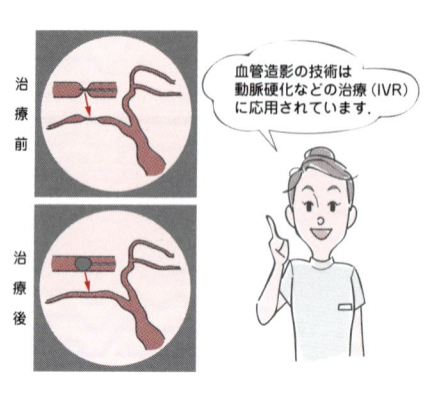

■1日の実務の流れ（始業から終業まで，図1）

1. 始業点検から患者入室前準備について

装置本体の電源を投入するとともに，付随する関連装置（RIS・HIS端末，ポリグラフ装置，画像処理装置，ほか）も起動させる．起動後すべての装置が正常に動作するか点検する．また検査室内，装置の清掃，備品や補助具の点検についても行う（始業点検）．

検査オーダー（依頼書）を確認して，装置および周辺機器に患者情報を入力する．千葉大学の場合，RIS端末からX線装置とポリグラフ装置に患者情報を送信できるシステムになっている．検査に用いる造影剤，カテーテル類はすぐに取り出せるように準備する．患者確認は搬送してきた看護師から検査室の看護師に引き継がれるが，名前確認は技師も申し送り書などで確認する．患者確認後，各装置で患者選択を行う．当院の場合は，X線装置，ポリグラフ装置以外に，面積線量計管理PC（患者線量管理に使用）にも患者情報を入力している．

2. 患者入室後から退出まで─技師の役割と最適化の実践─

患者を検査台に寝かせた後，穿刺部位の消毒，術者の準備，そして，造影剤自動注入器，カテーテル類の準備を行うが，看護師らの人手が足りない場合は，積極的に検査準備に参加することが肝要である．穿刺時に術者の手が透視視野内に入らないように注意を促す．

カテーテル操作時には，患者や術者などの被ばく低減に気を配る．術者のカテーテル操作が支障なく行える範囲で検査台は高く，I.I.（またはFPD）を患者に近づける．さらに，必要範囲に照射野を絞り，光学的拡大に関しても，むやみに拡大透視を使わず，モニターを術者に近づけるなどの工夫を行う．透視条件は極力低レートパルス透視を用い，さらに，付加フィルタの使用，I.I.入射線量率を下げるなどを行う．これらの線量低減法は直接透視画像ならびに術者のカテーテル操作に影響するため，日ごろから，線量と画質について医師と話し合いをすることが大切であり，技師としての重要な役割の一つである．個々の施設に応

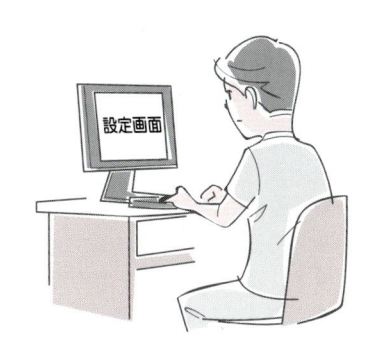

適切な撮影プログラムの設定で，線量低減を図る．

じた画質と線量の整合を図ること（最適化）が賢明である．

撮影時はまず撮影範囲を決める行為を透視下で行うが，腹部領域の場合，呼吸停止下での撮影になり，DSA撮影の場合は呼吸動によるアーチファクトを最小限に抑えることが必要である．当院では呼気停止状態で撮影しているが，呼吸停止が困難な患者の場合は，呼吸時，あるいは撮影プロトコルでマスク収集時間を増やしてマスク撮像を増やし，撮影後リマスク処理で対応する場合もある．

撮影プログラムは，目的に応じた設定が線量低減につながり，高速レートで撮影し続ける必要はない．症例に適った，撮影レートを組み合わせることが最適化につながる．当院では，3/secで3sec—2/secで6sec—1/secで10secというプログラムを用いている．装置によっては，電源をoffにした時点での撮影条件が電源on時に反映されるため，前日研究目的で装置を使用した場合は特に，検査前の基本条件設定確認は重要である．

血管造影下でのCT撮影（CTAP，CTA）を行う場合，Angio-CTシステムでない場合は，患者を検査台からいったんストレッチャーに移し，CT検査室に搬送する行為が発生する．

メモ Angio-CTシステムとは

血管造影装置とガントリー自走式CT装置が同室に設置されたシステムである．利点は同一検査室，同一寝台で検査できるため，清潔かつ検査効率に優れている．また，IVR-CTともいわれ，HCC（肝細胞がん）のほか，血流支配に富んだ腫瘍性病変の確認に適している．CTAP，CTAによりHCCの分化度がわかり，鑑別診断を可能とし最適なIVR施行ができる．

その場合，感染症防止対策として清潔域の確保に厳重注意しなければならない．当院の場合はAngio-CTシステムであるため，スムーズなCT撮影を行うことが可能である．また当院では，肝細胞がんの治療の場合，CTAのデータから3D像を作成し，栄養血管の同定のもと最適観察角度を把握し，血管造影装置のワーキングアングルを決めている．最近の装置ではCアームを回転させ，回転撮影像から3D画像を構築できるものも出てきている．

いずれにせよ，自施設装置の機能を十分に理解し，熟知することが診療放射線技師に求められている．術者による検査進行中，技師は3D画像作成時でも検査の状況は常に把握し，次に術者が何を望むかを考え，即対応できるようにすることで，スムーズに検査が行える．

3. 患者退出から終業点検まで—確認と事前準備—

検査後穿刺部の止血を行うが，次の検査がある場合当院では別室で止血を行っている．検査室から退出後，検査室の準備ができ次第入室となるため，放射線技師としては1例目の画像処理，検査記録（透視時間，撮影数，撮影線量，ほか）などを行い，2

例目の各種準備を行わなければならない．このタイミングは特に仕事量の多くなる時間で，検査経験の浅い技師にとってはインシデントの起こりやすい時間帯である．

　一日のすべての検査が終了後，検査室の清掃，点検，備品の確認を行う．翌日の検査内容を確認し，検査手技手順などについての確認が必要であれば確認する．また，PACS，電子カルテが参照できる施設では，事前に検査前情報を取得し，検査目的などを理解しておく．さらにダイナミックCTを事前に行っている患者に対しては，3D画像を構築することで検査，治療前情報として役立つ．装置の安全管理としては，終業点検のほか，マニュアルに沿った週ごと月ごとの点検を行う．

■どんな人と接するか？

　血管造影検査の対象となる時点で，患者は，病状や検査目的，そして今回の検査内容について主治医から説明を受けて同意し（インフォームドコンセント）検査に臨んでいる．しかし，検査室に入るのは初めてであり，装置を見るのも初めてである．一見冷静にみえても，"どんなことをされるのか"，"どれくらい痛むのだろうか"とか，少なからず不安感はあると考える．その不安感を少しでも取り除くために，一つ一つの動作をするときに，患者に声がけをすることを心がける．

■日々の研鑽

　血管造影部門での取り組む姿勢として，装置の特性を理解し，術者からの指示に対して迅速に対応できること（レベル1），検査手順を理解し，術者が次に要求するであろうことを事前に準備し，指示があれば瞬時に対応すること（レベル2），経験をもとに術者の望んでいることを指示の前に対応し，手技に関してもアドバイスできる能力を身につけること（レベル3），がまずあげられる．患者に直接医療行為をすることは，診療放射線技師は行えない．しかし，検査，治療を安全にそして迅速に行うためには，いま自分ができることを常に考え，積極的に検査に取り組む姿勢を磨くことが重要であると考える．専門技術としては，画像管理と線量管理，そして，すべて含めた安全管理に関する知識の取得が必要であることはいうまでもない．画像がよくても線量が多くては意味がない．また，線量低減を行いすぎるあまり，手技に支障をきたす画像では最適化とはいえない．ここ数年，長時間のIVRによって放射線皮膚障害が発生することは，特にIVRを行っている施設では認識してきていることと思うが，線量測定や評価の仕方，低減方法など周知していない施設も多いと思われる．

日々の研鑽

レベル1：装置の特性を理解し，指示に対して迅速に対応する．

レベル2：検査手順を理解し，瞬時に対応できる．

レベル3：術者の意をくみ，指示の前に対応する．アドバイスできる能力を身につける．

※画像管理と線量管理，安全管理に関する知識が必要！

メモ 面積線量計とは

　X線管のコリメータ患者側に装着して用いる平行平板型の電離箱線量計．面積線量値（DAP：dose

area product)は，利用線錐内中の任意の位置における照射面積と空気カーマ（空気吸収線量）の積で表される．簡便に患者入射皮膚線量を測定する線量計とされているが，入射皮膚線量算出には患者皮膚面積ほかからの換算が必要である．

入射皮膚線量（ESD：entrance skin dose）＝面積線量値（DAP）／入射皮膚面積（ESA：entrance skin area）×後方散乱係数（BSF：back scatter factor）×組織線量変換係数 $\left(\frac{(\mu_{en}/\rho)_{tiss}}{(\mu_{en}/\rho)_{air}} \right)$

2006年，日本循環器学会から「循環器診療における放射線被ばくに関するガイドライン」が報告され，ますます診療放射線技師として果たす役割は大きくなったと考える．2008年度には，日本放射線技術学会が関連学会と協力して血管撮影・インターベンション専門診療放射線技師認定制度も始められる．地域での研究会，セミナーに進んで参加し，スキルアップを図るとともに，その情報をスタッフで共有することで，自らのさらなるスキルアップにつながり，患者に最良の医療を提供できると考える．

■もっと詳しく知りたい人は…

1) 京滋IVR談話会：ナースのためのIVRの実際と看護，2007.
2) 日本放射線技術学会：放射線医療技術学叢書（17），血管撮影領域における放射線被曝と防護，1999.
3) 日本放射線技術学会：放射線医療技術学叢書（25），医療被ばく測定テキスト，2006.
4) 日本循環器学会：循環器診療における放射線被ばくに関するガイドライン報告書，2006.
5) 医療放射線防護連絡協議会：IVRに伴う放射線皮膚障害の防止に関するガイドライン―Q&Aと解説―，2004.

ワンポイントアドバイス ―ミスから学ぶ，ベストから学ぶ―

　腹部領域のDSA撮影では呼吸停止下で撮影を行うが，患者によっては十分に呼吸が止められない方もいる．特に，横隔膜下肝上縁に呼吸動や腹部の力みによるアーチファクトが生じてしまうことは周知のことである．

　ある患者の撮影時にアーチファクトが生じてしまい，通常呼気での息止めを吸気に変更して撮影し，撮影テクニックとしてマスク収集時間を増やし，撮影後マスク画像変更で対応することを行った．しかし呼吸変動のアーチファクトは解消されなかった．患者をよくよく観察すると，撮影するときの説明には返事はしているものの，息止めの合図"息を吸って～，吐いて～，止めてま～す"のとき，寝入っていることに気づいた．患者は血管造影検査の前投薬ですっかり夢心地になってしまっていた．この場合，撮影中は起きてもらうことで良好な画像が撮影できる．方法としては，大きな声で患者の肩などを叩きながら，息止めの合図をすることや，撮影中目を開いていてもらうことと，終了まで声がけすることで対応できる．

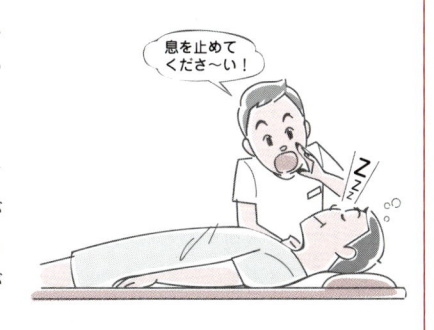

III. 診療放射線技師の仕事
特殊撮影（マンモグラフィ）について

五十嵐隆元

〈理解のためのエッセンス〉

- 対象とする撮影部位・疾患の関係で，きわめて低エネルギーのX線を用いる検査である．
- 撮影条件や画像処理条件のわずかの違いが，被ばくや画質に大きな影響を及ぼす．
- 女性にとって羞恥心のある乳房を直接触れるため，身だしなみ・言葉遣い・手指衛生には十分気をつける．
- でき上がった画像が良いのか悪いのかの判断にも，それなりの知識が必要である．
- 診療放射線技師による技術の差が大きく出る撮影法である．

■どんな内容の仕事か？

低エネルギーのX線を用いて，乳房内の腫瘍や石灰化，および乳腺の微妙な変化などを写し出す撮影法である．現在では乳がん検診での主たるモダリティとして採用されており，乳がん罹患者数が急激に増加していることより，一般の人々にもよく知られているX線撮影である．

また，特殊な軟X線を用いることから，他のX線撮影とは異なる専門の知識が要求され，かつ撮影する技師の技術の差が画像に顕著に現れてくる撮影法である．

■1日の実務の流れ（始業から終業まで）（図1）

20kV台後半の低エネルギーX線を使用し，かつ撮影時には乳房を圧迫して撮影するため，これら装置の点検は重要である．マンモグラフィ検診精度管理中央委員会（以下，精中委）より，行うべき精度管理

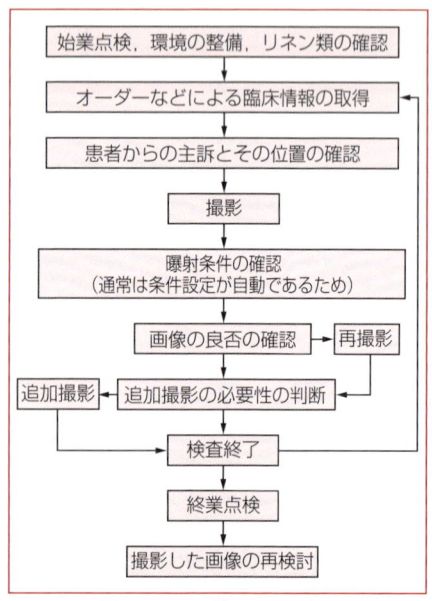

図1　マンモグラフィの流れ

項目とその実施間隔が定められている．その中の「毎日」とされている項目が，最低限の始業時点検項目となる．

撮影の際に，その都度手を清潔にすることは当然であるが，それを被検者に知らしめるためにも，患者の目の前で速乾性の手指消毒剤などでの手指衛生を実施しているところを見せるとよい．また，身だしなみには注意するとともに，胸ポケットにある名札，ペン類などは，被検者の肌に当たらないようにすべて取り外しておく．また，指輪の装着時には手指衛生手技を行っても菌保有が多いとの報告もあり，また指輪が圧迫板に傷をつけてしまう可能性があることからも，指輪や腕時計は必ず外すべきである．また，リネン類を用意している場合は，その都度新しいものに交換し，1患者1回使用を原則とする．

撮影時（特に男性技師の場合）は，必要以上に被検者に密着してはならない．しかし，極度にそれを意識しすぎると十分なポジショニングができない可能性もあり，いずれにしても被検者との良好なコミュニケーションが必須である．それには，個々の人間性の問題はもとより，マンモグラフィや乳がんに関する知識も大きく役立ってくる．

撮影した画像はできるだけ即座に確認する．画像の良否や拡大撮影などの追加撮影の必要性の判断基準が身につくまでは，マンモグラフィに詳しい技師とともに評価を行うべきである．

終業時は装置やその周辺の確認とともに，環境の整備・清掃を行う．その後，当日撮影した画像の確認作業を関連するスタッフとともに再度行うとよい．ここでは，ポジショニングや画像処理の良否・改善点について，闊達な議論を行うことで，マンモグラフィに関わる技師間の技術や知識の均霑化（きんてん）が図れる．

> **メモ** 「マンモグラフィ検診精度管理中央委員会」とは
>
> マンモグラフィ検診の精度管理について検討し，医師・診療放射線技師や検診実施機関・精密検査実施機関，一般住民や患者団体に対して，教育研修・評価認定事業，検診啓発事業，患者団体との連携などの事業を全国規模で行い，本邦における精度の高いマンモグラフィ検診の普及，ひいては乳がん死亡数低下のために寄与することを目的とする（定款より）．
>
> また撮影施設・読影医師・撮影技師および医師の認定も行っており，施設名や氏名をホームページ上で公開している（http://www.mammography.jp/）．

■どんな人と接するか

検診か医療かで大きく異なるが，検診の場合は少なくとも乳がんに関心をもっている人が多く受診している．医療の場合は，検診で要精検になった人，自身でしこりを触知した人，乳頭から血性の分泌物が出た人，乳房に痛みを感じた人などが受診する．

また，罹患がほかのがんと比べ若年層に多いため，比較的若い人も検査を受けている．年齢別による各種がんと乳がんの罹患者数の推移を図2に示す．

■日々の研鑽

マンモグラフィの技術・知識は，一朝一夕に身につくものではない．怖がらずに多くの症例を経験し，撮影の記憶があるうちにその画像について他者から評価を受けることが大事である．また，施設内だけではなく，他施設の診療放射線技師の話を聞くことはさらに参考になるであろう．マンモグラフィに関しては各地方で，講習会や研究会が活発に開催されているので，できる

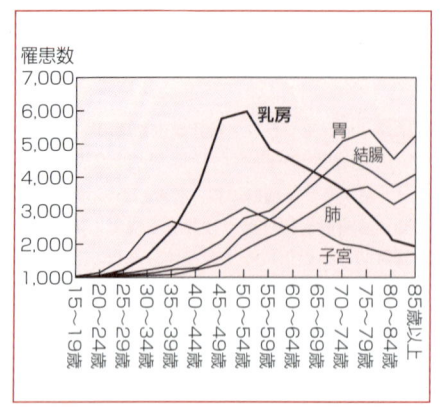

図2 各種がんの年齢別罹患者数の推移
（地域がん登録全国推計によるがん罹患データより）

だけ多くの人の話を聞くことが大事である．知識の基礎を身につけるという意味では，精中委の認定技師を目指すというのもよいであろう．しかし，技術・知識を身につけ受診者に還元することが目的であり，認定技師はあくまでその結果であることを忘れてはならない．資格の取得のみに固執しては，本末転倒である．

マンモグラフィは受身では決して上達はしないし，その近道もない．日々の地道な研鑽に勝るものはないと考える．

■もっと詳しく知りたい人は…

1) 大内憲明：マンモグラフィによる乳がん検診の手引き，第3版増補，日本医事新報社，2007．
2) 日本放射線技術学会放射線撮影分科会 乳房撮影ガイドライン普及班：叢書（14-3）乳房撮影精度管理マニュアル（改訂版），日本放射線技術学会，2004．
3) 石栗一男：マンモグラフィ技術編，医療科学社，2004．
4) 日本医学放射線学会：マンモグラフィガイドライン，第2版増補版，医学書院，2007．
5) American College of Radiology. Mammography Quality Control Manual 1999. Reston Va：American College of Radiology, 1999.
6) European Commission. European guidelines for quality assurance in breast cancer screening and diagnosis. 4th ed. Luxembourg：European Commission, 2006.

ワンポイントアドバイス　―ミスから学ぶ，ベストから学ぶ―

　ポジショニングがうまくできなかった画像，現像や画像処理がうまくいかなかった画像などは，何よりの教材である．これらの画像は，知識をもった人に見てもらい，原因の把握と解決法を必ず明確にすべきである．それが終わるまで，その画像は破棄してはならない．
　初心者のうちは，何がベストかさえわからないかもしれない．できれば先輩にベストとはどういうものかを示してもらい，なぜそれがよいのか，自分とは何がどう違うのか考え，それに近づくべく努力するのがよいであろう．

III. 診療放射線技師の仕事
CT, MR 検査について

山口 功

―〈理解のためのエッセンス〉―
- ●診療放射線技師の業務は,撮像することだけではない.
- ●CT や MR 検査のように,長足の進歩がある領域において,最新の医療技術を提供することは,診療放射線技師の責務である.
- ●診療放射線技師が相手にするのは,機械ではなく,人である.
- ●CT,MR 検査がスムーズに実施できるのは,被検者と多くのスタッフの協力のお陰である.

■どんな内容の仕事か?

CT,MR 検査での診療放射線技師の仕事は,「検査業務」「安全確保に関わる業務」「サービスに関わる業務」の3つに大別することができ,それぞれの内容は,検査の事前準備から医事関係まで多岐にわたる(図1-a).3つの業務が全体に占める割合は,「検査業務」が60%,「安全確保に関わる業務」が25%,「サービスに関わる業務」が15%程度である(図1-b).すなわち,診療放射線技師は,撮像だけをしていればよいのではなく,それに関わる多くの業務を行わなければならない.また,それらを確実に実施しないと検査はスムーズに行えず,最終的に被検者に迷惑をかけることになる.一人の被検者を検査する場合の大ま

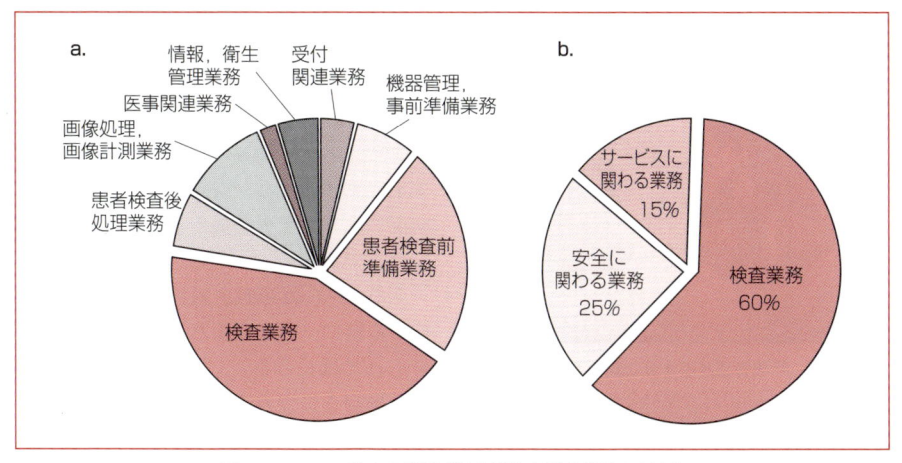

図1 CT, MR 検査の業務(検査業務と関連業務の割合)

かな流れを図2に示す．

加えて，日進月歩する近年の医療技術に取り残されないように「専門知識の習得」も診療放射線技師の重要な業務でもある．

1. 検査業務

検査業務とは，CTやMR装置を使用して，検査目的にあった適正な検査を実施し，医師に画像という患者情報を提供することである．この業務は装置を操作することに重きを置かれることがあるが，業務の中心は被検者であることを忘れてはならない．

診療放射線技師は，診療科（内科や外科など）の医師からの依頼で検査を実施する．このとき，依頼医師の検査目的を依頼内容から読み取り，患者の状態を観察し，その被検者にあった検査プランを構築しなければならない．多くの場合，それぞれの施設で検査方法が決められている場合が多いが，検査の手順を覚えるのではなく，その検査方法ができた理由を理解しておくことで被検者にあったカスタマイズも可能となる．最近の装置は，かなりのところまで自動化が進み，診療放射線技師はスイッチをONするだけでそれなりの画像が撮像される．しかし，自動化するプロトコルの構築や画像の最終判断は診療放射線技師が行わなくては水準が保てない．また，被検者とコミュニケーションをとりスムーズな検査を実施すること，検査中の状態を観察し状況に応じた変更を加えることなども重要な業務である．

すなわち，診療放射線技師は，装置を操作する前に，人を相手とした業であることを忘れてはならない．図3に胸部CT検査で不適切な撮像方法のために生じてしまった不備画像を示した．一見するとさほど問題はないようであるが，呼吸管理が不十分

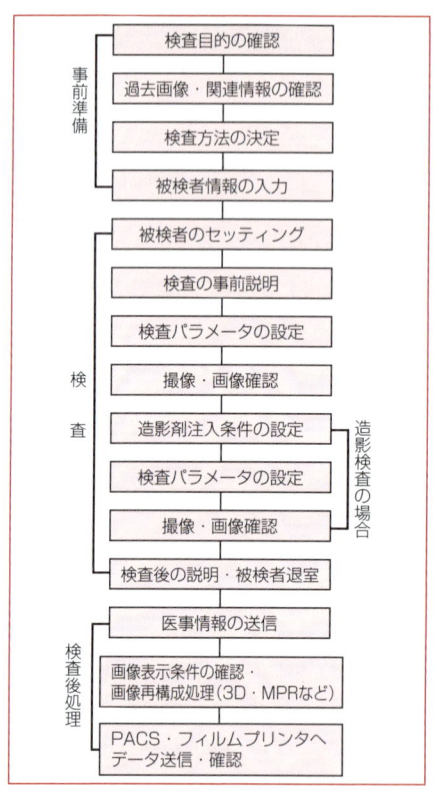

事前準備
- 検査目的の確認
- 過去画像・関連情報の確認
- 検査方法の決定
- 被検者情報の入力

検査
- 被検者のセッティング
- 検査の事前説明
- 検査パラメータの設定
- 撮像・画像確認
- 造影剤注入条件の設定 ┐
- 検査パラメータの設定 ├ 造影検査の場合
- 撮像・画像確認 ┘
- 検査後の説明・被検者退室

検査後処理
- 医事情報の送信
- 画像表示条件の確認・画像再構成処理（3D・MPRなど）
- PACS・フィルムプリンタへデータ送信・確認

図2 CT・MR検査の流れ

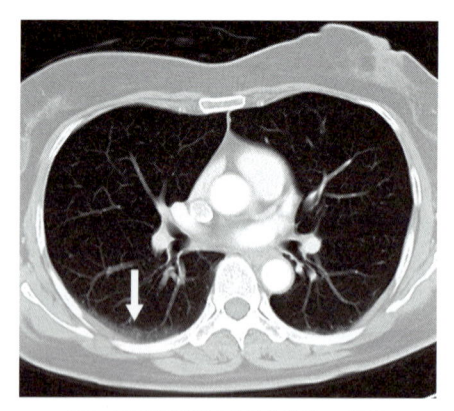

図3 呼吸管理が不十分な胸部CT画像
深呼吸が十分にできていないことで背側（矢印）に白く描出される領域が観察される．これは，十分な説明と呼吸抑制練習で回避できるものであることが多い．

なことで矢印の部分が白く見え，病変と間違えてしまう．肺CT検査ではきわめて重要な事項で高分解能CT（high resolution CT：HRCT）での診断にも影響を与えることもある．

メモ 高分解能CT（high resolution CT：HRCT）

　1980年代初頭，京都大学の伊藤春海医学博士（現：福井大学副学長）によって，確立された撮像法で，薄いスライス厚と拡大再構成，高周波数強調関数を組み合わせることによって肺の既存構造を詳細に観察できるようにしたものである．現在の肺CT診断の本幹となっているこのHRCTは，肺の実物（手術などで取り出されたもの）とそのHRCT画像を詳細に比較することから生まれ，その研究の一端には診療放射線技師の技術も生かされている．

2. 安全確保に関わる業務

　安全確保に関わる業務とは，検査を実施するための人的，物的な安全を確保するための業務である．具体的には，検査室内の衛生管理（室温管理，患者固定用具の消毒など），機器管理（装置の始業終業点検，定期点検），検査前準備（患者情報の収集など）などがある．

　始業点検は，検査業務に入る前の重要な業務である．装置が通常通り正常に動くか，撮像された画像に異常はないか，検査のための付属装置に異常はないか，などを被検者の検査をする前にチェックをして，実際の検査に支障が起こることを最小限にとどめることを目的に実施する．また，検査前準備では，検査予約をされている被検者の検査目的や過去の検査歴，造影剤に対する副作用歴などを確認し検査プランを考えておくことでスムーズな検査を行うことができる．

　MR検査の場合，磁性体を検査室内に持ち込むことは重大な事故につながる．そのため，入室前に体内金属のチェックおよび貴金属，時計や刺青などのないことを入念にチェックすることが大切である．

　CT検査の場合，放射線被ばくを伴うため，画質を考慮した適正な線量設定も重要な業務である．

3. サービスに関わる業務

　サービスに関わる業務とは，被検者に心地よく検査を受けてもらうための業務である．具体的には，検査のための更衣や移動介助，診療報酬などがある．

　MR検査の場合，磁性体の室内持ち込みを防止するためにも更衣は重要である．そのため，検査着は清潔感を保ち，被検者に配慮したものである必要がある．また，診療報酬を適正に行うための正確な情報を関係部署に送ることも診療放射線技師の重要な業務のひとつである．

　CT，MR検査業務の1日は，「検査業務」「安全確保に関わる業務」「サービスに関わる業務」をそれぞれの被検者に適した内容で行うことの繰り返しである．CT，MR検査の具体的な検査方法などは，多くの優れた成書を参考にしてもらいたいが，診療放射線技師の日常業務は検査の実施のみではなく，そこに関わる多くの関連業務を他のスタッフと協力して行うことが要求される．

　専門知識の習得は，日常業務ではないかもしれない．しかし，日々進歩する医療に対応し，時代に即した検査技術を被検者に提供することは，医療従事者として不可欠なことである．CTやMR検査では，装置の性能によって左右されることもあるが，自施設で使用している装置の性能を可能な

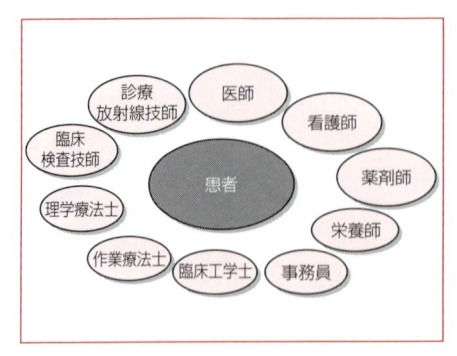

図4 チーム医療の概略図

限り引き出し，実施できる最良の検査を提供する努力が大切である．そのためには自施設の装置を熟知しておくことが必要で，「検査業務」「安全確保に関わる業務」「サービスに関わる業務」のすべての業務に影響を与えるものとなる．

■ CT，MRI の画像化原理

1. CT の画像化原理

CT は，細く絞った扇状のX線を人体に照射し，透過したX線を検出器で測定し，人体内でのX線吸収値の差をコンピュータに記録する．そして，この操作を360°（身体の周囲1周）で行い，得られた角度ごとのデータをフィルターバックプロジェクション法で再構成することで画像化する．このとき，水を0，空気を－1000として，それぞれの組織のX線減弱係数を，水と空気を基準として表したCT値（hounsfield unit：HU）が用いられる．

2. MR の画像化原理

原子核を構成する陽子と中性子は磁性をもっているが，通常，陽子と陽子あるいは中性子と中性子が一対となっているため磁性が相殺されている．しかし，^1H や ^2H は陽子や中性子が奇数であることで磁性をもっているため，このような原子核を磁場の中におくと磁場に共鳴して原子核が回転する．そして，外部から特定の周波数のラジオ波を与えると，同じ周波数で回転している身体の特定の部分のプロトンのみがエネルギーを吸収して励起された状態となる．そして，ラジオ波を切ると励起されたプロトンがもとの安定な状態に戻ろうとし，与えられた周波数と同じ周波数のラジオ波（NMR信号）を放出する．このNMR信号を位置情報も含め受信し，フーリエ変換することによって画像化される．

■ どんな人と接するか？

診療放射線技師は，被検者（被検者の付き添い）を中心として，医師，看護師，事務員など，多くの医療スタッフと関わり合い，相互に協力（チーム医療）をすることで，良質の医療（検査業務）を提供している（図4）．

被検者本人：診療放射線技師の業務の多くは被検者との関わりであり，この関わりこそが診療放射線技師の存在価値でもある．

被検者の付き添い：被検者が子供の場合や介助の必要な人の場合に接することが多く，被検者と同様の観点で関わっていくことが大切である．

同僚の診療放射線技師：各部署で業務に即した役割があり，各人が適正に実施することで検査業務が完結する．しかし，その業務は重複した部分が多くあり協力体制が築かれている．

読影業務に携わる放射線科の医師：CT，MR検査では，診療放射線技師の最も身近にいる存在である．検査オーダーに対する検査プランの構築や追加撮像などの指示を適時受け，協力し合い最良の検査を実施する．

内科，外科などの診療科の医師：検査オーダーによって関わる場合が多く，身近にいることは少ないかもしれないが，日々，コミュニケーションをとっておくことで検査がスムーズに進む．また，放射線科医が常駐していない施設では，この関わりは重要になる．

検査室担当の看護師：CT，MR検査での造影剤使用時や検査中の被検者の観察などの重要な業務を行っている．そして，検査実施に際して，被検者の介助や安全確保を協力し行うことが多い．

外来，病棟の看護師：検査を実施する被検者の情報を最も多くもっているスタッフであるため，検査遂行に関する留意点などを伝達してくれる．また，被検者の搬送や検査前の食事制限などを適正に実施している．

放射線部（科）の受付業務を担当する事務員：検査に来られた被検者の受付や検査室への案内，診療録，過去画像の管理などを行うことが多い．

外来，病棟の事務員（クラーク）：被検者の搬送や担当看護師からの情報伝達などを行っている．

> **メモ** チーム医療
>
> チーム医療とは，病院で働く医師，看護師，薬剤師，診療放射線技師，栄養士などの専門職がそれぞれの専門知識を生かし，お互いに対等に連携し患者中心の医療をめざすことである．従来の医師中心の縦割り医療から変革した医療形態であるが，高度な知識と技術，高い職業倫理をもったスタッフの養成が必要である．

■ 日々の研鑽

画像を医師に提供する診療放射線技師は，撮像された画像が適正であるかを判断するための能力が必要である．すなわち，「読影」という能力は必要不可欠である．ただし，ここでいう「読影」とは，医師が診断行為として実施する読影とは違うものである．医師は，撮像された画像を読影し可能性のある疾患を洗い出し，そして，他の検査やデータ，理学的所見から鑑別診断をして適正な治療方針まで築き上げる．しかし，診療放射線技師は，その医師の読影診断をサポートするために適正な検査を実施し，適正な画像を提供することが役目である．したがって，診療放射線技師が実施する「読影」とは，「検査目的を読む」「画像特性を読む」「撮像画像を読む」の3つに集約することができる．

1. 検査目的を読む

診療放射線技師は医師の指示に対して，その意図を理解して画像に反映させることが重要である．そのためには検査依頼内容からその検査目的をつかむことが必要となる．この実践には医学的な知識（解剖や疾患の特徴など）をもっておくことと，医師と共通のことば（医学用語など）を理解しておくことが大切である．これが，医師と診療放射線技師をつなぐボールのような役割を果たす．すなわち，そのことばのキャッチボールをできるかできないかが検査の質を左右するといっても過言ではない．

2. 画像特性を読む

この行為は，生成された画像からアーチファクトなどの異常陰影がないか，スキャンプロトコルが適正であったか，フィルムやPACSで提供した画像の表示条件は適正か，などを読み取ることである．しかし，実際は，被検者の検査中の体動などによるものや表示条件を除けば，生成された画像からではなく，スキャンする前に予測をして適正に検査を実施することが要求され

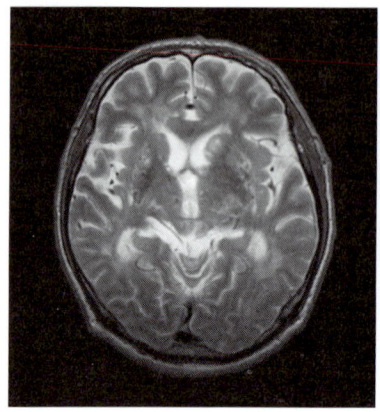

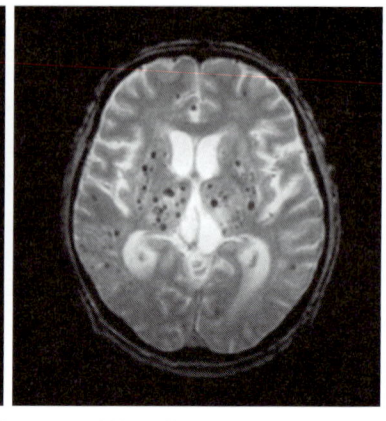

図5 適正な追加撮像によって診断に貢献
左側（T2強調画像）では，はっきりとしないが，右側（T2*強調画像）を追加撮像することで微小な出血（黒い点状の部分）が明瞭に観察できるようになる．

る．すなわち，画像特性が変化する要因を十分に理解しておくことが必要である．

3. 撮像画像を読む

撮像画像を読むということは，異常を見つけるのではなく，「何かいつもとちがうな」と思うだけでOKである．このことは簡単そうにみえて案外難しいことで，日常的に自分が撮像した画像を見る癖をつけておくことで養えるものである．最近，検査時間や画像再構成時間の短縮によって，目の前を多くの画像が流れるように去っていくことをよく経験する．そのような状況においても撮像した画像を確認する行為を続けることで正常な画像を多く目にすることになる．そのようにして，多くの正常例を見ておくことで異常があったとき「何かいつもとちがう」ということに気づくのである．すなわち，異常があるものだけを見るのではなく，日常的に多くの画像を観察しておくことが重要である．

「何かいつもとちがう」ことを見つけられたら必要に応じて追加撮像や画像再構成をすることで診断価値の高い検査になる．図5に追加撮像で診断に有用であった症例を示した．

本稿で述べてきたことから，多くの読者が理解しつつあるように診療放射線技師は国家試験に合格したら終わりではなく，医療という資格社会のなかで働くためには，国家試験の合格は医療人として活動するスタートに過ぎないのである．日々，進歩する医療技術に対応した検査を安全に公共に対して提供するためには，広い視野をもち，貪欲に情報を収集することも大切なことであり，そのための学術活動も不可欠なものである．

■もっと詳しく知りたい人は…
1) 伊藤春海：呼吸器疾患の画像診断．日本放射線技術学会雑誌 60(8)：1039-1044, 2004.
2) 山口 功：肺CT検査における診療放射線技師の読影．日本放射線技術学会雑誌 61(8)：1059-1072, 2005.

ワンポイントアドバイス　―ミスから学ぶ，ベストから学ぶ―

■装置を操作し，適正な撮像をしようとするあまりに…

　60歳ぐらいの女性の腹部MR検査で起こった事例である．

　担当の診療放射線技師は通常どおり，呼吸抑制下（息を止めて撮像）でのMR検査を実施しようとしたが，呼吸抑制が思うようにできないことで撮像ができないまま，困惑していた．そして，「患者さんが，息止めができない…」と先輩の診療放射線技師に助けを求めた．検査を交代した先輩技師は検査室のなかに入り被検者の状態を観察した後，少しの会話と数回の呼吸抑制練習を行い，通常の検査を実施した．検査は何事もなかったように終了し，撮像した画像も適正なものであった．

　先輩技師が行ったことは，会話と練習だけである．先輩技師は会話によって，被検者が極度の緊張状態にあることでうまく息止めができなかったと判断し，リラックスさせるように深呼吸をさせ，併せて息止めの練習をしたのである．そして，検査の合間で「うまくできている」ことを被検者の傍に行って伝え，緊張をほぐすことで検査はスムーズに進んだと考えられる．

　最初の担当技師が画像を適正に撮ろうとするあまり，被検者を忘れたことによって起こった事例である．適正な画像は，被検者に協力してもらうことで，結果としてついてくるものである．装置を操作する前に，患者を操作（協力してもらう）することが検査を適正に行う秘訣といえる．

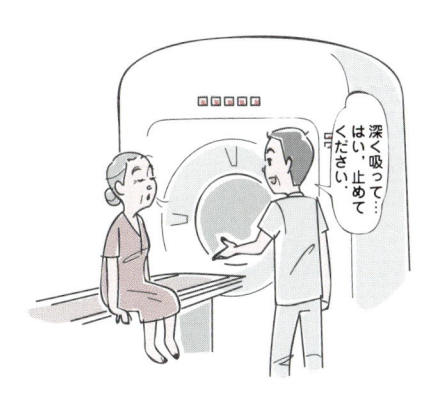

III. 診療放射線技師の仕事
核医学検査について

大竹英則

〈理解のためのエッセンス〉
- ● 核医学検査とは.
- ● 核医学検査とインフォームドコンセント.
- ● 検査中のコミュニケーションの必要性.
- ● 時間との戦い.
- ● 核医学と放射線管理は切り離せない.

■核医学検査とは…

放射線は,レントゲン博士のX線発見以来,医療に利用されてきた.では,どのような検査や治療に放射線は利用されてきたのか,放射線の検査は一体何を診ているのか,また,目的は何か,について考えたことはあるだろうか.

医用画像は,臓器や骨の形を診る形態画像とその働きを診る機能画像で構成される.形態画像の代表的な検査は,X線写真やCT・MRIであり,機能画像の代表的な検査はPETやSPECTである.この機能画像の構築が,核医学検査と呼ばれている分野である.

核医学検査は,血流や代謝を反映した検査で,形態画像に比べ煩雑でなおかつ理解しにくい分野である.検査をする側にとっても,病気や状態によって臓器の描出が異なること,さらには,放射線医薬品も数多くあり,検査方法も煩雑である.しかし,臓器に負荷をかけた状態を診ることや脳血流の予備能の状態を診ること,また,代謝を画像化するなどほかのモダリティでは描出できない画像を提供できる検査である.

メモ 放射性医薬品とは？

核医学検査とは,非密封の放射性同位元素 (radioisotope：RI) を利用した検査である.RIは単体でも体内に分布するが,通常,それぞれの臓器に親和性の高い医薬品と化学的に結合させて利用する.これを,放射性医薬品という.放射線医薬品は放射性という核種の性質と医薬品という性質を有しており,一定の臓器に選択的に集積または一定の臓器の生理機能を反映する.

■核医学検査の流れ（図1）

核医学検査は,RIを利用した検査である.通常,一度注文したRIは,未使用でも後日使用できず廃棄保管となる.このため,核医学の検査を受けるには,他のX線検査と異なる特別なルールがある.つまり,検査予約が成立すると,この被検者のためにRIが製造される仕組みとなっている.したがって,薬剤の無駄を省くと同時に,管理上の理由でこのようなルールが設けられている.

■検査は,RIの投与から始まる？

核医学検査は,ごく微量のγ線を放出するRIを被検者に投与することから始まる.

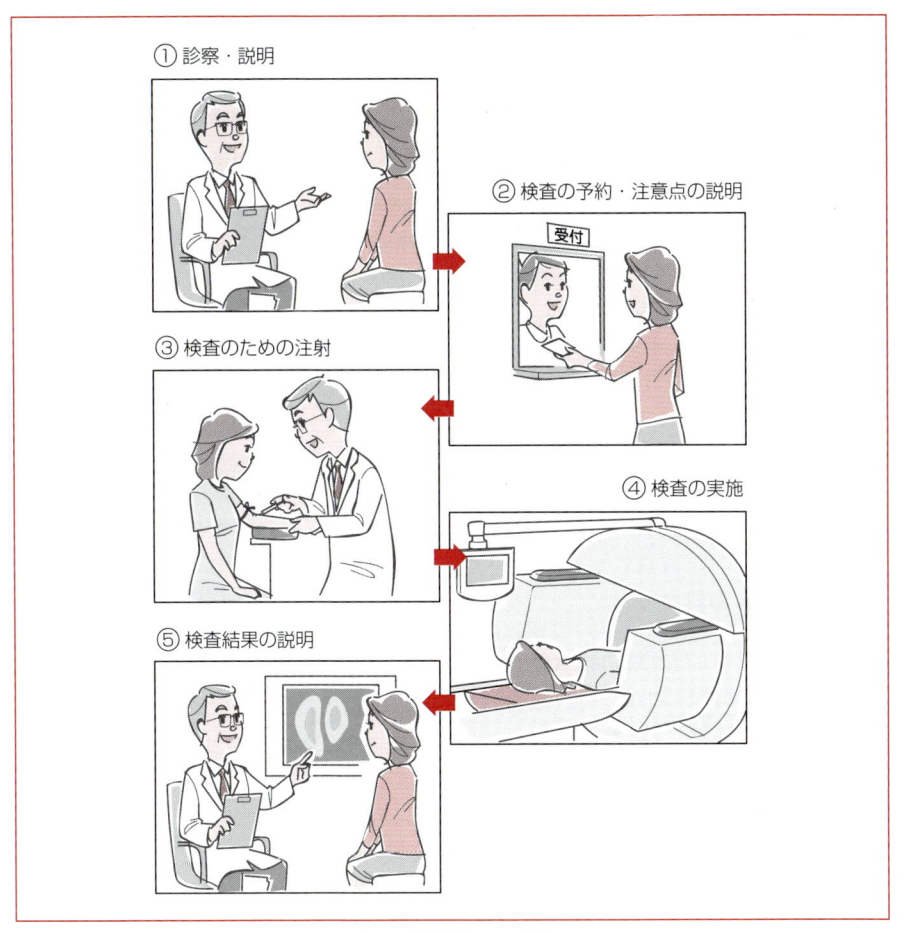

図1 核医学検査の手順

　X線検査は，放射線と物質との総合作用の一つである透過作用を利用している．被写体に放射線を照射し，透過した放射線の分布を画像化する．いわゆる影絵と同等である．核医学検査では，ごく微量のγ線を放出するRIを体内に取り込むことにより，それぞれ，目的の臓器から放出するγ線の体内分布を画像化するところが，X線検査との相違点である．

　その特徴は，投与されるRIはごくごく微量のため，他の検査に比べ副作用がないこと．血流を反映した画像や代謝を反映した画像のように，臓器の機能を示す画像が得られるところにある．これらの画像は，ガンマカメラやPET装置によって収集され画像化される．RIを投与後，直後から数十分，数時間，数日後に撮影される．このように，直後から数日まで収集開始時間

の違いは，臓器や骨などの体内動態時間に起因する．

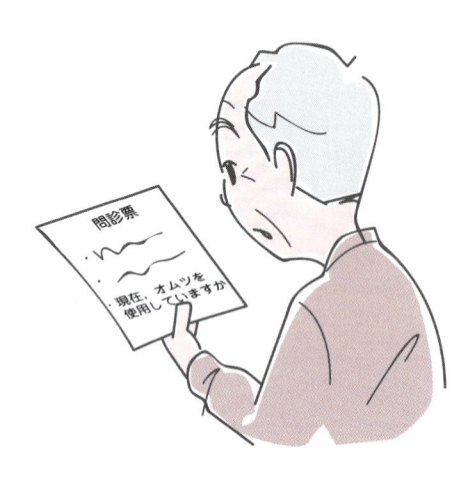

メモ　検査による被ばくは？

検査に使われるRIとは，そのほとんどが短半減期（数時間から2〜3日）で生物学的半減期も短い．しかも，使用されるRIはごくごく微量で，そのほとんどが尿と一緒に排泄される．したがって，検査による放射線被ばくは少なく，検査を受ける患者以外に及ぼす放射線の影響もきわめて少ない．

■ 検査方法は？

検査方法は，静態画像，動態画像，全身画像，断層画像の収集がある．RI投与後，一定時間を過ぎてから収集を始める検査がほとんどである．骨シンチグラフィは投与後3時間経たないと体内分布が安定しないし，^{67}Gaシンチグラフィでは，投与後3日目に収集となるなど検査によって経過時間が異なる．また，血流状態や病変によっては，RI投与と同時に収集を始める検査もある．さらに，心筋血流シンチグラフィのように，運動負荷後の血流分布を観察する検査もある．このように，検査目的によって異なった収集方法があるため患者には十分な説明が必要となる．

メモ　検査により使用RIが異なる

検査によって使用するRIが異なるため，投与に関しては十分な注意を必要とする．ここでは，医師・診療放射線技師・看護師の連携が重要となる．

■ 核医学検査とインフォームドコンセント

核医学検査でよく問題となることは，患者によって検査方法・使用RIが異なることである．患者にとっては，早く病院に着いたのに，検査順番や検査終了の時間が遅くなるのは許しがたいものである．さらに，微量とはいえRIを投与するため，放射線管理上十分な説明が必要となってくる．検査時の被ばく線量や検査後の一般大衆や家族に与える影響がないことなどの説明義務も生じる．また，検査によっては前処置があり，検査そのものを煩雑にしている．最近では，オムツに排泄されるRIが問題となっており，高齢化社会である現在オムツ使用の有無などのチェックもする．この場合，オムツを使用している患者では，使用するRIにも一考が必要となる．

このような問題があるため，より一層患者とのコミュニケーションが必要となる．患者への思いやりは，検査に対する安心感を与え信頼関係を築くところに起因するといっても過言ではない．

■ 時間との戦い

近年の放射線画像は，めざましく進歩を遂げており，実質的にはわずか数秒で全身検査が行えるようになってきた．しかも，質の高い信頼のおける画像を呈している．このような中で，核医学検査だけは長い検査時間を要する．これは，RIを体内に投与すること，非侵襲的な検査であるため，外来で手軽に検査を受けられることなどに起因する．つまり，ごくごく微量のRIし

か利用できないことである．このため，収集時間を短くすることは至難の技といえる．しかし，検査の安全性は常に担保される必要があり検査時間とは相反してしまう．そこで，現在検出器として使用されているNaI（Tl）シンチレータやBGOシンチレータに比べ，より発光効率が高く解像度の優れた半導体検出器の開発が行われている．これらが普及することにより，将来，より短時間収集が可能となることであろう．

メモ どのような検査に利用されているか？

　核医学検査において，骨の検査が多い．続いて，心筋の検査そして，脳の検査が続く．骨の検査は，RI投与3時間後より検査を開始し，約20分の検査時間がかかる．この20分間が，骨シンチの患者にとって鬼門である．なぜなら，骨シンチを受ける患者の多くは，悪性腫瘍の転移である．したがって，検査中にも声掛けをし，少しでも痛みから気を逸らせるよう気を配ることである．心筋に至っては，運動負荷時と安静時といった2回の収集を実施している．したがって，核医学検査の多くは1日近くかかってしまう．

■ 核医学と放射線管理

　核医学検査の特徴は，γ線を放出する放射線同位元素を使用する検査にある．したがって，放射線の管理は必要不可欠である．放射線管理は患者の検査が予約された時点より始まり，検査を受けてRIの発注・受取そして，投与・投与後の廃棄に至るまで，細心の注意を必要とする．患者投与時には，妊娠や授乳についての問診や説明が行われ，オムツを使用している患者では，その取扱いについても管理・指導を行っている．

　放射線管理については，法律で厳しく規制されており，学会でもガイドラインが出されている．これらを参考に厳密に管理されなければならない．

■ もっと詳しく知りたい人は…

1）検査オーダーの読み方と核医学PET検査の実際，文光堂，2006．
2）図解 診療放射線技術実践ガイド，第2版，文光堂，2006．
3）最新臨床核医学，第3版，金原出版，1999．

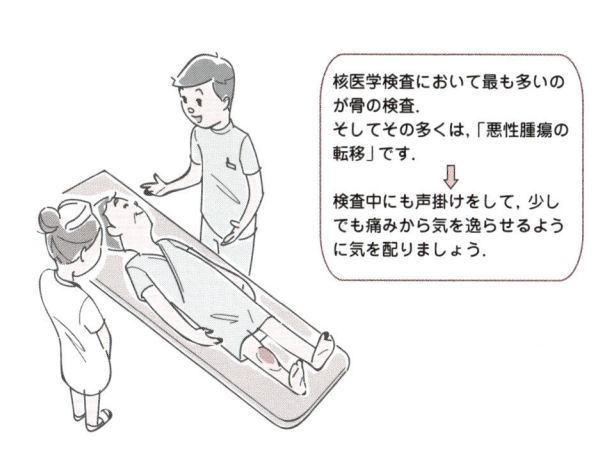

核医学検査において最も多いのが骨の検査．
そしてその多くは，「悪性腫瘍の転移」です．
⇩
検査中にも声掛けをして，少しでも痛みから気を逸らせるように気を配りましょう．

ワンポイントアドバイス —ミスから学ぶ,ベストから学ぶ—

■「検査の時間がありません.しかし,骨シンチとガリウムシンチをしてください」こんな依頼がきました.どうしたらよいでしょうか.

基本的には短半減期の RI 検査を先にする.したがって,骨シンチグラフィは ^{99m}Tc で半減期は 6 時間,ガリウムシンチグラフィは ^{67}Ga で 78 時間であるから,まず,骨シンチを施行しスキャンが終わり次第ガリウムの注射を行うと検査の短縮が図られる.

■「私は妊娠中です」という患者.さて…

核医学検査のみならず,放射線の検査は大きなリスクがある限り,検査を行うことはない.われわれ,検査に携わる診療放射線技師は,時折,答えられないような質問を受ける.しかし,患者は真剣に質問をしてくる.しかし,その多くは担当医師より十分な説明をされている.ではなぜ…

このようなとき,経験の豊かな技師は患者の訴えに聴き入る.このときは,多くの説明を必要とはしていない.なぜなら,患者は,われわれより沢山のことを認識している.これも,インフォームドコンセントではないだろうか？

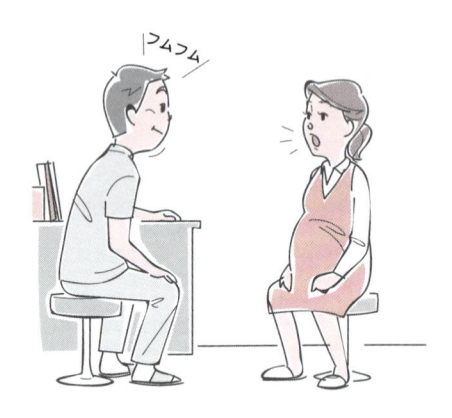

III. 診療放射線技師の仕事
放射線治療について

小髙喜久雄

―〈理解のためのエッセンス〉―
- ●放射線治療を受ける患者のほとんどは"がん"に罹患している．
- ●患者接遇は，患者目線の対応が重要．
- ●最新医療技術の提供はもちろん，ハートの提供を怠ってはならない．
- ●放射線治療に使用する放射線の基礎知識は十分に取得する．
- ●医療機関の中で唯一，治療行為ができるのは医師と診療放射線技師である．

■放射線治療への期待

X線がレントゲン博士によって1895年に発見された．その翌年には，"がん治療"にX線が使用され"がん"と放射線の戦いが始まった．このような長い歴史があるにもかかわらず，現在の日本において国民の1/3は"がん"で死亡するといわれている．これは統計学的事実であり国はそのことを重視して2007年4月"がん基本法"を制定・施行した．この法の中には，放射線治療への期待は大きく，特にわれわれ診療放射線技師（がん治療を専門とする診療放射線技師の育成）に関しての条文が幾つも掲げられている．われわれはその期待に応えなくてはならない（図1）．

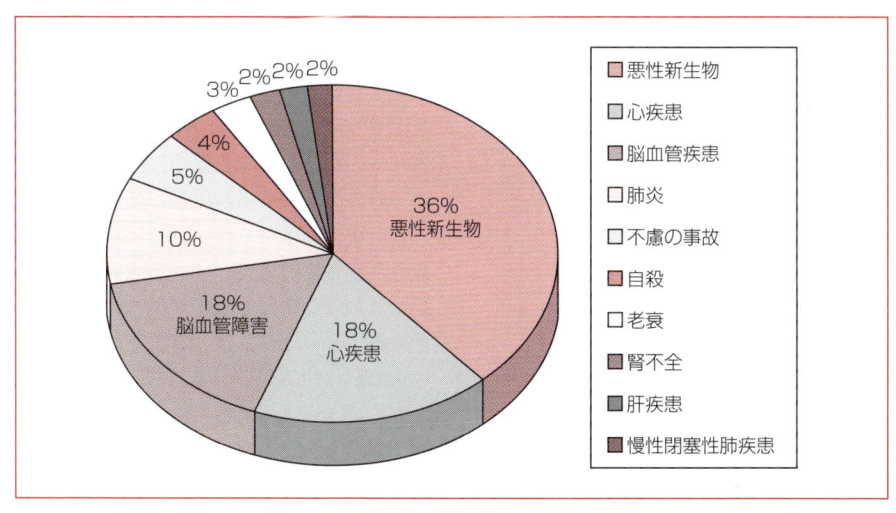

図1　2006年度・死亡原因（厚生労働省発表）

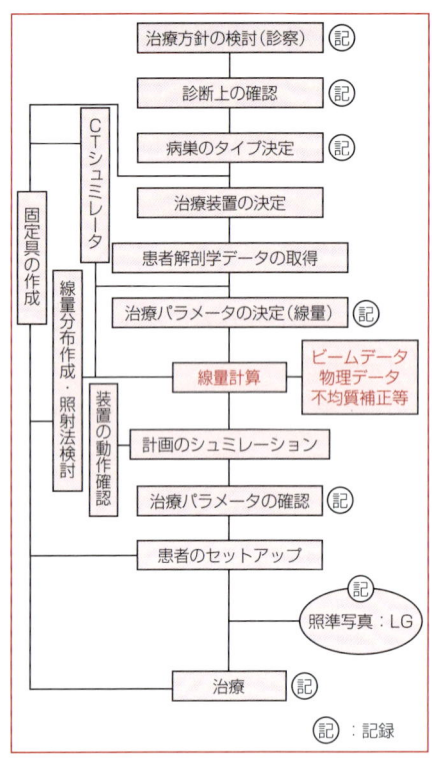

図2 放射線治療の流れ

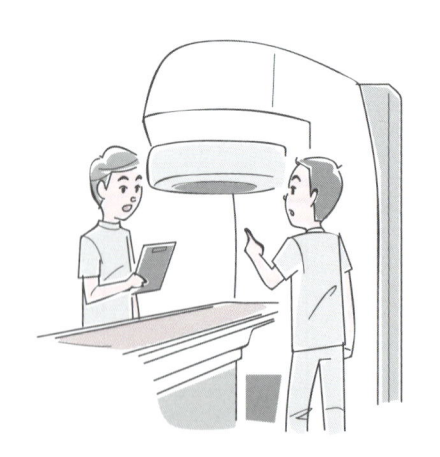

■どんな職場か

業務内容

　放射線治療における診療放射線技師の業務は，放射線を用いて"がん"の治療を行うだけではない．大別すると「治療計画」「放射線治療」「患者サービスに関する業務」「治療に関連するすべての装置などの安全使用に関する管理」「チーム医療」と5つに分けることができる．放射線治療が実施されるまでの業務の流れを図2に示すが，この流れの中には多くの業務が重複して存在するので，それぞれの業務を修得（知る）することが重要である．

　放射線治療で使用される放射線のエネルギー・線量などは放射線診断で使用するそれらと比べ，10の3乗ほども強い桁違いの放射線エネルギーを使用するものである．よって，その放射線の使用には細心の注意が必要である．放射線治療実施までに，幾つもの場面でダブルチェックと記録という業務が存在することで安全を確保している．現在行われているこのようなチェック機能の多くは，複数の医師と複数の診療放射線技師により実施されている．放射線治療の多くは，毎日毎日同じことを繰り返し行うことから患者さんとのコミュニケーションは最も重要である．よって，患者サービスに関する業務に関しては，医師・看護師とのチーム医療が最大限に稼働していなければならないことはもちろんである．さらに毎日接している患者さんの容態には十分な知識と対応が望まれる職場でもある．ということは，さまざまな疾病に対する症状知識が必須である．

　コンピュータの進歩に伴い放射線治療装置が高度化し，がん組織を"ねらい打つ"とか，がん組織の伸展に伴った"線量配分"する照射とか，呼吸などで動いてしまうが

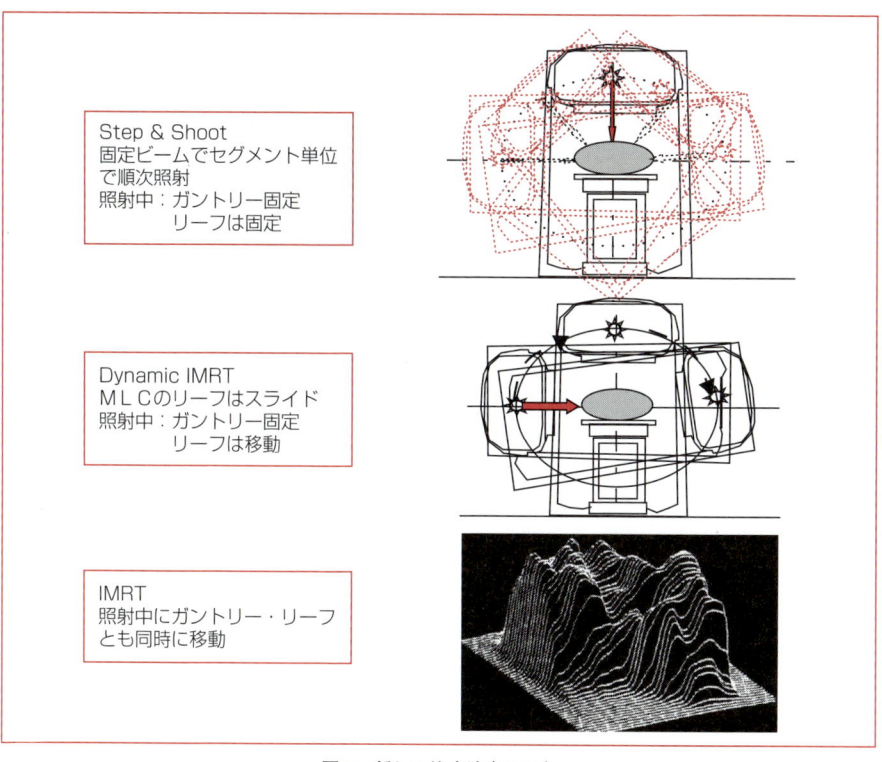

Step & Shoot
固定ビームでセグメント単位
で順次照射
照射中：ガントリー固定
　　　　リーフは固定

Dynamic IMRT
ＭＬＣのリーフはスライド
照射中：ガントリー固定
　　　　リーフは移動

IMRT
照射中にガントリー・リーフ
とも同時に移動

図3　新しい治療法（IMRT）

ん細胞を追尾し照射するというようなIMRTなどの新しい照射技術（図3）が開発され，それらの照射も日常的に行われるようになりつつある．そのために常に研鑽が望まれる職場でもある．

■放射線治療においては患者さん？　患者様？

　近年，医療はサービス業であるといわれ，ホテル以上のサービスを提供しようと努力している医療機関も多くある．医療サービスを提供することと，商品サービスを提供するのでは全く意味が異なるものだと理解すべきである．商品サービスを行う場合最も重要とされるのは"信用"である．この信用なくして商品は販売できない．医療サービスを考えた場合，最も重要とされるものは"信頼"である．医療サービスを受ける患者と，それを提供する医療スタッフの間での信頼関係なくして医療はなりたたない．この信頼をつくり上げようとしているとき，"様"と呼んだのでは人間関係に大きな距離を作ってしまう可能性がある．患者＝病気＝がん＝死と考えた場合，"様"をつけてみれば一目瞭然である．患者様＝病気様＝がん様，病気したくて病気になったのではない，"がん"になりたくて"がん"になったのではない，できるこ

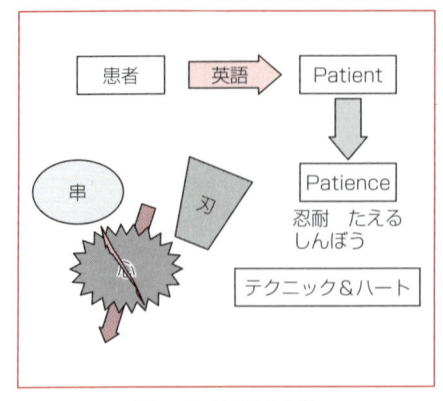

図4 患者接遇の心得

となら病院には足を運びたくないのが普通である．まして放射線治療は毎日毎日お付き合いする関係であるにもかかわらず"様"で呼んでいるということは，いかに失礼なことか理解できると思う．

"様"という呼び方で医療サービスが向上したと考える一部管理者がいることは事実である．医療サービスは形式ではない．医療内容でサービスを行うべきである．患者と一緒に"がん"と戦う一員（スタッフ）として，しっかりとした人間関係（信頼関係）を築くよう心がけることであり，形式にこだわることはない．がん戦友として"さん"と呼んでよいと考える（本節では全て患者のことは"さん"とする）．

■治療を担当する診療放射線技師としての心得

放射線治療を受ける患者のほとんどは，"がん"に罹患している．そして，精神的，肉体的に大きなハンディをもっていると思うべきである．なぜなら国民の多くは"がん"="死"として受け止めているからである．一部の報道では"がん"から生還というように大きくにとりあげられたりはしているが，"がん"と告知され放射線治療を実施する初段階では，多くの患者は"うつ状態"にあると思って接することが重要である．

われわれ診療放射線技師は，常に"患者さんの目線で"行動を考えなくてはならない．われわれは，無機質な大型医療装置を操作し医療提供を行っている．その医療を受ける患者さんの姿は病める人である．患者，その文字に隠された心を知って行動しなくてはならない．患者という文字の患は心に串がのしかかっていると書く．さらに患者を英語に訳すと，Patient，語源はPatienceであり，日本語では忍耐，耐える，しんぼうと訳されている．忍は心に刃物がのっている．どちらも患者はその疾病だけでなく，心も病んでいることを表している．常に患者目線を心がけ接遇してほしい．（図4）

高度な医療技術の提供はもちろん，その技術にハートを入れてほしい．患者さんの声をきいてほしい．

"聞く""訊く""聴く"幾つもの「きく」という文字があるが，医療人である診療放射線技師は，「聴く」という文字で患者さんの声を聴いてほしい．この文字には，耳を，目を，そして心を，十（十分）にしてと，いう意味が含まれている．治療を受けている，または，これから受けようとしている患者さんの声を聴いて接遇してほしい．

■診察と患者対面

放射線治療を受ける患者さんは，他の診療科または他院からの紹介が多く，第一選択として放射線治療をという患者さんより，さまざまな治療法が実施され，残るは放射線治療しかないとか，放射線治療でも

やっておくか，などの["しか"とか"でも"]で治療を受ける患者さんが多いことを知ってほしい．これら両者に対して差をつけた治療が行われるものではないが，このように患者さんの置かれた立場，境遇を理解するためにも，初診時（初診での診察）から立ち会いができるよう医師と相談し実施すべきである（実施していない施設は実施に向けた取り組みを行ってほしい）．そのことによってわれわれにも責任感が大きく芽生えると考える．

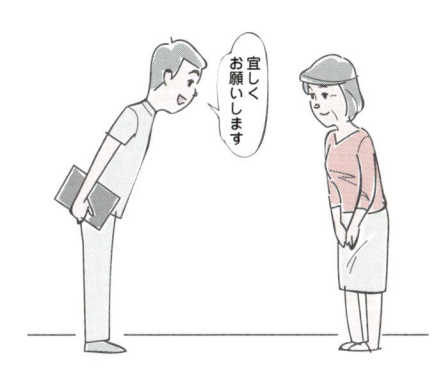

初めて患者さんと対面するときは，こちらから自己紹介を行うことを忘れてはならない．

「これから，〇〇さんの放射線治療を行う診療放射線技師の△△です．宜しくお願いします」という挨拶を行うことである．

■ **治療計画（シミュレータ・CTシミュレータによる位置決めを含む）**

放射線治療の基礎となる重要な業務である．腫瘍部位（位置）の把握，健常組織の把握，照射装置との整合性などを考慮し，照射野を放射線治療医とともに確認・設定を行う．このとき患者さんの体位再現性を考慮し，患者さんが最も安定できる体位保持を選択することを忘れてはならない．安定が困難な場合，照射位置のマーキングが著しく困難な部位などには，固定具の設定も不可欠である．（図5-a）（図5-b）

現在はCT画像を用いCT値を電子密度に変換し，体内に入った放射線がどのように吸収されるかを描写する（図6）．場合によってはMRI画像とのフュージョンも行われている．

■ **患者サービスに関する業務**

放射線治療でいう患者サービスとは，辛い放射線治療をいかに心地よく受けてもらうことができるかにかかってくるといってもよい．照射回数（治療回数）を重ねることにより放射線の影響である急性有害事象（吐き気・脱力感など）は必ず出現する．患者さんはそれら有害事象を抱えながら治療を受けているので，精神的，肉体的に苦痛であることを担当する診療放射線技師が十分理解し接遇に徹しなくてはならない．計画された通りに放射線治療を遂行できるか否かで放射線治療の効果が左右されてしまうことも十分理解することが重要である．

メモ 放射線治療を初めて受ける患者さんの気持ちとして

外照射治療室（診療用高エネルギー治療室）または，腔内照射治療室（リモートアフターローダ治療室）などの放射線治療室は，迷路構造でその先には大型の治療装置が中央に位置している．それだけで患者さんは不安になる．まして，治療中は，この大型装置などとともにこの部屋にたった一人でいなくてはならないという精神的に不安な状況にある．診療放射線技師は絶えず声をかけ患者さんの不安を解消することにも心がけることが必要である．

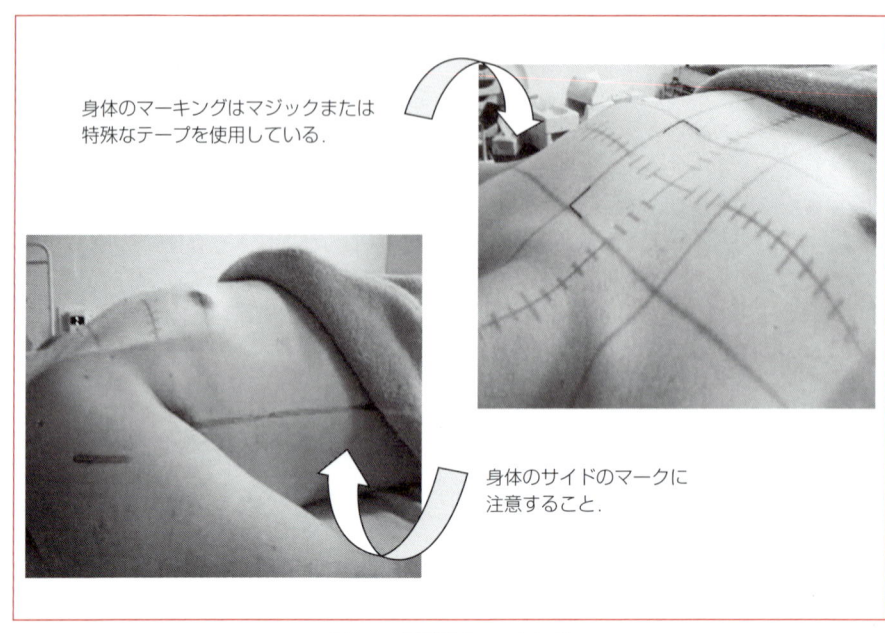

図5-a　照射野のマーキング

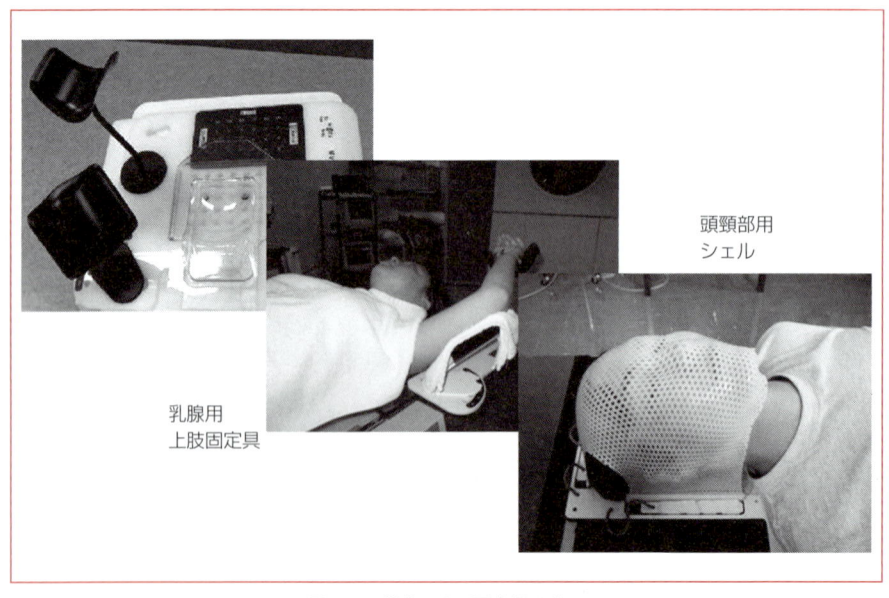

図5-b　部位による固定具の違い

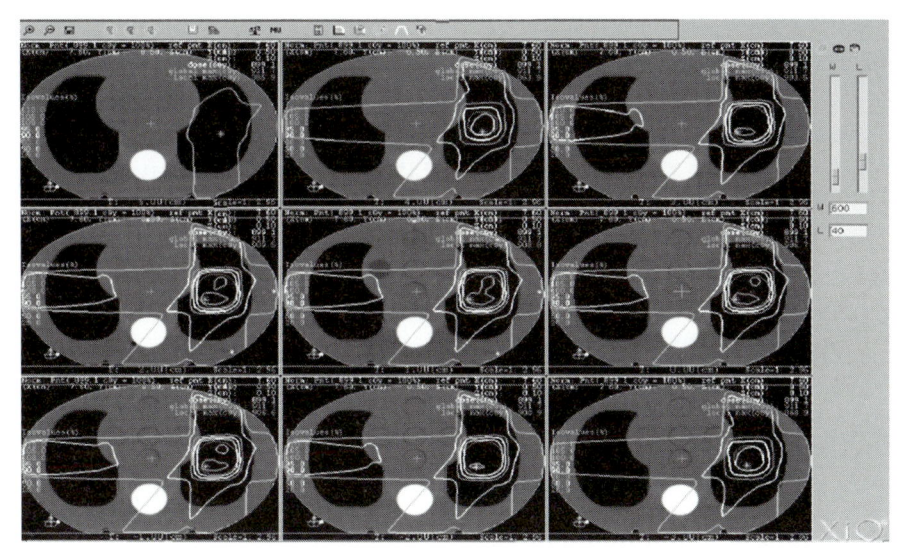

図6　CT画像による放射線線量分布の評価

■ 治療に関連するすべての装置などの安全使用に関する管理

　放射線治療で使用される装置は，それぞれ単独で使用されるものではなく装置ごとに何らかの関わり，関係をもって使用されている．その関わりは一連の流れに乗って性能が発揮されるものであって単独の性能ではなない．「治療計画装置」「治療装置」「治療補助具」「線量計」「CT装置」などそれぞれは単独の精度管理を行うが，最終的精度管理としては，一連の流れを実施し最終的治療における精度を確認することが重要な業務である．過去に，これら一連の精度管理を怠ったがことで医療事故が発生していることを真摯に受け止め，必ず実施すべき業務である．

　法的側面からは2007年4月1日より医療法の改正が行われ，医療機器の安全確保に関する条文も組み込まれた．この条文に則した指導課長通知の中には，診療用高エネルギー放射線発生装置（直線加速装置），診療用放射線照射装置（γナイフなど）と明記されている．

　医療機器の安全管理では，保守点検・教育研修・不具合情報収集なども記述されており，放射線治療装置の管理に付随した，添付文書に関しても重視されている．その文書には"医師・診療放射線技師以外の使用は禁止いたします"と記述されており，治療装置の使用には十分注意することが必要である．

1. 保守点検

　保守点検とは，機器の性能を維持し，安全性を確保することであり，医療機器である性質上，疾病の診断，治療などが適切に行われることを目的に実施される．すなわち医療遂行中に機器の故障で中断もしくは事故発生というトラブルを未然に防止し，患者に対する医療サービスの向上と医療の質の向上を図ることにある．さらに，保守

点検が適正遂行されていれば，機器の故障率も低下し経済的にも大きなメリットである．

診療用高エネルギー発生装置に限らず，治療に関連したさまざまな機器にあっては，小さな故障が原因で最終的治療行為の段階では大きな事故へと発展する可能性が大であるので，適正な保守点検の実施が求められる．

医療機器を常に適正な状態に保ち，疾病の診断，治療などを支障なく行うために保守点検を実施することは，医療機関にとっては当然のことである．今後ともなお一層適正な医療機器の保守点検の実施が求められている．

保守点検そのものは医療行為ではないことから，医療機関の責任の下で外部委託する医療機関が多くなってきた．これまで，保守点検は重要な分野として，診療放射線技師が従事してきたことから，外部委託するか否かは，専門知識と技能を有する診療放射線技師の意見を尊重して，医療機関が自ら決定することである．これら保守点検に関する最終責任は医療機関にあることを心得ておくことも重要である．

2. 仕業点検

仕業点検とは，放射線治療業務を始めるにあたり装置が正常に稼働するか，出力される放射線量に異常はないか，付属部品に異常はないか，各部ネジのゆるみはないか，通常と同じ発信音がしているかなど，担当者は五感（視覚，聴覚，触覚，味覚，嗅覚）を最大限に働かせ確認をする作業である．

"装置は生き物である"．人間もフトンから飛び起きていきなり数百 m を全力疾走したら，脳出血か心臓麻痺でダウンしてしまう．同様に医療装置（加速装置など）も，電源を投入してから時間をかけさまざまな部分の調子を確認し，「これから，治療スタートしますよ」と合図することが重要である．それらが仕業点検と考えてもらえばよい．その仕業点検において異常を確認することも多くある．"装置は生き物である"と考え操作することが必要である．

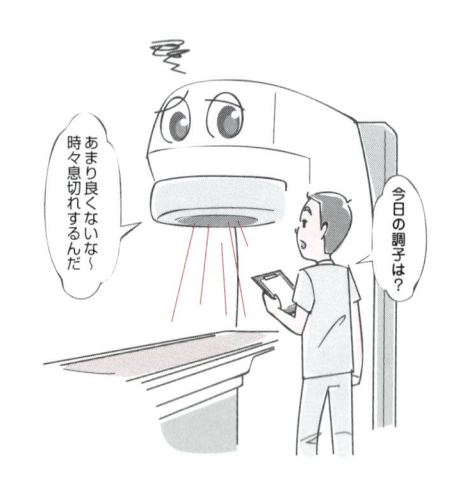

■チーム医療（図7）

医療技術の高度化が進み，今まで行ってきた医師中心の上意下達医療が困難となってきた現代医療を推進するために，患者中心の医療を行おうとするものである．この患者を中心とした医療，すなわち「チーム医療」を行うものである．これには他職種の医療スタッフの連携が必須であり，それぞれに熟達した技能・技術をもち，互いにオーバーラップ（重複）する部分で適切な連携を取らなくてはなりたたない医療である．治療を行う診療放射線技師が，チーム医療の一員として的確に行動するには，病理学・診断学・放射線物理学・看護学・心

理学・経済学・関連法令など多くの知識を充填しなくてはならない．

1. 患者本人

"がん"と戦っているのは患者さん自身である．社会的地位，家庭の中での存在位置，金銭面での苦悩，入院，治療と通常の生活では体験しないことばかりが押し寄せてくる状況下で，どんなに気丈に振る舞っていても心には計り知れない錘を抱いている．患者さんの心の錘は医療関係者の接遇次第で重くも軽くも感じる物である．

接遇次第で，患者さん自身が発する情報量が変わるのでより多くの情報を得られるように心がけることである．

2. 患者家族

患者本人以上に"がん"という病により発生する副産物（看護・生活・収入など）に悩んでいるものである．入院・通院に限らず患者さんの現在の情報を一番もっているので，常に医療関係者と話し合う機会を設けることが重要である．

3. 受付（事務職員）

治療を受診する患者が初めて接する職員であり，日常的にも患者が必ず接触する職種である．よって，この時点で患者へ不信感（不愉快感など）を与えてしまうと，その後の治療に大きな影響を及ぼしてしまう重要な職種である．外来患者の通院に関する情報の多くをもっている職種であるので常に連携をとることが必要である．業務としては，患者の案内，予約管理，受付業務，診療録の準備・整理，患者への事務連絡，各種書類の整理・統計業務などである．

4. 治療部看護師（放射線治療専門看護師）

放射線治療患者として唯一心の休まる職種であることを十分に承知した対応が要求される．患者の肉体的情報はもとより精神

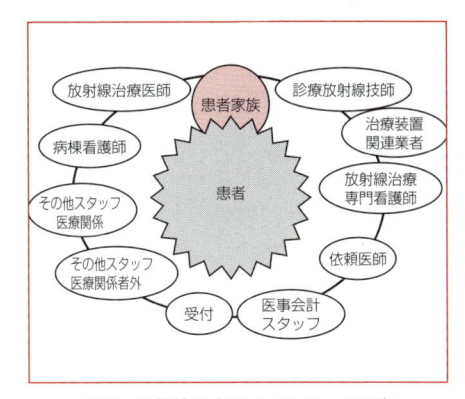

図7 放射線治療におけるチーム医療

的情報を一番多くもっている職種といってよい．よって，密にチームを組むことが重要であり患者情報を取得することができる職種である．業務としては，放射線治療患者の看護面の指導，初心患者への説明（治療に関する日常生活，治療部位の管理法など），診察の補助（準備，治療開始，治療中・治療後の精神面のバックアップ，病棟看護師との連携，治療に当たっての患者介助）などがあげられる．

治療部専属の看護師（放射線治療専門看護師）がいない施設においては，外来患者の情報は放射線医または主治医（依頼科医師）より得ることが必要である．または治療施行時に患者との対話の中から患者の肉体的・精神的状況を把握する必要がある．

5. 病棟看護師

放射線治療入院患者の対応を行う．多くの患者は外来治療が可能であるが，重篤な場合および他の治療法と併用治療を行っている患者などは入院による放射線治療が行われる．入院中の患者情報については治療部看護師に申し送られているが，より多くの情報を得るためには病棟看護師も重要な

6. 放射線治療医師

実施する放射線治療についての指示（照射方法・投与線量・線質・照射野・治療間隔など）を出す職種である．患者に対して最適な治療方法で治療を行えるか否かは，この職種との綿密な打ち合わせに関わっている．

7. 担当医師（依頼医師）

多くの患者は他科受診後放射線適応か否かを放射線治療医師と相談の上決定され，放射線科受診となる（他科の医師の単独決定により放射線科受診となることもある）．多くの施設で他科と放射線部との合同カンファレンスが開催されているのでわれわれ診療放射線技師も参加すべきである．

8. 診療放射線技師（治療担当）

放射線治療における最前線で患者さんの治療を行う職業である．

"がん"という病巣のみに放射線を照射するだけではなく，患者さんの心に対し"愛情""いたわり"の照射も行えるように診療放射線技師自身の肉体・精神を常に最良の状態に維持するように心がけることが重要である．

9. その他のスタッフ（医療関係者）

臨床検査部門，栄養部門，リハビリ部門などとの情報交換も必要となることが多く発生するので，常に話し合える機会を設けることが必要である．

10. 医事会計スタッフ

放射線治療における診療請求業務を行う部署である．患者さんにとっては医療費の支払いを行う窓口としての認識しかないようであるが，支払いだけでなくさまざまな相談に応じる体制があることを知らせておくことも重要である．

11. その他スタッフ（医療関係者以外）

施設管理スタッフ・清掃スタッフ・防災スタッフなどなど，患者さんが心地よく治療が行える環境整備に大きな協力を得ること．例えば治療室内，待合室などの空調関連，廊下，トイレなどの清潔度など，さまざまな面で連携しなくてはならない．

12. 治療機器関連業者

放射線治療装置が頻繁に故障していては，治療への信頼性も損なわれてしまう．安心・安全な治療を行うには，放射線治療装置関係者（保守・修理など）からの情報収集も不可欠である．

診療放射線技師として装置の保守管理は自らの責任において行うものであり，治療装置関連業者（保守・点検などを行うスタッフ）との情報交換を怠ってはならない．

■放射線治療のQA・QC

放射線治療を行うに当たり，臨床的QAはもちろん，診療放射線技師が関わる物理的・技術的QAも大きな要因として重要視される．装置などの幾何学的管理が基盤となって行う線量管理は，学校で行われる線量測定技術教育以上の知識なくして十分な測定を行ったとはいえない状況にある．

近年，報道される放射線治療関連の事故を検証すると，その多くは治療計画装置へのデータ入力ミス（人的ミス）となっている．これらの事故防止に関しては，意識してQA・QCを実施するシステムを構築することとして学会関連から示されている．われわれ診療放射線技師がQA・QCを恒常的に行うか，意識的に行うかによってその価値は格段の差として患者さんへ反映されるものである．

■患者さんに触れる，診る，話す，人間性のある放射線治療

治療を担当している診療放射線技師は，患者さんの皮膚につけたマーキングに正確に照射することに執着してしまう．正確に照射することは治療の第一条件である一方，待合室に来た患者さんと会話すること，ポジショニングで患者さんに触れること，照射野以外の皮膚も観察（診る）すること，これらも放射線治療の一つであることを，しっかりと心に刻む必要がある．

患者さんの体温は昨日と違うか？
患者さんの皮膚反応はどうか？
患者さんの行動はいつもと同じか？

"いつもと同じか""治療開始時からの変化は"などさまざまな事象に気を配って治療を行うことが必須である．近年照射技術が高度化するなか，これら基本事項を疎かにしてしまい，「診療放射線技師は冷たい」「患者のことを何も考えていない」などの不満を多く聞くことがある．技術を提供する診療放射線技師として恥ずべきことである．技術が高度化すればするほど，多くの作業は機械（コンピュータ）が行い無機質な放射線治療へと変貌してしまう，高度化すればするほど，人間性のある放射線治療を実施すべきであり，それができるのは診療放射線技師だけであることも十分理解してほしいものである．

■医療法と放射線障害防止法

放射線を利用する医療機器の使用は医療法の規制を遵守しなくてはならない．そのなかでも放射線治療装置（放射線発生装置・放射線照射装置など）に関しては医療法のみならず文部科学省の放射線障害防止法の規制（法的には2重の規制）を受けることを知って装置などの管理を行うことが必要である．これら両者の法律は，放射線業務従事者および一般公衆の放射線被ばくを最小限に抑えることであって，使用を禁止するものではない．よって，法的に適切に管理することは取り扱う診療放射線技師にとって大事なことである．

過去に「放射線治療装置の不適切な使用」により一時的ではあるが国民を不安にしたことは事実である．このとき"がん患者"の不安は計り知れないものであったのではないかと思われる．法的に「不適切な使用」ということは患者に照射した線量は不適切ではなかったのか，と考えるのが当然である．このようなことにならないように常日頃から法的管理についても熟知する必要がある．

■最後に

診療放射線技師として，高度な技術と知識を常に身につけるよう努力しなければならないことは必須である．その前に，患者さんを一人の"人"として接することにも努めてほしい．常に自分（または自分の家族）が"この患者さんだったら"と，自分に問いかけて行動すれば軽はずみな言動，いい加減な認知・判断・行動は行わないはずである．

一人の治療患者さんからいただいた感謝の言葉（色紙）

"一言の，声かけられしその日から，暗い心に光り差し込む"

患者さんは，病気＝不安＝死，という連鎖と，社会的な重圧（会社＝勤務＝経済的側面）から挫けそうになっている．それに追い打ちをかけるような医療過誤（医療事故）は起こしてはならないし，まして繰り返してはならない．そのためにも常日頃より根拠のある医療提供を行うよう心がける

ことが必要である．

■もっと詳しく知りたい人は…
1) 日野原重明総監修，岡崎伸生，柿川房子編．がん看護マニュアル改訂版，学習研究社，2001．
2) 放射線治療で皮膚障害が起きた場合のスキンケア（がん情報センター：国立がんセンター）
http：//ganjoho.ncc.go.jp/public/dia_tre/attention/skincare/housyasen.html
3) 癌・放射線治療，篠原出版，1995．
4) 米国医療の質委員会 医学研究所：人は誰でも間違える―より安全な医療システムを目指して，日本評論社．

ワンポイントアドバイス ―ミスから学ぶ，ベストから学ぶ―

■事故例からの分析

　1998年から現在までの放射線治療関連の事故例より，放射線治療計画装置の取り扱いに伴うデータ入力のミスが目立った．入力されたデータの正確性に関する検証不足，また算出された投与線量と疾病との関係（健常組織の耐用線量）の把握不足など，放射線治療を担当する診療放射線技師として知っていなければならない基礎知識の欠如が大きな問題である．

　これら一連の過剰・過小照射の事故では，放射線治療医，治療専門の診療放射線技師，医学物理士も常勤として勤務していた大施設にもかかわらず発生していることを考えると，以下のような体制づくりも必要である．

1) 治療専門の診療放射線技師の定期的な研修体制を整える必要がある．
2) 放射線治療専門医の定期的な研修体制を整える必要がある．
3) 診療放射線技師と医師は，患者の治療方法・方針・治療技術について週1回はカンファレンスを行うことが必要である（技師・医師のコミュニケーション）．
4) 治療の都度，患者容態（急性の皮膚反応・有害事象の発生など）を観察し変化に対応し，できるだけの知識補充を行う必要がある．
5) 治療専門の診療放射線技師は，行うべき治療方法・治療指針などで疑問に感じた場合，躊躇することなく治療専門医に確認する．
6) 治療専門の診療放射線技師は，常に最良の状態で放射線治療が行えるよう装置の品質管理を行う必要がある．
7) ほかの分野，ほかの職種に関わらずダブル・トリプルチェックを行う習慣が必要である．

■もし事故が起きてしまったら

1) 自己弁護をしてはならない．自己弁護をしようとすると隠蔽・捏造という行為をとってしまう．

2) 感情的になってはならない．「患者さんが動いたからこうなった．あんたが悪い」と，大声で怒鳴るスタッフもいる．これは逆ギレ状態であり，最も悪い．
3) 患者さんと議論してはならない．2と同様である．
4) 承るという雰囲気で接することが必要である．謝罪するという雰囲気で接する．
5) 患者さんの語りに口を挟んではならない．患者さんが話しているのをしっかりと受け止め解決策を考えることが重要である．
6) 先入観で行動してはならない．放射線のことを何も知らないのに何が Gy だ，あんたに説明してもわかるわけないよ，とかの先入観は捨てること．
7) 家族の立場を尊重することも重要である．家族の苦情を避けたり，侮ったりしてはいけない．
8) 結論を急いではよい結果は得られない．でも，迅速な処理を行わなくてはならない．

以上の8項目を心におき，適切な対応をし，災い転じて福となすような解決を図ること．

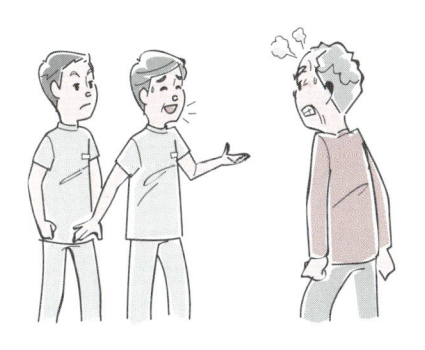

III. 診療放射線技師の仕事

女性技師が活躍できる業務について

新井敏子

〈理解のためのエッセンス〉

- ● 診療放射線技師のなかで，女性技師の割合が増加している．
- ● 女性技師が望まれる領域として，婦人科系の検査や検診業務があり，特にマンモグラフィ検診では女性技師のニーズが高くなっている．
- ● 女性技師の職業被ばくの管理．
- ● 妊娠中の放射線検査の際の胎児被ばくについて，100 mGy 以下の胎児被ばくでは妊娠中絶の正当性がない．

■ 女性技師の現況

かつて，20〜30 年前，診療 X 線技師，診療放射線技師は男性の社会といわれ，機械を扱ったり，力仕事の多い業務の内容からも，そのなかの女性技師の割合は 10% にも満たない状況であった．女性技師の割合が多いといわれた群馬県では，1974 年 12 月に行われた群馬県放射線技師会総会において，全国で初めて技師会の専門部の一つとして婦人部という組織が作られ，女性技師が集まって，女性技師の現状と問題点などが検討されたり，勉強会や講習会が開催されたり，機関紙が発行されたりと，いろいろな場への進出も図られるようになった．その活動は，現在は女性部として継続されている．当時，群馬県では女性の割合が 20% を超え，全体の中の女性の占める割合は全国 1 位であった．その後，全国的にも女性技師の数や割合が増えるに伴い，愛知県や，千葉県，大阪府，茨城県，東京都など多くの地域で同じような女性の組織が作られ，活動してきている．

現状では業務の内容も変化し，また，医療のなかで受診者側からの女性技師の要望も多く，女性技師の割合は増加し続け，診療放射線技師を養成する大学や短期大学などの学生では 40〜50% くらいが女性という状況である．

診療放射線技師という同じ資格をもつ職種のなかで，男性，女性ととりたてて区別することはないが，最近，医療のなかでは女性外来やレディース外来などを設け，女性医師ばかりでなく，スタッフ全員に女性を配置し，女性の患者に対応する医療機関もできてきている状況もあり，婦人科系の検査や検診業務などでは，女性技師に対する受診者のニーズが高まってきている．特に，乳房を扱う撮影技師や治療技師には女性が望まれてきている．

■ マンモグラフィ

1. マンモグラフィ検診の経緯

現在，行われているがん検診のなかで，X 線による画像診断が一次検査として用い

られているのは，肺がんの胸部X線検査，胃がんの胃X線検査，乳がんのマンモグラフィ検査である．マンモグラフィは受診者から女性技師をという要望も多く，特に検診では受診者が受診先の施設を選ぶ一つのファクターになってきている．当院においても，ある団体の職員組合から乳がん検診のマンモグラフィは女性技師が行ってほしいという申し出の書面が出されたことがあった．

乳がん検診は1987年からがん検診の対象の一つとして組み込まれ，30歳以上の女性に対して行われるようになったが，当初は視触診のみの検診であった．その後，マンモグラフィを導入することにより，死亡率の減少につながるとの見解が出され，マンモグラフィ装置の普及と画質の向上を背景として，2000年から検診対象者のうちの50歳以上の方に対して，視触診に併せてマンモグラフィを行うように，当時，厚生省から出されていたがん検診の指針が変更された．また，2004年からは，乳がん検診の対象者を40歳からに引き上げ，原則として視触診とマンモグラフィとの併用検診が行われている．

厚生労働省のホームページの数値によれば，2005年度マンモグラフィ検診の受診者数は160万4,557人，そのうち4,398人に乳がんが発見されている．しかしながら，2006年度の乳がん検診受診率は12.9％とまだ20％にも達しておらず（厚生労働省：2006年度地域保健・老人保健事業報告より），増え続ける乳がんの罹患数・死亡数に対応するため，受診率50％以上を目指し，施策が行われている．

2. マンモグラフィの精度向上のために

マンモグラフィの画質は，使用機器の性能や精度管理が大きく関わっていることはいうまでもないが，撮影技術も画像の良し悪しに大きく影響する．受診者の乳房を薄く平らに広げ，伸展させ，固定することにより，乳腺のなかの乳がんに特徴的な腫瘤や微小石灰化，乳腺のわずかな所見などを写し出すもので，撮影者の撮影技術や受診者とのコミュニケーション技術が画像に影響してくる．

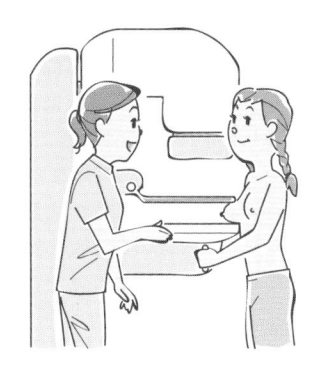

ポジショニングの際には，受診者と技師のからだが密着したり，裸の乳房と技師の顔が近づいたり，乳房を技師の手で保持したり，引き寄せたり，薄く伸展させたり，押さえたりという行為がどうしても必要となる．乳腺の描出もれや伸展不良があった場合，乳がんがあっても見逃されたり，見落されたりする場合も生じてくる．そこで，マンモグラフィの画質と撮影技術の向上，被ばく線量の標準化をめざして，NPO法人マンモグラフィ検診精度管理中央委員会（以下，精中委）では施設評価を行うとともに，医師・技師の講習会を主催あるいは共催し，医師・技師の認定を行い，読影精度や撮影技術の向上，標準化を図っている．

技術部門の講習会は，最近では年間50回くらい，全国でいろいろな組織が主催し

て開催されているが，いずれも精中委共催という手続きが行われ，精中委の基本のカリキュラムを満たした内容の講義や実習のあと，読影・筆記の評価試験が行われている．さらに，2007年度からは5年ごとの更新制度のシステムができ，更新講習会・試験による知識や技術の再評価が義務づけられ，撮影者の精度も維持されるようになった．精中委のホームページには認定施設名の掲載と，本人の承諾を得た認定医師・技師の名前と勤務先名が掲載されており，受診者が検診や診療の受診先を選択する際の参考ともされている．

個人認定は特に性別に関係ないことから，認定者の中での女性技師の人数や割合は正確に把握できてはいないが，技術部門ではおそらく女性の割合は6割を超えているだろうと思われ，今後も増え続けていくであろう．2007年度までに17回講習会を開催しているK会の受講者の男女の割合をみると，検診機関の技師が多いこともあって，受講者総数846名のうち，男性195名，女性651名と77％が女性であった．この数字は，マンモグラフィの撮影において，いかに女性技師が必要とされているか裏づけるものである．

> **メモ** 検診マンモグラフィ撮影認定診療放射線技師
>
> 精中委，遠藤登喜子教育・研修委員長のデータによると，2008年3月31日現在，読影講習会受講者総数12,051名のうち，A：1,446名，B：7,792名，C：1,949名，D：864名．
> 特に，診療放射線技師が受講する技術講習会では，試験の成績で80％以上がA，70以上80％未満がB，60以上70未満がC，60％未満がD，とランクづけされ，A，B評価者は認定となる．
> 技術講習会受講者総数12,591名のうち，A：3,407名，B：5,187名，C：2,570名，D：1,427名である．

■女性技師の職業被ばくの管理について

医療のなかでの放射線の被ばくには，診断・治療を受ける患者や検診受診者の被ばくである医療被ばくと，放射線を扱う医師・看護師・放射線技師らの医療従事者自身の職業被ばく，そして直接放射線に関わりはないが，近隣の住民など放射線を浴びる可能性がある一般公衆の方の被ばくとに大別される．

日本国内における職業被ばくの管理は，以下の法律で管理されている．

医療法：医療法施行規則
労働安全衛生法：電離放射線障害防止規則
国家公務員法：人事院規則
放射線障害防止法

女性の放射線作業従事者は自分自身の"妊娠"ということが考えられ，男性とは一部異なった被ばくの管理が必要となっている．放射線を扱い，被ばくする女性自身は職業として利益を得ているわけであるが，その女性の胎児については何の利益もないことから，一般公衆の被ばくの管理が適用されることになる．そこで，女性の放射線作業従事者に適用されるルールとして被ばくの3ヵ月管理が行われている．

電離放射線障害防止規則では，妊娠していない女子の管理は2001年4月1日以後，5年間で100 mSv，4月1日を始期とする1年間につき50 mSv，4月1日，7月1日，10月1日，1月1日を始期とする3ヵ月間で5 mSv（母体が妊娠したことを自覚していない時期に胎児が過剰に被ばくしないため），妊娠中，あるいは1ヵ月に1.7 mSvを超えるおそれのある場合は1ヵ月間ごとに測定・記録する．妊娠中の管理は，出産までの間に内部被ばくの実行線量で1 mSv，腹部表面の等価線量で2 mSvとさ

また，個人線量計の装着部位に関しても妊娠可能な女性の場合は，一般的には腹部と決められ，男性の装着部位胸部とは異なっている．

妊婦，また，妊娠と知らずに放射線検査を受けた女性，あるいは妊娠中に撮影や透視の検査に当たった医療従事者は，放射線による赤ちゃん（胎児）への影響を心配する．

女性の受診者の方から，「妊娠とわからない時期に撮影や透視の検査を受けたけどだいじょうぶか？」「妊娠中にCT検査を受けたけどだいじょうぶか？」などという質問を受けることが時折ある．胎児の奇形や精神的発育不全（知恵遅れ）などを心配するあまり，悲しいことに，不必要な中絶を選択するということも伝え聞くことがある．また，中絶まで至らなくても，出産まで常に不安や心配を抱えた状態でいることがある．

胎児は受胎から着床までと，受胎後3～約8週までの器官形成期，約9週～出産の胎児期のどの時期に被ばくしたかによって，その影響が異なってくる．受精～9日に被ばくしたときの胎児への影響は流産，2～8週は奇形，8～25週は智恵遅れということで現れる．ただし，国際放射線防護委員会（ICRP）ではPublication84 妊娠と医療放射線 Pregnancy and Medical Radiation (Annals of the ICRP 2000；30，邦語訳，2002) のなかで，奇形発生にはしきい線量があるとし，「受胎産物100 mGyで子どもが奇形をもたない確率は97％に近い．子どもががんにならない確率は99.1％であり，放射線によらないものでも自然流産率15％以上，重い奇形の発生2～4％，子宮内発達遅延4％，遺伝性疾患8～10％と

なっている」ことから，「主要器官形成期の期間では被ばく時に，とくに発生段階の器官を中心に奇形が起こるかもしれないが，100～200 mGyあるいはそれ以上のしきい線量が存在する．たとえば，3回の骨盤CT，腹部あるいは骨盤に対する20回の通常のX線診断でも，胎児線量が100 mGyに達することはないであろう」と100 mGyのしきい線量を提示している．さらに，遺伝障害の自然発生率が7.6％であることから，100 mGy以下の胎児線量では，放射線被ばくのために妊娠中絶をする医学的な正当性はない「妊娠中絶の正当性なし！」と，妊娠中に被ばくし，不安な気持ちを抱える女性に安心を保証している．

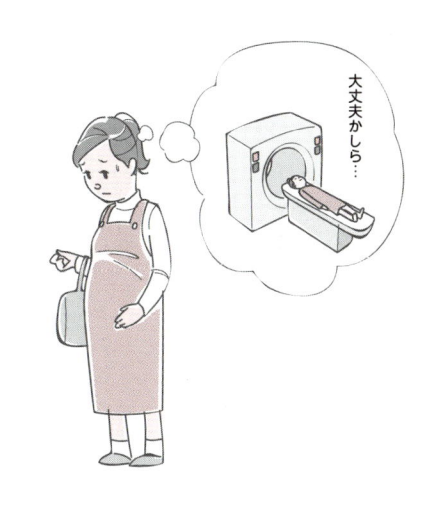

メモ X線検査での胎児被ばく線量

妊娠中のX線検査における胎児被ばく線量を**表1**に示す．

また，ICRP Publication84では，妊娠している医師およびそのほかの職員の被ばく管理についても及び，胎児に対する線量は一般公衆の限度とほぼ同じで，妊娠と申告

表1　妊娠中のX線検査における胎児被ばく線量

X線検査項目	平均的な線量（mGy）
胸部単純撮影	0.01
腹部単純撮影	1.4
腰椎撮影	1.7
バリウム注腸造影	3〜7
（透視時間7分以上）	約50
頭部CT	0.005
胸部CT	0.006
腹部CT	8.0
骨盤部CT	25.0

（ICRP Pub.84 より）

されてから妊娠期間中に約1mGyを超えないようにする．そして受胎産物に対する防護の責任は経営管理者に妊娠を申告する女性自身であると書いている．

　いずれにしても，線量をきちんと把握し管理することが，受診者の方に対しても，また，女性の放射線技師が自分自身や自分の子どもに対しても安心と安全を保障できるということを認識していくことが大切である．

ワンポイントアドバイス　—ミスから学ぶ，ベストから学ぶ—

■それってセクハラ…？

　2年ほど前の読売新聞に「あの日以来，『マンモ』と聞くだけでドキドキし，冷や汗が出る．あれはセクハラだったのでは…」とマンモグラフィ検診についての投書があった．「男性の診療放射線技師は無言のまま，突然，裸の背後から両肩越しに腕を伸ばし，器具を操作して乳房を挟み込んだ．上半身は裸，まるで抱きつかれたようで，逃げ出したい気持ちだった．痴漢かセクハラ行為だったのか」と．

　もちろん，その技師はセクハラ行為などとは思ってもいないだろう．ただ，被検者の方の受け取り方や，感じ方は人によってかなり異なり，「もう二度と受けたくない…」という思いにつながってしまう．特に，撮影室の中で裸の女性と1対1になり，乳房を撮影するというマンモグラフィでは，被検者の信頼感や安心感を得た上で行わないと，誤解を招く場合がある．それは男性・女性技師にかかわらずいえることであるが，特に男性技師の場合は"痴漢・セクハラ"などと，思ってもいない極端な方向にもいきかねない．

　ていねいな声かけや，説明，コミュニケーションの大切さがよりいっそう必要とされる検査である．

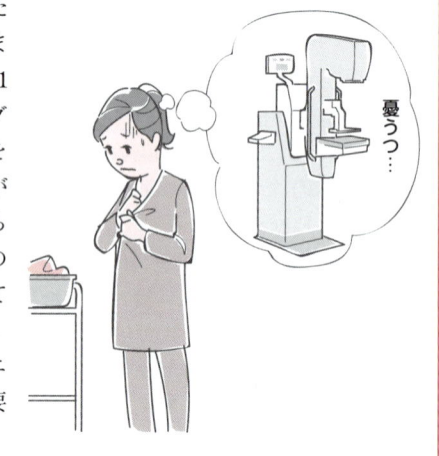

III. 診療放射線技師の仕事
臨床以外の仕事について

矢野敬一

―〈理解のためのエッセンス〉――
- ●診療放射線技師は，一人一人がチーム医療の推進の担い手である．
- ●また，情報管理のエキスパートでもある．
- ●新設備導入にあたっては，法令対応申請から承認取得まで高度な専門性が要求される．
- ●見学/実習/教育/研究は通常業務への負担はあるが，大変意義深い仕事である．
- ●実は小さな経営者でもある（集計・コスト管理・診療報酬・機器購入/廃棄プランニング）．

■臨床以外の仕事とは？

　診療放射線技師の仕事とは，放射線を扱い検査を行う職業と一般的に定義されているが，実際には多様な業務がある．実務としての診療放射線技師の業務は，スペシャリストとしてCTやMRなどの操作，取り扱いなどを任され，検査を実行しているが，実際にはベルトコンベアーのように被検者が運ばれ，検査を行い自然に完了するというように簡単にはいかない．

　現実にはさまざまなプロセスが存在し，孤高のスペシャリストでは対応ができない場面が往々にして発生する．また，職場では個々が自立・独立して，仕事を執行していかなくてはならないことから，個々の技師がある程度同等のスキルをもちあわせていないと日常の業務がスムーズに回らない．昨今の傾向として技術的スペシャリストとしての資質は当然スキルとして身につけ，それ以上にジェネラリスト的な総合スキルが求められている．ここで対象となる臨床以外の仕事とは，直接臨床には携わらないが間接的あるいは相対的に関連する業務であり，放射線関連業務を円滑かつ安全に遂行していくために必要な実務と考えている．

> **メモ** 臨床以外の業務？
> 　臨床系の業務に関してはいろいろな文献，または諸先輩方の論文など，その気になれば，いつでも学べる環境にあるが，臨床に関わらない業務に関しては当然ながら記述したものがあまりなく，重要視されていない．しかし，放射線業務を実践していく上において，理解しておかなければならない事項，知識として必要な事項などは数限りなく存在する．臨床以外の業務は大抵の場合，理論的，体系的に理解，処理できるものが少なく，技師（技術者）が不得意とするところではあるが，これからの診療放射線技師にとっては重要なスキルとなることが十分予想される．

■実際にどんな仕事があるか？

1. あなたがチーム医療の推進の担い手

　一般的には病院の規模の大きさに比例し専門性が増していき，医療スタッフの分化も進むことで，職種間における意思の疎通

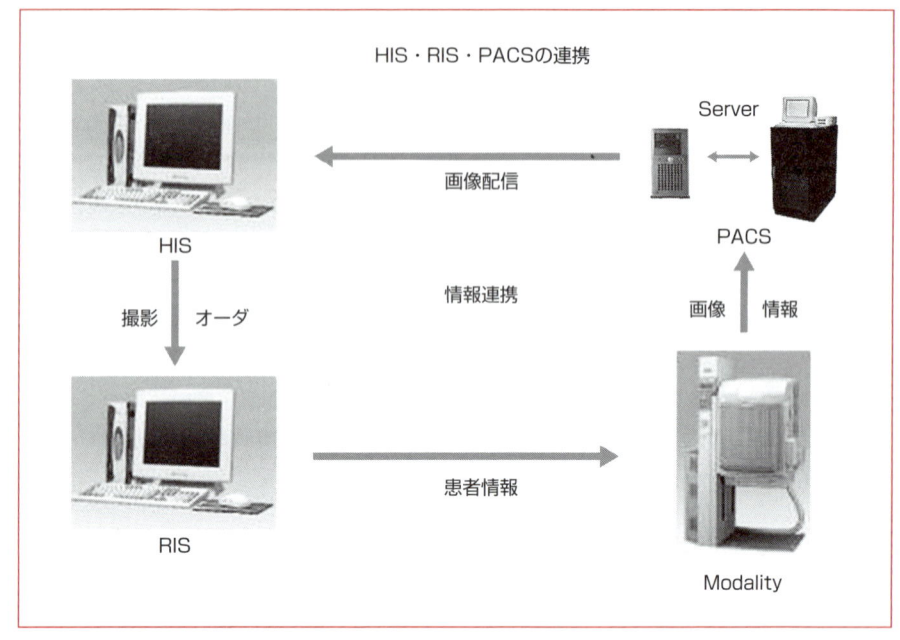

図1 情報の連携

が難しくなっていく．この問題を解決するためには，職種間あるいは施設上層部などと密に情報を共有する必要性が高くなり，必然的に会議や打ち合わせの回数が増えていく．診療放射線技師一人一人が他部門の状況を理解するとともに，部門の役割を浸透させていかなくては安全な医療が遂行できない．また，情報が個々にいきわたらないと思わぬトラブルが発生する危険があり，チーム医療が立ちいかない．診療に関しては個々の患者に対し，医療スタッフが情報を共有し協働できるよう環境を整備し，最終的には個人の努力と実践によりチーム医療を推進することが，あらゆる仕事の基礎に繋がると考える．

メモ チーム医療とは？

日本においては実際に実施されているところは少ないと思われるが，例えば，一人の患者の治療方針について外科的治療，内科的治療や放射線による治療など多方面からの意見を集約し，方針決定のための検査目的を検査部門へ伝え，検査時には患者の看護状況などを得ることにより最も患者に負担の少ない最良の方法で検査・分析を行い，治療方針を決定し，患者に十分説明，同意を得た上で治療を実施する．このように診療科，部門を越えた協働により医療を行うシステムをいう．

2. 情報管理は診療放射線技師が実践

デジタル化が進みHIS（病院情報システム），RIS（放射線情報システム），PACS（画像情報システム）などの患者情報の管理および運用に関しては，診療放射線技師の請け負う部分が大きい．HISより撮影オーダーが発生し，この撮影オーダーをRISに

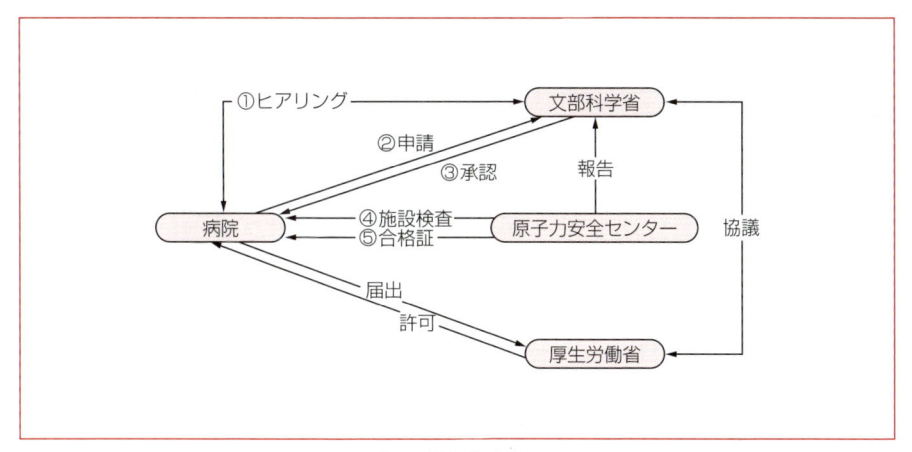

図2 機器申請略図

より各撮影装置へ展開する（図1）．このように連携するシステムを構築するためには，撮影部位の分類や撮影の方法などを熟知していることが重要であり，診療放射線技師の役割ともいえる．また，最近では各施設で独自に行われていた部位コード，撮影コードなどコード体系を共通化するような動きもあることから，他施設との連携を踏まえたネットワークの構築が必要となる．さらに，画像の電子化，画像サーバの構築に関しては，画像発生量の推定や画像保管のプランニングなど携わるべき仕事は多岐にわたる．

機種・業者の選定，予算および規模により実現に向けた検討，院内への調整，業者との打ち合わせや交渉などはシステム導入後における施設の業務効率や全体のパフォーマンスに大きく作用するため，機器導入のための仕様策定や運用面の会議などに診療放射線技師が積極的に参加し意見を述べていくことが必要である．また，導入後の仕事として構築後の日常の管理・維持における運用管理業務が非常に重要となる．

3. 法令対応申請・承認（図2）

X線機器の導入，高エネルギーX線発生装置導入など，どこの施設においても1回は経験することである．しかし，実際に携わる者は非常に少なく，詳細に説明されたものはあまり存在しない．大きく分類すると医療法および障害防止法に基づいて許可，承認を得ることとなる．前者の監督局は厚生労働省の各地方厚生局または保健所，場合によっては労働基準監督署，後者は文部科学省原子力安全課放射線規制室および原子力安全センターにより検査が行われる．一般X線機器の場合，届出だけですんでしまう場合もあるが，正式に行った場合は導入申請し，立ち入り検査受け，その後許可となる．申請には，設置場所の図面，漏洩線量計算書および漏洩線量の実測書類が必要となる．期間は時期にもよるが，申請し，検査日を決め，許可が下りるまで最短で約1ヵ月程度かかる．場所や規模によっては書類審査・届出だけで終わる場合もある．

高エネルギーX線装置，サイクロトロンなどの大型放射線機器の場合は，非常に複雑であり，期間も長い．機器導入に際し最初に申請書の様式に沿ったドラフト版を提出し，導入前のヒアリングを受け，管理区域境界および管理区域内の安全に関わる漏洩計算法の妥当性や，漏洩に対する考え方，運転時間の考え方など細部にわたり検討を重ね，3～4ヵ月で申請書の受理が認められる．申請書が受理され，約3ヵ月程度で承認され，承認後1～2ヵ月後に原子力安全センターの施設検査を受け合格証が発行される．また，施設検査を受けるタイミングに符合させ，厚生労働省の厚生局に届出を行い使用許可を受ける．このように実際の業務開始までに8～9ヵ月を要し，書類の不備や施設の不備があると1年以上かかる場合も起こる．運用の説明，実際の漏洩線量検証など診療放射線技師が行うことが多く，臨機応変に対応しなければならず，非常に専門性が高い業務といえる．

4. 見学/実習/教育/研究は仕事？

職場においては不定期またはある程度定期的に，診療報酬には到底繋がらない余分と思われる仕事が増えることがある．発生する機序としては，周辺施設に先駆けて新しい装置が入った場合や新しい試みなど先進的システムを構築する場合に，他施設より一時的ではあるが見学者が増加する．また，装置やシステムが複雑である場合や1日の見学だけでは全容がつかめない，または，時期導入を検討している場合などは，見学実習という形で1～2週間費やすことも多々起こる．ただの見学だけであってもある程度の資料を準備しなければ，説明ができないし，短時間で理解してもらうことも難しい．さらに，見学担当などいるわけもないので通常業務の合間に行うこととなる．また，ある程度の規模の施設であると診療放射線技師学校や臨床検査技師学校などから教育実習の依頼があり，学生の臨床教育実習を受け入れることになる．

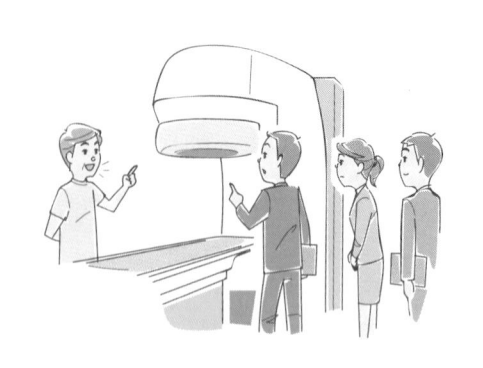

教育実習は長期にわたり対応数も多いことから非常に過酷であり，通常業務への負担は非常に大きいが，次世代育成の義務として避けることはできない．また，これらに付随して診療放射線技師の研究についても非常に論議を呼ぶ場合も多いが，診療，特に医療安全や被ばく，患者利益に密接に関係する事柄も多い．職務の一環として取り組むことは研究費なども当然診療放射線技師に助成されることもあり，今後も継続していくことが重要である．見学や実習の対応，教育・研究に携わることは診療業務に対する負担も大きいが，意義のある仕事と考える．

5. 実は小さな経営者（集計・コスト管理・診療報酬・機器購入/廃棄プランニング）

日夜，業務をこなし追われるように1日が終わり，目の前にある仕事をただ片づけている毎日であれば，業務自体が単純な作業と変わり，仕事に対する魅力が日々失わ

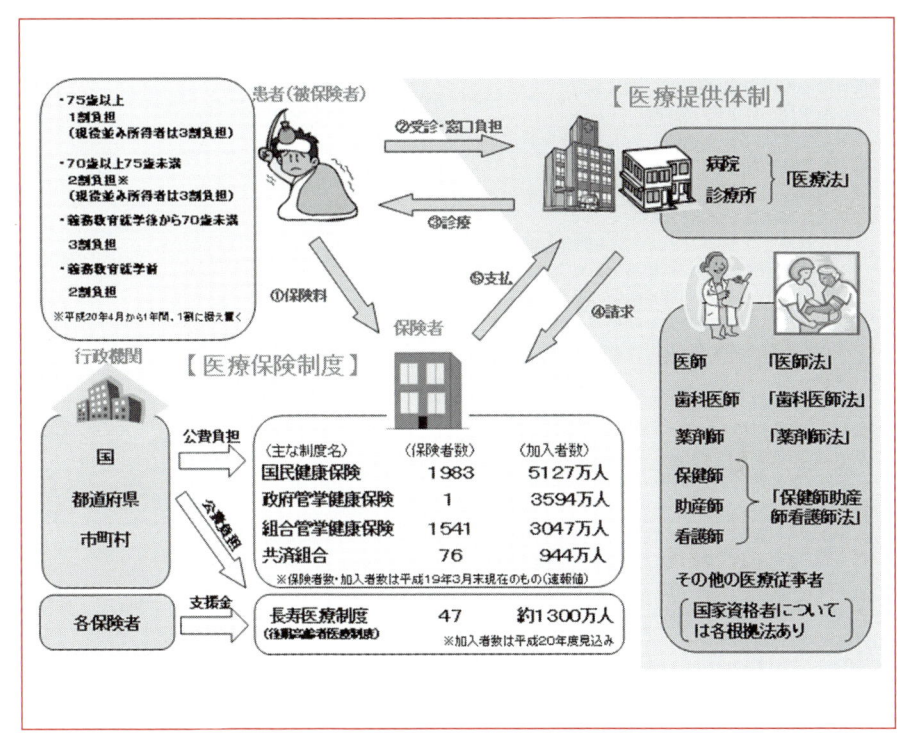

図3 診療報酬の仕組み模式図
(厚生労働省ホームページ http://www.mhlw.go.jp/bunya/iryouhoken/iryouhoken01/01.html より)

れ，次第に業務の減少だけを願うようになってしまう．このようなケースは現実には少ないと思われるが，仕事に対してどのように向き合っていけばよいのか，規模や経営母体によってもバリエーションが大きいので一概にはいえない．考え方としてはとりあえず自分が部門の経営者となって状況を分析してみることをおすすめする．おそらく，読者の施設では1日の集計や多少の物品管理などは，少なからず行っていると予想され，少し努力すれば診療報酬も体系化されているので，毎日の収支を比較的簡単に知ることができ，人件費，機器の原価償却，コスト管理など特に問題なく情報を整理分析できる．

現状が，ただ闇雲に忙しいだけであれば，効率のよい方法，機器の更新や人員の拡充，リースの導入や診療機器の再編成な

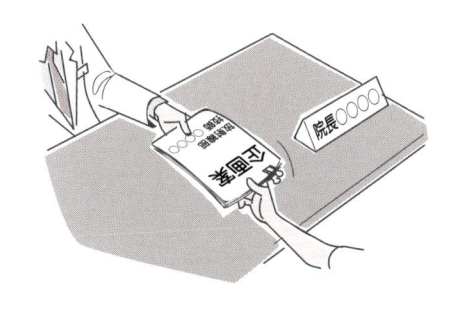

表1　電子点数表抜粋

基本名称	点数
時間外緊急院内画像診断加算（画像診断）	110
画像診断管理加算1（写真診断）	58
画像診断管理加算1（基本的エックス線診断料）	58
画像診断管理加算1（核医学診断）	58
画像診断管理加算1（コンピューター断層診断）	58
画像診断管理加算2（核医学診断）	87
画像診断管理加算2（コンピューター断層診断）	87
デジタル映像化処理加算（単純撮影の場合）	60
デジタル映像化処理加算（特殊撮影の場合）	64
デジタル映像化処理加算（造影剤使用撮影の場合）	72
デジタル映像化処理加算（乳房撮影の場合）	60
透視診断	110
写真診断（単純撮影・頭部，胸部，腹部又は脊椎）（1枚目）	85
写真診断（単純撮影・頭部，胸部，腹部又は脊椎）（2枚目から5枚目）	42.5
写真診断（単純撮影・その他）（1枚目）	43
写真診断（単純撮影・その他）（2枚目から5枚目）	21.5
写真診断（単純撮影・頭部，胸部，腹部又は脊椎）（1枚目）（間接撮影）	42.5
写真診断（単純撮影・頭部，胸部，腹部又は脊椎）（2枚目から5枚目）（間接撮影）	21.25
写真診断（単純撮影・その他）（1枚目）（間接撮影）	21.5
写真診断（単純撮影・その他）（2枚目から5枚目）（間接撮影）	10.75
写真診断（特殊撮影）（第1診）	96
写真診断（特殊撮影）（第2診以降）	48
写真診断（造影剤使用撮影）（第1診・1枚目）	72
写真診断（造影剤使用撮影）（第1診・2枚目から5枚目）	36
写真診断（造影剤使用撮影）（第2診以降・1枚目）	36
写真診断（造影剤使用撮影）（第2診以降・2枚目から5枚目）	18
写真診断（乳房撮影）（第1診）	256
写真診断（乳房撮影）（第2診以降）	128
撮影（単純撮影）（1枚目）	65
撮影（単純撮影）（2枚目から5枚目）	32.5
撮影（単純撮影）（1枚目）（間接撮影）	32.5
撮影（単純撮影）（2枚目から5枚目）（間接撮影）	16.25
撮影（特殊撮影）	264
撮影（造影剤使用撮影）（1枚目）	148
撮影（造影剤使用撮影）（2枚目から5枚目）	74
高速心大血管連続撮影装置による撮影	148
子宮卵管造影法による検査	148
撮影（乳房撮影）	196
基本的エックス線診断料（入院の日から起算して4週間以内の期間）	55
基本的エックス線診断料（入院の日から起算して4週間を超えた期間）	40
コンピューターによる画像処理加算（核医学診断）	60
シンチグラム（画像を伴うもの）（部分（静態））	1300
シンチグラム（画像を伴うもの）（部分（動態））	1800
シンチグラム（画像を伴うもの）（全身）	2200
シングルホトンエミッションコンピューター断層撮影	1800
ポジトロン断層撮影（^{15}O標識ガス剤を用いた場合・施設基準適合）	7000
ポジトロン断層撮影（^{18}FDGを用いた場合・施設基準適合）	7500
ポジトロン断層撮影（^{15}O標識ガス剤を用いた場合・施設基準適合以外）	5600
ポジトロン断層撮影（^{18}FDGを用いた場合・施設基準適合以外）	6000

基本名称	点数
ポジトロン断層・コンピューター断層複合撮影(^{15}O標識ガス剤を用いた場合・施設基準適合)	7625
ポジトロン断層・コンピューター断層複合撮影(^{18}FDGを用いた場合・施設基準適合)	8625
ポジトロン断層・コンピューター断層複合撮影(^{15}O標識ガス剤を用いた場合・施設基準適合以外)	6100
ポジトロン断層・コンピューター断層複合撮影(^{18}FDGを用いた場合・施設基準適合以外)	6900
核医学診断	375
コンピューター断層撮影及び磁気共鳴コンピューター断層撮影を同一月に2回以上行った場合の費用	650
コンピューターによる画像処理加算(コンピューター断層撮影診断)	60
コンピューター断層撮影(単純CT撮影・イ　マルチスライス型の機器による場合)	850
コンピューター断層撮影(単純CT撮影・ロ　イ以外の場合)	660
コンピューター断層撮影(特殊CT撮影(管腔描出を行った場合))	950
コンピューター断層撮影(脳槽CT造影)	2300
非放射性キセノン脳血流動態検査	2000
磁気共鳴コンピューター断層撮影(単純MRI撮影・イ　1.5テスラ以上の機器による場合)	1230
磁気共鳴コンピューター断層撮影(単純MRI撮影・ロ　イ以外の場合)	1080
磁気共鳴コンピューター断層撮影(特殊MRI撮影(管腔描出を行った場合))	1530
コンピューター断層診断	450

(2007年度厚生労働省ホームページより抜粋引用)

ど,まず自分で対策や方法を模索し企画を立ててみる.その企画がどう考えても,部門にとっても職場全体にとってもプラスの方向に働くようであれば,少しずつ周りから懐柔し,部門責任者や経営者へ提案するなど,調整を取りながら行い実現に向けて行動していくことが重要であり,説得力をもたせるためには部門だけでなく常に全体をみて企画・提案をしていくことが大切である.

メモ　診療報酬?

診療報酬点数は2年に1回改定されている.昨今の政府方針としてはとにかく削減の方向に向いており,診療報酬が上がることは考えにくいが,医療職種においてはこれが収入のすべてである.ほぼ公的な資金で運営されている医療業界の中で,医療人として必ず理解しておかなくてはならない診療報酬の仕組みおよび代表的な報酬点数を理解するために,以下に簡単な模式図(図3)および2007年現在の簡易点数表(1点は10円)(表1)を資料として掲載する.

■**まとめ**

一般的に診療放射線技師の仕事は,診療報酬を得ることができる診療業務が本来の業務であるが,以上に示したように診療報酬に繋がらない臨床以外の仕事も避けて通ることができない重要な仕事が多数あり,必ず誰かが担当しなければならない.また,規模の小さい施設であればなおのこと対応する機会が増し,施設規模が大きい場合はより複雑になり,別途特別な業務も増加している.実際には,診療報酬を得ることができる仕事は当然の職務であり,どこの職場でも同様に行われている.診療放射線技師としての資質や施設の実力は臨床以外の仕事が,どの程度行われているかが重要であり,診療放射線技師の業務に対する姿勢と施設としての評価に繋がる.おそらく,施設を維持するという観点であれば,診療報酬の取れる仕事のみ行えば事は足りるが,それでは診療放射線技師本来の仕事としては不十分であり,実力を発揮していない.

昨今では医療界全体が大きく変化している．つい最近まで医療施設は閉鎖的で中の見えにくい状況であったが，患者の意識の変化により，医療界も意識改革を迫られ，医療が医師だけでは行うことができない時代に移行してきている．それに伴い診療放射線技師の業務もますます増加していくことが予想され，引きこもっていると診療放射線技師の職域が後退していき，施設における発言権も衰退する．どのような仕事であっても積極的に携わっていき，「臨床以外の仕事」として認識することから始まると考えている．

ワンポイントアドバイス　—ミスから学ぶ，ベストから学ぶ—

■診療放射線技師に足りないもの？

　診療放射線技師の実像としては，理論的な事柄，物事の順序立てや工夫による効率化など無駄のない整然とした環境を好んでいると考えられるが，現実はそう甘くはない，職場においては非効率や混沌とした状況が往々にして起きている．誰もがそうであるように人は面倒な事案・人物には近寄らず，可能であれば避けて通りたいと願うことが当然のことだと思われるが，職場においてはこのような面倒に必ず巻き込まれる人物が存在する．特に本人が進んで希望しているわけでもなく，職務上の義務でもないがなぜか絡んでしまう人物がおり，結果の良し悪しにかかわらず最後まで面倒をみる．おそらく本人は気づいていないと思うが，そこにジェネラリストが存在している．

　大多数の診療放射線技師は颯爽と仕事をこなし冷静に構えており，病院内では発言権をもちそれなりの位置を確保しているが，診療放射線技師の枠をはずれ，異職種または施設外の交渉などになると，なかなか理解されず，決別で終わってしまうことや結果が出せない場面も発生する．価値観の相違が大きい場合や閉鎖された環境に身を置いていることで社会的スキルが育たないことなどにより交渉能力や調整能力に欠ける場合も少なくない．これからの診療放射線技師は技術的スペシャリストとしての資質は当然スキルとして身につけ，それ以上にジェネラリスト的な総合スキルを磨くことが重要になってくると考えられる．

これから求められる「診療放射線技師」像…

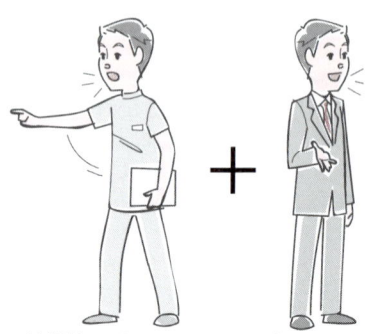

技術的スペシャリスト ＋ ジェネラリスト

■スキルアップで立ち位置を変える

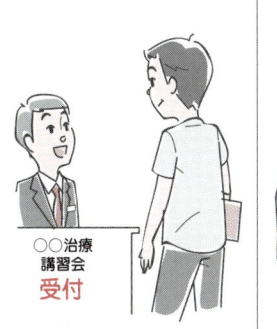

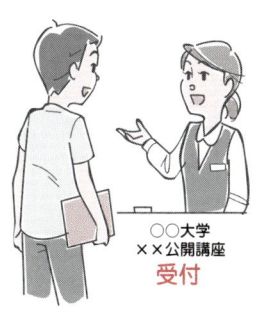

　職場では大抵の場合，診療放射線技師が行う業務には診療報酬が発生している．当然ではあるが，プロフェッショナルとして報酬を得ているのであるから失敗や結果の不備は許されない．さらに，最近では，患者と病院スタッフの関係もかなり変化しており，必ずしも良好な関係が保たれているとは限らず，診療放射線技師に対する訴えや質問も多岐にわたり，答えに窮することも少なくない．また，専門知識だけではなく，診療報酬，医療制度，医学的基礎知識など，放射線診療業務に直接関わらない知識であっても，講習会や地域の勉強会などに積極的に参加し習得していくことが重要であり，職場スタッフの一員であると同時に職場の顔であることも自覚し，自分の役割をしっかり認識し実践することが重要となる．

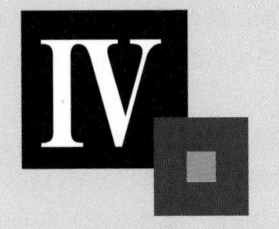

IV 診療放射線技師が働く職場

IV. 診療放射線技師が働く職場
大学病院での仕事とは

小水　満

―〈理解のためのエッセンス〉――
- 大学病院には，教育，研究，診療の3つを有機的に結合した機能を有する使命・役割がある．基本方針として，患者に安全安心の医療提供と優れた医療人育成などがあげられる．
- 放射線部は，各診療科の共同利用の中央診療施設として，各診療科から依頼された画像検査・診断や血管内治療（IVR）や放射線治療を行っている．
- 診療放射線技師が行っている業務は，各部門での撮影・治療など，患者の放射線診療に直接携わる業務のほかに，放射線画像管理，放射線の安全管理，放射線機器の安全管理などがある．さらに，教育・研究の場でもあることから，放射線機器の治験，新しい診断や治療方法の研究も業務としている．
- 大学病院の機器は，診療・教育・研究を背景に先進医療に対応できるように設置されているが，基本的に，患者に安全で安心の医療を提供するために，医療機器の安全管理が重要である．
- 大学病院の診療放射線技師には，診療のほかに教育・研究の遂行も要求されており，そのための勉強会や研修会，学会への参加，発表や学会誌への論文投稿などによるスキルアップが必要となる．

■大学病院で働く診療放射線技師

　診療放射線技師が働く職場の一つに大学病院がある．大学病院は大学の医学部に附属している施設であり，医学部の医学科，保健学科の医師，看護師，診療放射線技師，臨床検査技師，理学療法士，作業療法士，言語聴覚士などの臨地実習を行っている．したがって，大学病院では，各職種を養成するための教育の場として，各々十分な環境・スタッフ・設備が整っていなければならない．また，組織的に大学病院は，病院長をトップとして病院の運営を決定する病院運営委員会があり，その下に診療部門，中央診療施設，薬剤部，事務部，そして人事管理を行う医療技術部，看護部などが組織化されている．

　診療部門には内科系，外科系などの各診療科があり，中央診療施設には，各診療科が共同利用できる放射線部，臨床検査部，手術部，リハビリテーション部，高度救命救急センターなどが設置されている．そのなかの一つである放射線部では，各診療科の共同利用の中央診療施設として，各診療科から依頼された電離放射線画像（X線画

像，核医学画像），非電離放射線画像（MRI画像，超音波画像）などの画像検査・診断や血管内治療（IVR）や放射線治療を行っている．

　この項では，大学病院で診療に携わる診療放射線技師が求められる役割と業務について，放射線部に設置されている多くの装置がどのようにして放射線診療として利用されているか，さらに臨地実習の教育の場としての体制，めまぐるしく進歩する医療技術に対応するための研究体制など，大学病院が担っている役割である診療・教育・研究などについて理解することを目的とする．

メモ「IVR」とは

　IVRはinterventional radiology（インターベンショナルラジオロジー）の略語であり，X線透視像，血管造影像，CT像を見ながら，カテーテルと呼ばれる細い管や針を用いて，外科手術をしないで，つまった血管を広げたり，出血した血管を詰めて止血して治療する方法である．

■大学病院の特色

　大学病院での理念は，良質な医療を提供するとともに，医療人の育成と医療の発展に貢献することがあげられる．すなわち，医療人を養成するための教育機関としての機能を保つために，医学に貢献する研究のサポート体制，および，新しい医療技術に対応するための臨床研究が必要とされる．したがって，診療と教育，研究が有機的に結合した機能を有する病院であることが要求される．基本的な方針として，患者に安全で安心な医療の提供や優れた医療人の育成などがあげられる．

■チーム医療での各種業務分担とは

　放射線部の管理・運営は，放射線科医

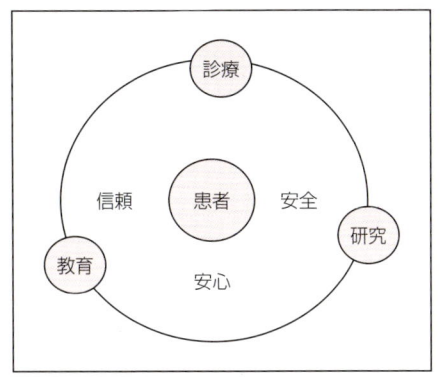

図1　患者を中心としたチーム医療

師，診療放射線技師などが放射線を専門的に取り扱う職種として行っている．しかし，実際の診療業務は，医師，診療放射線技師，看護師，薬剤師，医学物理士，事務職員，技能職員などの多職種で行われ，**図1**に示すように，各々が放射線診療に関する診断・治療の専門医療技術を患者を中心に，役割を分担して横断的に，よりよい医療を提供するためのチーム医療を行っている．

1. 医師

　各診療科からオーダされた検査・診断や治療は，放射線部所属の医師だけではなく，放射線科をはじめとする各診療科の医師も参加して行われる．放射線部での診断業務に従事する医師は放射線部登録医という名称で呼ばれ，循環器内科医師による心臓カテーテル検査，消化器内科医師による消化管内視鏡検査など，各科医師がそれぞれの専門に応じた検査を放射線部内で担当している．

2. 診療放射線技師

　診療放射線技師は，放射線部内においては，一般X線撮影，病室撮影，X線CT撮影，X線造影撮影，MRI撮影やガンマカメラ，SPECT，PET-CTなどの核医学画

表1 診療放射線技師が関わる検査,治療用途

部門		検査,治療名	用途
放射線部	画像診断	一般単純撮影	胸部・腹部・骨部・乳房
		一般造影撮影	消化管・泌尿器・婦人科
		血管造影検査	全身血管造影
		X線CT検査	全身(単純,造影)
		MRI検査	全身(単純,造影)
		骨塩定量	腰椎・大腿骨
		超音波検査	頸部・腹部
	核医学検査	シンチ,SPECT	全身
		ポジトロン(PET)	全身
	放射線治療	外部照射	全身
		組織内照射	食道・子宮
放射線部以外	病室	一般単純撮影	胸部・腹部
	救命救急	一般単純撮影	胸部・腹部・骨部
		血管造影検査	全身血管造影
		X線CT検査	全身
	手術部	一般単純撮影	胸部・腹部・骨部
		X線透視検査	全身

像の撮像,および,放射線治療では,リニアック放射線治療装置,サイバーナイフ放射線治療装置を用いた外部放射線治療照射,X線CTシミュレータやX線シミュレータによる治療照射計画を行っている.また,放射線部以外では,救命救急,手術部などのX線撮影にも対応している.診療放射線技師が業務している部門と各検査名に対する検査・治療用途に対する装置を一覧したものを表1に示す.

3. 医学物理士

医学物理士は,放射線治療計画や放射線管理に携っている.

4. 看護師

看護師は,造影剤を使用する特殊X線検査や,MRI検査,放射性同位元素を用いる陽電子放射断層撮影(PET),放射線治療などにおいて,検査や治療中の患者看護・管理を行っている.

5. 技能職員,事務職員

技能職員は,各検査室で発生したフィルム画像の整理・保管管理,貸出し・返却のアリバイ管理,フィルム画像複写,デジタル画像のCD複写などの画像管理を行っている.

事務職員は,患者の検査・治療の受付,案内,予約,連絡などの受付業務や患者カルテ搬送業務を行っている.

患者が放射線部で受付し,検査,治療を実施,終了後,診断,治療結果が各診療科に返信されるまで,各検査・治療室では,医師,診療放射線技師,看護師,事務職員などが,互いに密接な連携を保って患者情報を共有し,各々の業務を遂行し円滑な放射線診療ができる体制をとっている.

■診療放射線技師が行っている業務内容とは

診療放射線技師が行っている業務をより詳細に説明する.各部門での撮影・治療など,患者の放射線診療に直接携わる業務の

ほかに，放射線画像管理，放射線の安全管理，放射線機器の安全管理などがある．さらに，大学病院は，診療と同時に教育・研究の場でもあることから，放射線機器の治験，新しい診断や治療方法の研究も業務としている．これらは，個々に遂行されるべきものではなく，診療・教育・研究が密接に関連している．

次に，各部門別の業務内容について説明する．

1. 画像診断部門での業務
a. X 線撮影部門

一般単純 X 線検査は，胸部・腹部撮影や，全身の骨・関節の撮影，乳房撮影などを行っている．撮影検査室は，撮影部位の違いや小児撮影などによって撮影室が区別されている．1 日の患者数，撮影件数は放射線部の中では最も多く，特に，整形外科領域のスポーツ外傷やリウマチ疾患の撮影には専門的な関節撮影法や撮影技術が要求される．また，乳房撮影では，女性技師の配置を優先的に考えた対応をしている．各撮影室で撮ったX線画像は，画像チェック（検像）によって，画像の良否を一定の基準で確認した上で各診療科に画像配信する体制としている．また，再撮影されたX線画像を検討することで，特に若い診療放射線技師の撮影技術向上に役立っている．

b. 一般造影 X 線検査

消化管，婦人科・泌尿器科・整形外科系の造影検査を X 線透視像を観察しながら，消化管，子宮卵管，腎臓尿路，脊髄腔などが造影されるタイミングで撮影を行っている．胃などの上部消化管造影検査では，診療放射線技師による撮影や医師の指導の下で読影を行っている施設もある．

c. X 線 CT 検査

MDCT (多列化検出器 CT) による高速撮

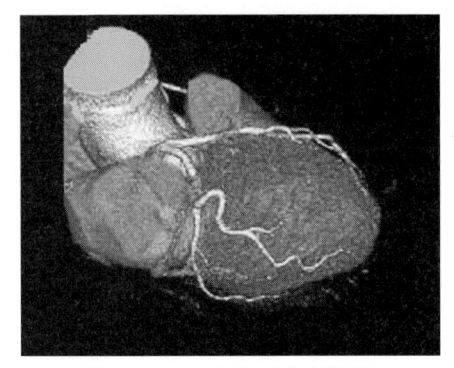

図 2　MDCT による 3 次元立体画像

像，および，高速画像処理が可能となり，検査が短時間（約 10 分程度）になり，多くの患者処理ができるようになった．心臓 CT では，心電図同期で撮像し，得られた断面のボクセルデータから 3 次元立体画像（図 2）を作成し，冠動脈の狭窄や梗塞の画像診断のための画像処理を行い，IVR 支援システムとして活用している．

d. MRI 検査

乳がん患者の手術前検査として，ダイナミック造影を用いた画像評価を，手術のための診断支援として行っている．

e. 特殊撮影部門

カテーテル検査では，肝動脈を塞栓して肝がんを兵糧攻めにする肝動脈塞栓術，血管の狭い部分を手術しないで風船で拡張させる血管形成術などの血管内治療や，胆道系の狭窄の治療など IVR の技術を用いて，患者に負担の少ない低侵襲性治療が行われる．カテーテル検査室には血管造影装置とX 線 CT とを組み合わせたアンギオ CT 装置が設置され，IVR を支援するために，X線管を回転するコーンビーム CT によって，血管の走行を立体的に捉えることができるため，画像診断の精度の向上とカテーテル治療や手術の安全性の確保などにも役

立っている．診療放射線技師は，IVRを支援するコーンビームCTの操作や画像データ収集後の3次元画像処理に対応するため，術者の術式や進捗状況を瞬時に判断できるように常に検査状況を的確に把握しておかなければならない．

2. 核医学部門での業務

核医学部門では，単光子放出核種と陽電子放出核種をトレーサとする核医学検査を主として行っている．単光子放出断層撮影装置（SPECT）や陽電子放射断層撮影装置（PET）の撮像では，がん，脳，心臓などの代謝・機能を画像化して評価している．さらに，CT画像との重ね合わせを行うSPECT-CT装置やPET-CT装置を用いた撮像を行っている．これによってがんの早期発見や遠隔転移の発見に威力を発揮し，診断精度向上に寄与している．核医学検査では，患者に投与された核種の量や投与後の時間によって集積度が異なるため，画像収集が最適に得られるようにするための知識と技術について，医師とカンファレンスを行っている．核医学で用いられる放射性物質は放射線医薬品と称され，投与前の準備と管理は診療放射線技師の重要な業務である．

3. 放射線治療部門での業務

リニアック治療装置を用いた外部照射によって，乳房温存療法などのがんの放射線治療，白血病などに対する骨髄移植のための全身照射などの治療を行っている．治療中の患者の照射部位と照射線量の検証を1週間に1度，医師とのカンファレンスで確認している．毎日の放射線治療照射は，必ず診療放射線技師2名で患者間違い，部位間違い，照射野間違い，照射方向間違い，照射線量間違いなど事故防止のためのダブルチェック体制で行っている．

舌がん・中咽頭がんなどの頭頸部がん，子宮がん，前立腺がんなどに対して，高線量率小線源治療装置を用いて内部から放射線を照射する腔内照射や組織内治療では，治療計画から照射の線量チェックと管理を行っている．

治療計画では，X線CTを用いて収集した画像データをオンラインで治療計画用の計算機に転送して，照射部位と線量と照射計画を医師と確認しながら行っている．

機器の管理業務は重要であり，リニアック治療装置の線量は日々の始業チェックのほかに1週間，1ヵ月の線量測定を安全で高精度な放射線治療のための管理として行っている．

4. 放射線部以外での業務

救命救急センター，手術部，病室などの撮影を行っている．特に，大学病院の救命救急センターでは，3次救急に対応しているため，昼夜を問わず，重症患者への迅速かつ高度なチーム医療が要求されるため，一般撮影とは異なる撮影技術が必要である．

5. 放射線ネットワークと画像管理

病院には，病院情報システムHIS（hospital intelligent system）と呼ばれるネットワークが設置されている．放射線部内にはHISと接続したRIS（radiology information system）がある．RISはHISで入力された患者の基本情報を取得し，検査オーダに従って検査の実施や検査予約の受付をする．検査終了後は実績情報を会計処理システムに転送し，料金計算を迅速に行うことができる．また，各検査によって撮影された画像はPACS（picture archiving and communication system）と呼ばれる画像保管サーバに蓄積，データベース化され，各診療科の端末で読影レポートとともに簡単

に取り出すことができ，フイルムレスとしてモニターできるようになっている．

RISやPACSの管理業務は，診療放射線技師が医療情報管理者として行っている．RISでは，撮影部位，方向などの検査オーダ情報が撮影時に伝わることや，終了後に検査実績としての情報伝達，あるいは，データベース化などができるようなシステムづくりを行っている．PACS管理は，検査機器と画像サーバとの接続によるネットワークシステム管理を行っている．特に，高品質の画像を迅速に依頼側に配信するための画像サーバ管理は重要な業務となっている．

> **メモ** 「HIS」「RIS」「PACS」とは
>
> 「HIS」とは，病院内あるいは病院間にまたがって，患者情報を中心として，診療の現場全般に必要な情報を必要とする人や場所に提供して，受け取った側が，すぐに診療行為に使用が可能となるシステムである．
>
> 「RIS」とは，HISから，放射線部に関するオーダー情報を受け取り，予約受付し，各検査のスケジュールを立て，患者の誘導・案内をする．検査によって発生した画像のアリバイ管理，読影レポートの作成と送り出しなどを行うシステムである．
>
> 「PACS」とは，病院内で発生したすべての画像を取得し，収集・伝送・保管・検索・表示・記録し，必要なときに，必要な患者の画像を提供できるシステムである．

■放射線部門の安全管理

1. 放射線安全管理

放射線診療で使用する電離放射線は，X線，γ線，β線が放射線画像や放射線治療として使用されている．電離放射線を使用するには管理区域を設定し使用場所，使用量が制限され，管理区域に立ち入る医療従事者の放射線被ばく管理が法律で義務づけられている．診療放射線技師は，管理区域で使用する装置と使用施設の遮蔽計算の届出を行い，漏洩放射線測定や放射線同位元素の汚染検査などを定期的に測定しなければならない．また，管理区域に立ち入って放射線診療業務する従事者に，正しい放射線を使用するための教育および実習を行う．また，放射線防護器具の点検も定期的に行っている．さらに，放射線医薬品では，使用の届け，発注，購入，保管，使用，廃棄などの記帳による管理など，放射線を安全に使用するための管理業務を行っている．非電離放射線を使用しているMRIでは，電波法の届出を行っている．

2. 放射線機器の安全管理

大学病院の放射線機器安全管理については，診療・教育・研究を背景に先進医療に対応できるように設置されている．基本的に，患者に安全で安心な医療を提供するために，医療機器の安全管理が重要である．そのために，使用者による点検，研修体制とメーカーによる保守点検や定期点検の策定，さらに，装置の故障時の立会いと修理報告書の管理を行わなければならない．放射線機器のすべての安全管理は，診療放射線技師が行っており，その動作管理の責任を担っている．毎日の装置の始業前点検では，周辺機器も含めたシステムの動作チェックを点検簿に記帳・保管をしている．

メーカーによる保守点検においても，装置ごとに計画的な保守点検を策定している．故障時の対応で重要なことは，メーカーに修理を要請する場合，故障の状況を的確に把握して正確な状況を伝達することによって，故障から早い復帰ができる．日常に，安心して機器を使用するには，装置の特性を熟知し，操作を行うことによって検査をスムーズに行うことができ，ひいては，患者に安全で安心な医療の提供に繋がる．

■学生の実習教育とは

　大学病院では，看護師，診療放射線技師・臨床検査技師・理学療法士・臨床工学技士らのコメディカルの養成教育課程に対する臨地実習教育体制ができている．放射線部では，診療放射線技師養成機関から臨地実習のための学生を受け入れている．臨地実習では，学生の臨地指導や各分野の専門技師による実習カンファレンスを実施しており，学生が診療放射線技術の実習ができる体制を整えている．

■人材育成のための卒後教育と研究

　新たに臨床現場に入ってきた新人にとって，直接患者に対応することになり，患者接遇，チーム医療，撮影および治療技術，画像処理技術，通信技術などを実践することになる．したがって，よりよい医療を患者に提供するためには，専門的な診療放射線技術や知識が必要である．大学病院としての特質から，診療放射線技師もまた診療・教育・研究の遂行が要求されている．そのための勉強会や研修会，学会への参加，発表や学会誌への論文投稿などによるスキルアップが必要となる．

　大学で行われる研究例として，次のようなものがある．

a. 画像診断部門
・64列マルチディテクターCTの導入で，4次元心臓機能解析による臨床研究．
・高磁場強度3.0T（テスラ）MRI装置による高分解能MRI画像とCT，PET，放射線治療などとの重ね合わせ画像による臨床応用．
・フラットパネル血管撮影装置の導入によりコーンビームCTが可能となったため，コーンビームCTの臨床応用，有用性の評価．

b. 核医学診断
　PET-CT装置によるがんの早期発見のための新しい診断技術の開発．

c. 放射線治療
　リニアック装置のIMRT（強度変調放射線治療）に対して高精度治療のための治療検証技術の確立．

■大学病院の診療放射線技師がめざすもの

　医療技術の進歩はめざましく，臨床からより高度な技術の提供と精度が求められ，医療技術職員の専門性が一層必要とされるようになってきた．大学病院では，先進医療，地域医療への取り組みとして，PET-CT・MRI・MDCTのような高度な医療機器の共同利用など，地域医療機関と連携して大学病院の質の高い医療を地域に提供する「開かれた放射線部」をめざしている．大学病院で業務する診療放射線技師の任務は，放射線診療業務の円滑な遂行を図るため，効率的な診療および診療支援，ならびに患者サービスの向上に資するものとし，医療技術向上のための研鑽と大学病院としての教育・研究に積極的に取り組まなければならない．それには，次のような目標をもつことが重要である．

1) 患者本位にした質の高い医療技術の提供を心がける．
2) 医療人として医療技術者間の連携に努力する．
3) 医療技術者として医療技術の向上に励む．
4) 医療技術者の育成・教育に努める．

ワンポイントアドバイス　—ミスから学ぶ，ベストから学ぶ—

■先進医療による患者とのトラブルケース

　大学病院に受診する患者は，最新の設備と専門的な高度で，先進診療と治療を受けることを求めている．撮影での再撮影や撮影時間の長時間化などは患者への信頼を損ない，不信感を与えることになる．技術の熟練度ではなく，診療放射線技師免許を有することが，患者へ診療放射線技術を与えることであることから，よりよい医療の提供には，患者にX線検査の内容の要点の事前説明などでコミュニケーションをとることが重要である．

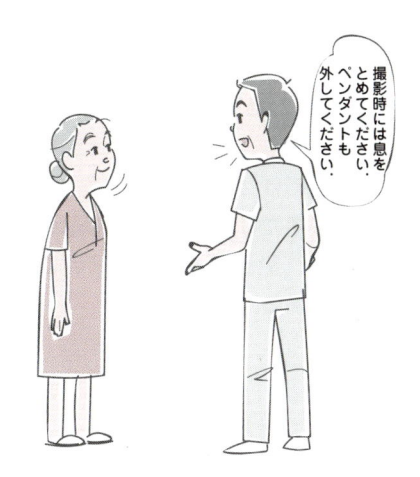

■チーム医療が求められるケース

　特殊な造影検査，CT検査，MRI検査などは，医師・看護師とのチーム医療である．ややもすると，業務に集中するあまり自己中心的な業務進行を求めることがある．しかし，患者に安全で安心で信頼される医療を与えるには，ほかの職種と十分なコミュニケーションをとることで，互いの業務が理解でき，助け合うことができる．特に，常日頃の研鑽が，チーム医療に貢献することになる．

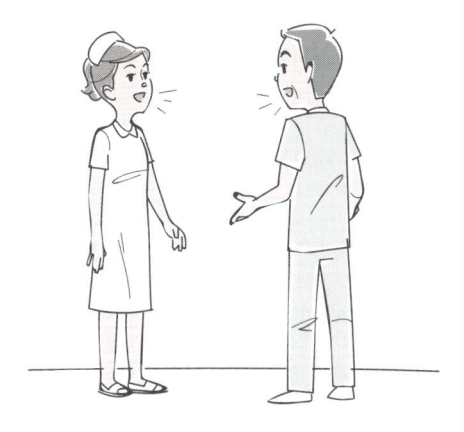

IV. 診療放射線技師が働く職場
総合病院での仕事

船橋正夫

〈理解のためのエッセンス〉

- ●総合病院の特徴を理解することが出発点である．
- ●総合病院の放射線関連設備がどのようなものか理解する必要がある．
- ●総合病院における放射線技術は多岐に分かれ，部門ごとに専門化しつつある．
- ●総合病院では24時間高度医療が求められている．
- ●放射線技術だけが診療放射線技師の業務ではない．
- ●総合病院に勤務する医療技術者に固有の接遇があるかどうかを考えることが重要である．

■総合病院とはどのようなものか

「総合病院とはどのようなものか」という正式な定義が特にあるわけではない．一般的には，100床以上で主要な診療科（最低でも内科，外科，産婦人科，眼科，耳鼻咽喉科の5科）を含む病院のこととされている．実際に存在する総合病院の診療科の一例を図1に示す．この病院は大規模病院の部類に入るが，多くの分野にわたって内科系・外科系が対を成して存在している（例：脳外科/神経内科，心臓外科/心臓内科，泌尿器科/腎臓高血圧内科など）．すべての総合病院がこのような診療体系になっているわけではなく，実際には関連の有無にかかわらず幾つかの診療科をまとめて総合病院と称している施設も多くみられる．

真の総合病院とは，内科系や外科系に互いに関連の深い診療科を配し，一人の患者について連携しながら多角的に医療を行うことができる施設である．これは大変重要な因子で，患者に起こるさまざまな合併症に対して，いかに対応できるかが総合病院

メモ　診療科の連携とは？

例えば，乳がんの手術を乳房温存術で行うとき，一般外科の医師が腫瘍の摘出術を行った後，手術の後半は形成外科の医師が温存術の仕上げを行い患者の乳房の外観を守る．こうすることで患者のQOL（quality of life）の向上に貢献するということである．心臓外科の手術のあと，半身麻痺の合併症を生じた場合に神経内科がすぐに対応し，リハビリテーション科が機能回復を受けもつなどの連携もある．硬膜下血腫で救急搬送された患者の生命維持はまず救急診療科が受けもち，手術は脳外科が受けもつという場合もある．その他に，末期がんなどで寝たきりになった患者の褥瘡（じょくそう）を皮膚科が受けもって治療に当たるなど，相互に密接な関連のある疾患を有する患者に対して診療を実施し，互いの専門診療部門に含まれていない診療領域を補完するとともに，複雑な多臓器疾患など，単一の診療科では治療の難しい疾患などに対する診療を，患者一人一人の病状回復のために有機的に「連携」することが，真の総合病院の在り方である．

としての実力ということになる．診療科数の多寡で病院の価値を論ずるべきものではない．

■**総合病院の放射線関連設備と運営**

総合病院の放射線科の設備や機器構成は，必ずしも最新鋭の機種が揃っているというわけではないが，通常はあらゆる検査・治療が可能な検査機器が揃っている．

基本的な放射線科の構成は大きく「画像診断系部門」「核医学検査部門」「放射線治療部門」の3部門に分かれている．画像診

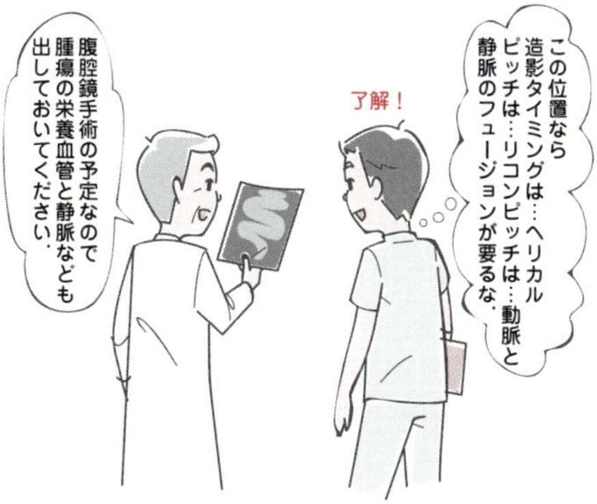

```
総合病院における
診療科の例
├─ 専門医療部門
│   放射線治療科
│   歯科口腔外科
│   形成外科
│   皮膚科
│   眼科
│   耳鼻咽喉頭頸部外科
│   泌尿器科
│   産婦人科
│   整形外科
│   外科
│   精神科
│   腎臓・高血圧内科
│   神経内科
│   糖尿病代謝内科
│   免疫リウマチ科
│   消化器内科
│   内科
├─ 障害者医療・リハビリテーション医療部門
│   障害者外来
│   障害者歯科
│   リハビリテーション科
├─ 中央診療部門
│   臨床検査科
│   病理科
│   麻酔科
│   画像診断科
└─ 急性期医療部門
    脳神経外科
    神経内科
    心臓血管外科
    心臓内科
    小児科
    救急診療科
```

多数の診療科の多様なニーズへの対応には，個々の分野での専門的な知識や画像処理能力が求められる．

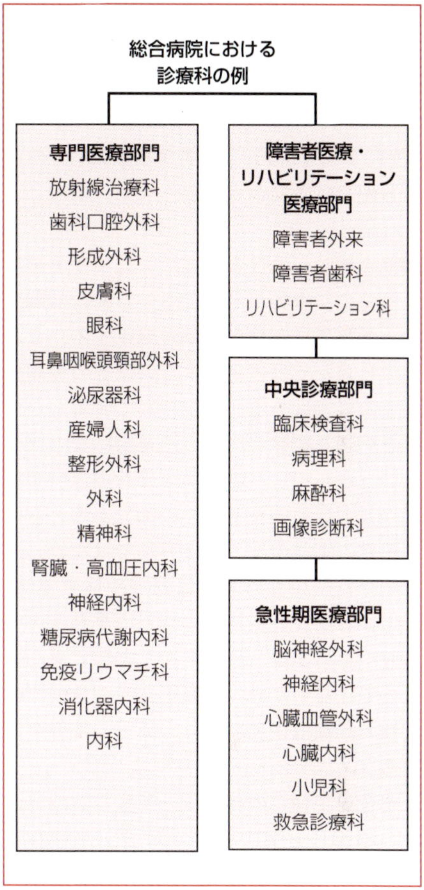

（医師A）「腹腔鏡手術の予定なので腫瘍の栄養血管と静脈などを出しておいてください．」

（技師）「了解！」

（技師の思考）「この位置なら造影タイミングは…ヘリカルピッチは…リコンピッチは…動脈・静脈のフュージョンが要るな．」

図1 大阪府立急性期・総合医療センターの概要

メモ 多様なニーズに対応する技師の能力とは？

病院で行われる検査は，各科共通の検査項目でオーダーされる．しかし，必ずしも求められている要求が同じというわけではない．

例えば，MRIの検査オーダーで，神経内科と耳鼻科から「脳のルーチン検査」という依頼があったとする．ともに「めまい」が主訴である．脳のルーチン検査はT1W, T2W, FLAIR, Diffusionそれぞれの軸位とする．このとき両科の検査目的の共通項は，脳内の器質疾患の検索である．神経内科はそのほかに，虚血性の疾患および動脈瘤や血管系の奇形などを重視しており，T2W画像から判断して必要に応じてMRAを追加する判断が必要となる．耳鼻科では，耳部の疾患を中心に血管系の疾患などを診ている場合が多く，内耳道を中心に小脳/脳幹部の冠状断を追加することがポイントとなる場合がある．少なくとも耳鼻科疾患の有無を証明するということである．このように依頼科が異なれば同じ検査項目の依頼でも注意すべき検査のポイントは異なる場合がある．検査に従事する診療放射線技師が検査項目と主訴だけをみるのではなく，依頼科や過去の診療歴を考慮することが多様なニーズに応えるということの一つの回答である．

断系部門は，X線一般撮影部門，X線TV透視部門，血管撮影部門，X線CT検査部門，MRI検査部門，超音波検査部門などで構成されている．病院の規模によって「核医学検査部門」「放射線治療部門」のどちらかだけの場合もある．

■**総合病院における診療放射線技師の業務**

多くの診療科が活動している総合病院では，多種多様な検査依頼が発生する．これは単科病院では考えられないほどの種類に達する場合もある．教育機関で習得した項目を一通り経験し，偏った業務にならないという意味では，総合病院の診療放射線技師が最も標準的な普通の技師であるともいえるが，実践することは容易ではない．

総合病院における機器管理や検査運営，および診療放射線技師の個々の業務は大学病院や単科病院・診療所などと特に異なるものではないため，実際の個々の分野での業務の詳細は他稿に譲り，簡単な特徴を述べる．

総合病院独自の特徴は，多様な診療科からの検査に必要な機器や設備がおおむね揃っているということ，合併症をもつ患者や多数の依頼科の多様なニーズへの対応が求められるということである．そして研究機関・教育機関としての要素は大学病院ほどの比重は占めておらず，あくまで臨床施設としての運営が行われている．このため，個々の分野で専門的な知識や画像処理が求められる．例えば，X線CTの検査では，大腸がんの腹腔鏡下手術の術前検査として動脈相画像から腫瘍を栄養する血管（動脈）を描出し，静脈相の画像では，腫瘍から排出される血管（静脈）を描出して手術支援画像を作成している．血管の正常解剖や通常のCT軸位像から腫瘍の位置や大きさ，浸潤の範囲を同定する読影力と画像処理技術が求められる．

■**24時間高度医療が求められている**

総合病院の使命の一つに救急医療への対応がある．総合病院イコール救急病院ではないが，本書に救急病院の診療放射線技師についての項目がないため総合病院の一環としてその体制と対応について述べる．以前の救急病院の多くはX線一般撮影検査とX線CT検査，血管撮影検査などを中心に診断していたが，MDCTの登場によって血管撮影は緊急IVRが中心となり，診断用血管撮影の件数は減少した．近年では脳卒中，特に超急性期脳梗塞などへの対応のため，24時間体制でMRIを運用する施設が登場し始めた．このため，当直業務に従事する者全員がMRIの操作技術を習得する必要が生じてきた．

救急病院で24時間対応している業務は，X線一般撮影・病室撮影はもとより，X線CT検査，血管撮影検査，MRI検査，X線TV検査と拡張される傾向にある．X線CT

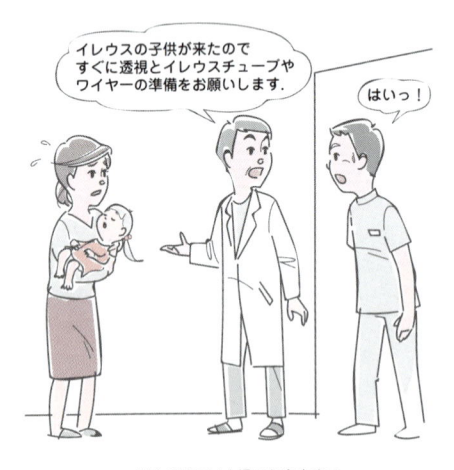

総合病院では小児から老人まであらゆる救急医療が求められる．

部門においては動脈相から静脈相に至る多時相の体幹部撮影および頭部 CTA（CT アンギオ）撮影である．それらで得られた3D データから MPR 画像や VR（ボリュームレンダリング）画像の作成も求められている．血管撮影部門では頭部血管撮影における DSA 撮影および3DRA（回転 DSA）撮影が必要となる．動脈瘤のコイリングやステント，消化管出血の止血などで IVR が行われる場合もある．MRI 検査部門では，diffusion をはじめとした頭部 MRI と頭部 MRA や脊椎系の撮影にも対応しなければならない．イレウスや腸重積，各種チューブの入れ換えなどに対応するための X 線 TV の操作技術も必要である．

以上のように，核医学と放射線治療を除くすべての分野にわたって迅速で高度な医療が求められている．総合病院で当直を担当する診療放射線技師は通常深夜に一人でこれらの検査に対応せねばならず，装置の研修や技術の習得に日夜努力している．

また，当直者が深夜に血管撮影から MRI までの多彩な分野を受けもつため，人的なミスの発生が最も危惧されている．装置の日常点検はもとより，忙しさの中に患者の安全をどのように担保するか，安全を意識した業務のあり方が常に重要な課題である．

■「広く浅く」か？　「狭く深く」か？

診療放射線技師は"広く浅く"全分野を網羅して技術を習得すべきなのか，それとも日常検査で求められる高度な撮影技術や画像処理に対応するために，専門分野について"狭く深く"技術を習得するべきなのか．この命題は多くの診療放射線技師の悩みの一つである．理想的には"広く深く"技術を習得できればよいが，現在の高度化し複雑化した医療の中では困難である．しかし，高度化した医療に対応するには，深い知識や経験に基づいた技術が必須であることも事実である．これら高度医療に対応しつつあらゆる分野の技術を習得し駆使することは可能だろうか．前項の救急病院の診療放射線技師を例に出すまでもなく，総合病院の診療放射線技師はあらゆる分野を担当する必要があるため，少なくとも広く浅く技術を習得することが基本であることに間違いはない．その基本の上に，いずれかの専門分野を見出して"広く浅く一部深く"を実践できるように努力すべきで，できれば少しずつ深い分野を増やしていく努力が必要である．

専門家とは何か？と聴かれると，誰もが「その道一筋のプロフェッショナル」と考える．医療においても同様の傾向（CT 一筋，MR 一筋など）はあるが，その分野

> **メモ**　予習/復習が診療放射線技師を育てる
>
> 病院の IT 化が進むと，撮影室の傍らの端末で，RIS を通して検査オーダーや過去の検査歴，画像診断の所見などを簡単に閲覧できるようになる．これらを利用して，検査前日に翌日の検査の依頼内容をチェックし，①どのような主訴があるのか？　②何を描出しなければならないか（検査目的）？　③過去に検査をしているならば，どの範囲を？　何 mm の厚さで？　どんなプログラムやプロトコールで撮影するのか？　造影するのか？　それはどんなタイミングで？　造影剤の量や種類は？　などを調べて備えることで検査を円滑に運営できるとともに，より深く検査内容や疾患を把握することができる．また，検査後に気になる症例があれば，読影所見を確認することで，その検査について適切な対応を自分ができていたのか？　わからなかった診断名などを勉強することもできる．このような努力を繰り返すことで，診療放射線技師として必要な「臨床力」を養うことができる．

の知識や技術に秀でているというだけでは専門家ではない．特に診療放射線技師としての専門家とは，自己の得意分野の内容が他のモダリティーとはどう違うのか，もっと適した検査がほかにもあるのか，患者にとって最良の検査や治療はどれか…というように，大きな医療の体系の中で自己の分野がどのような意義をもっているのかを把握し，その習熟した技術を駆使できる技術者を指している．決してある分野しか知らない「専門馬鹿」を指しているわけではない．

■放射線技術以外の業務

近年は医療施設のIT化が急速に進み，多くの病院が電子カルテやフィルムレスシステムを導入するようになってきた．この状況の中で，高度医療機器を扱う医療技術者としてのキャリアから診療放射線技師には多くの期待が寄せられている．

1. 画像管理分野

特に期待されているのが，画像管理分野である．フィルムレス化に伴い，画像サーバの管理運営に携わる技師も多い．サーバ容量とも関連するが，全病院で使用するモニターの性能や台数の検討，保管する画像データの品質などについて，放射線科医や各診療科の医師たちの意見を調整し，読影環境までも含んだトータルコーディネートができる数少ない医療人が診療放射線技師である．

2. 医療機器の管理

近年，各医療機関には医療機器の管理責任者が置かれ，病院内の機器管理と安全管理を行うようになってきた．この管理業務は総合病院に勤務する診療放射線技師にとっては機器や装置の定期的な点検や始点検の延長線上に位置するもので，これらを実践的に継続することで他の医療従事者からの信頼を得ることができる．

■キャリアアップへの道

このように，総合病院に勤務する診療放射線技師には，高度医療に24時間体制で迅速に対応することが求められる上，がん対策法などの関係で最新先端医療への対応や研究分野での活動も求められるという現状がある．近年の医療界では研究発表や専門認定などの取得も人事的な評価に結びつく傾向にあるため，学会・研究会への発表や参加および研究会への講師派遣にも積極的に取り組む体制作りが求められている．年間の学会・研究会参加状況の報告を義務づけている病院もある．日常業務を円滑かつ確実に遂行することは，人事評価の基本であるが，実質的にはそれプラスアルファが求められ，学術的な成果などが以前以上に認められるようになってきたのである．この傾向は，専門技師制度にも影響し，近年定められた専門技師認定制度の中には，各種学会員であることやその活動歴・研究歴が受験資格となっているものもある．

これら医療界の潮流を背景に，社会人としての海外留学や大学院社会人コース進学も，以前は大学病院に勤務する診療放射線技師が主流であったが，現在では臨床病院に勤務している診療放射線技師も数多くチャレンジするようになった．

このように，キャリアアップの道は拓かれつつあるが，まだまだすべての病院がこれら学術的な成果や専門技師資格の取得を受け入れ評価してくれるわけではない．自己研鑽が認められるためには，研究や学習の成果を社会や病院にアピールすることが重要であり，今後もたゆまぬ努力が必要である．

ワンポイントアドバイス ―ミスから学ぶ, ベストから学ぶ―

■総合病院における診療放射線技師の接遇

接遇の基本は他項に譲り，本項では総合病院に勤務する場合の接遇について考えてみたい．基本的な対応は同じでもその施設のもつ特徴を考慮した接遇が求められる．

1. 八百屋さんの接遇とホテルマンの接遇

「よっ！ 奥さん今日はええ大根入ってまっせ！ おばあちゃんの腰の具合はどうでっか？ 最近顔見んから心配してましたんや…」．これは八百屋さんの接遇の一例である．客との距離が非常に近く，人と人の間の垣根（壁）が非常に低いパターンであり，簡単に他人の領域に入り込んでいく．逆にホテルマンの接遇は，「こちらの品物もご用意できますが，いかが致しましょう．○○様，お体の調子がすぐれないご様子ですがいかがですか，すぐにお薬をお持ちいたしましょうか…」という感じになる．客との距離は少し離れており，親切心は伝わるが垣根を乗り越えることはなく，馴れ合い的な雰囲気を排した洗練された対応が求められる．ここではどちらが優れた接遇であるかは問題ではない．プロとしてそのような接遇があると理解することである．理解した先にあるのは，それらの接遇を状況に応じて使い分ける技術をもつということになる．

なぜなら，性別，年齢，疾患の種類，家族構成，社会的背景，経済的背景，すべてにわたって多種多様な状況の患者が混沌と存在するのが総合病院だからである．単科病院では時として患者の背景に偏りが生じる場合もあるが，画一的なマニュアルでは対応しきれない人間の集団が患者という存在なのである．では，どのようにするべきなのか．一つの回答として考えられる姿勢は，ホテルマンの接遇を基本として患者に応じて八百屋にも居酒屋にも弁護士にもなるというものである．前述のように患者のニーズはさまざまであり，土足で入ってくるような人間関係を望む人もあれば，スマートに丁寧に接してほしい人もいる．重要なことは，最大公約数が満足するスタイルから入って患者に応じた各論に至るということである．ではホテルマンが医療人の接遇の目標かというともちろんそうではない．医療人…特に総合病院に勤務する診療放射線技師のもつべき接遇のポイントにはあと一味が必要である．それは，「毅然たる優しさ」を示すことである．

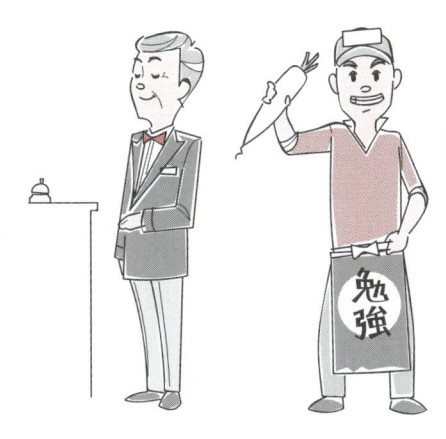

2. 毅然たる優しさ

　接遇とは他者に対する人としての優しさの表現だと考える．優しさを求めると，突然取ってつけたような"べたべた"とした優しさを発揮する人たちが存在する．言葉だけは優しくするが靴を履きにくい患者に手を差し伸べず，患者が歩こうとする道筋からさりげなく障害物をどかしてあげるなどの"心遣い"はできないが，患者につきまとって優しそうな対応をする人々である．優しさとはべたべたすることではない．患者が何を求めて医療施設の門を叩いているのかを考えるべきである．患者は「病気ではないか」「重い病だったらどうしよう」「この怪我は治るのか」etc…というように常に大きな不安を胸に秘めているのである．このため医療施設に求めるのは「安心」にほかならない．病気でないことをはっきりさせたい，病気の重さをはっきりさせたい，病気やけがが治るか，どれぐらい回復するか…etc．このように何らかの形で「不安を解消すること」を求めている人々に対して診療放射線技師がどのように振る舞い接するべきかを考えると，おのずと答えはみえてくる．そこに求められるのは，べたべたと優しいだけの接遇でないことは明白である．求められるのは「この人は信用できる，安心して自分または家族を任せることができる」と感じることができる「毅然たる優しさ」をもった医療人である．

　患者の中には検査が誰のために行われているかを見失い，暴言を吐いたり我儘をいったりする人もいる．そのようなときにただ優しく患者にいわれるままになるのではなく，医療人として患者の言い分を十分聞く姿勢をもちつつ，丁寧に根気よく説明し，時には"諫める勇気"をもたねばならないのである．医療に従事する者としてあなたのために最善を尽くすという強い意志を誠実に伝える優しさこそが「毅然たる優しさ」なのである．

　どのような患者にも同じように接することが重要なのではない．患者に応じて対応を柔軟に変えながら，しかしその本質的な接遇の在り方は変わらないという姿勢が総合病院のように多様な患者が訪れる施設の診療放射線技師に求められる接遇である．それは，たとえ患者が高名な政治家であっても，有名タレントであっても，名もないホームレスのおじいさんであっても，患者側が同じような満足感をもって検査を受けることができるということが重要なのである．

　自己満足のための優しさでは人に伝わらない．あえていえば，あまりにもスムーズに心尽くしの対応をしてくれるので親切に優しくされたことすら患者が意識しないという接遇こそが究極の接遇だともいえる．そこまでの領域に達することは容易ではないが，どのような患者に対してもその人の背景を読み取り，納得できるような検査や治療を行うという努力が笑顔となって現れるとき，患者は安心を感じ，自分も協力しながら検査を受けようと考えるのである．

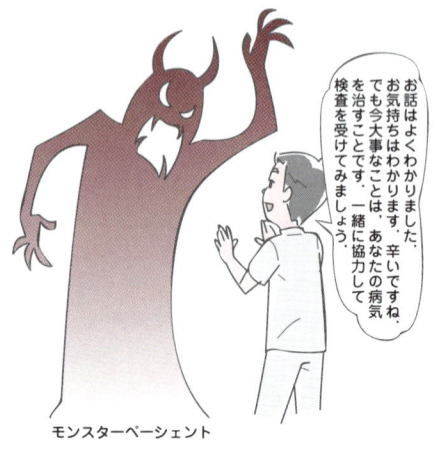

モンスターペーシェント

IV. 診療放射線技師が働く職場

小規模病院・診療所での仕事

江端清和

―〈理解のためのエッセンス〉――
- ●職場同僚の診療放射線技師は多くても数人である．
- ●患者と近い人間関係が築かれる．
- ●一般的に高性能な検査機器は設置されていない．
- ●ほぼすべてのモダリティ（施設によっては超音波や眼底カメラまで）を担当する．
- ●技師業務以外の"仕事"も多いが，これも意外と勉強になる．

■どんな職場か？

1. 魅力はあるの？

まず，皆さんが就職先として病院を希望する場合は，①多くの高度医療機器が備えられている，②診療科目が多く，より規模が大きい，③職場には多くの先輩や同僚がいて，いろいろ教わったり聞いたりすることができる，④学会発表が活発である，などをあげられるのではないだろうか．このような大きな規模の施設は確かに魅力的であり，また，自分の能力を伸ばす可能性に満ちていることは間違いないだろう．では，中小規模・診療所規模の施設には魅力はないのだろうか？ 能力を伸ばす可能性は閉ざされているのだろうか？

そんなことはない．規模の小さな施設には大規模な施設ではなかなか味わうことのない魅力がちゃんとある．

まず初めに驚くのは，職員と患者がほとんど顔見知りだということだろう．筆者の病院は職員総数60数名，1日外来患者数が150～200名ほどで，患者の多くがいわゆるお馴染みさんである．初めのうちは煩わしく思うこともあるかもしれないが，長く務めていく中で築かれていく人間関係の重要さに気づいていくことだろう．名前を聞くだけで患者の特徴や状態，前回の検査内容が思い浮かぶことも稀ではない．

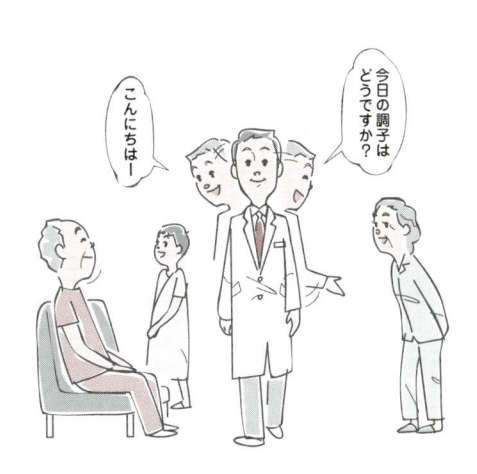

規模が大きくなると診療放射線技師はどれかのモダリティを一定期間，または長期にわたって担当することが多いようであ

る．小さな規模の施設では多くの検査モダリティを自分が担当する．このことは患者の多種の検査を自分が担当することにもなり，画像診断に関しての責任を自分が担っていると実感することもできる．ある検査で自分がチェックしたことを他のモダリティで改めて自分で確認することが日常的である．このことは，病気や診断の総合的な知識を身につけることにも大いに役立つ．

小規模の施設に勤める診療放射線技師でも，多くのモダリティや疾患によく通じている．装置のもつハード的なスペックはどちらかといえば低いグレードに分類される機器を使っていても，その装置で出せる（求められる）能力を十分に理解し，診療側（医師）と強い信頼関係を築いている診療放射線技師は多くいる．

個人的な意見であるが，小さな施設に勤める診療放射線技師ほど，その施設の画像診断レベルを決めてしまう立場にある．これは診療放射線技師にとって責任は伴うがたいへん大きな魅力ではないだろうか．

2. 教えてくれる先輩が欲しい！

若い技師，特に新卒の診療放射線技師にとって職場が自分1人であるということは自分の知的欲求を満たす上で確かにハンデになるだろう．診療所レベルではほとんどの場合1人職場である．そこでは装置のスペックによらずまさに自分の能力がその施設の画像診断レベルになり，これは大きなプレッシャーである．しかし職場は1人でも近隣医療施設の技師たちと親しくなることでいろいろなことを教えてもらえる．また，各モダリティごとに多くの勉強会・研究会が必ずといっていいほど各県・各地区にある．先輩は自分の施設にはいなくてもほかの施設に大勢いる．是非ともそういった場を利用して多くの諸先輩と顔見知りになって知識を吸収していただきたい．勉強会・研究会を運営・企画している世話人たちの一番の悩みは「どうやって若い技師に来てもらうか・発言してもらえる雰囲気をつくるか」である．知らないことは恥ではない．知らないくせに知ったかのような顔をしてその場をやり過ごすことこそ恥ずかしいことである．

小規模であってもある程度の病院になれば1～2名の先輩技師がいる．先輩を困らせるほどの質問攻めをしていただきたい．先に勤めていればその分いくらかは知識を貯えているが，先輩であっても知らないことがある．先輩技師にとっては知らないことを気づかせてもらえるチャンスにもなり，自分が調べて教えることができれば施設のレベルアップにも直結する．ただし，「わからないことをただ聞くだけでなく自分で調べる姿勢」というのは最も重要である．人から聞いたことは忘れやすいものだが，自分で苦労して調べたことは本当によく覚えているものである．日頃の疑問は是非とも先輩や勉強会・研究会の場を利用して解決に役立てていただきたい．

■診療放射線技師の業務と役割

中小病院から診療所にかけての施設規模で施設に働く診療放射線技師がまず心に刻んでおかなければならないことは「撮影業務だけが自分の仕事ではない」ということだろう．

1. 業務以外の"仕事"？

まず技師が小規模施設に勤めると，診療放射線技師業務以外の仕事をこなさなければならない必要性に迫られるだろう．

通常男性職員の数は圧倒的に少ないことが多く，男性の診療放射線技師の場合，力

仕事はもちろんせざるを得ないが，出入りの業者との折衝，簡単な修理やコンピュータでのワープロや表計算ソフトの使い方，果ては病院ホームページの作成まで手伝わされることもあるかもしれない．

また，放射線部門以外の部署も担当するように指示されれば，全く畑違いの部門も勉強しなければならなくなる．筆者は栄養部，ケアマネージャー達のいる介護支援センター，デイケア，物品購入部門の担当を指示された．

規模が小さいためにフットワークが軽くなり，多くの部門と関わりをもてることで，学校で学んできたことや勉強会，研究会では得られなかった知識を得ることができる．また，施設全体にわたることを自分が采配するというと大げさではあるが，関わりをもって流れを作っていったり，流れを変えていったりすることができるようになることも面白い仕事の一つだと理解してもらうと，施設規模が小さいことも意外と楽しく思えてくるようになるかもしれない．もちろん業務以外の仕事はこれ以外にも施設管理的なことにまで及ぶだろう．

規模が小さいからこそ経験できるいろいろな体験も楽しいことだと思う．

メモ 他部門（署）を知る

栄養部門では，それまで全く知らなかった栄養士・管理栄養士の業務の実際から診療報酬上の必要書類，栄養管理加算の取り方，各種届出用件を学ぶことができたし，厨房ステンレス製品の規格や，床排水・エアコンの空気の流れ，熱容量，スチコン（スチームコンベクション）の規格・性能などを知ることができた．また，調理方法の違いによるさまざまな料理の工夫やそれに携わっている調理部門のスタッフの熱意を直に感じた．

介護支援センターやデイケア部門では，介護保険に関する多くの知識を身につけることができた

し，その中でのケアマネージャーやPT，OT，STといった多くのリハビリスタッフの動き，流れ，介護スタッフの悩みや日常の問題点を一緒になって解決していくことができる．"介護"という枠組みの中で診療放射線技師の関わりがいかにないのかということを思い知らされた．

2. 少量多品種生産？

小規模施設に勤める診療放射線技師の特殊性をあげるとするとまさに「画像診断何でも来い！」状態での日常業務ではないだろうか．

一般撮影はもちろんだが施設にCTやMRIがあれば当然担当する．また，胃透視や注腸といった造影検査，マンモグラフィー，眼底カメラや心機図脈波図ポリグラフ検査といったありとあらゆる診断技術と知識を身につける必要がある．ただし，これらは検査ごとの件数は少ない．マンモグラフィーを1日に十数件も撮ることはないだろうし，検診でもなければ眼底カメラを何人も続けて撮ることもないと思う．超音波検査などは腹部・乳房・頸部血管・下肢静脈・穿刺・造影など多種多様であるがどれも1日数件程度かもしれない．ただ

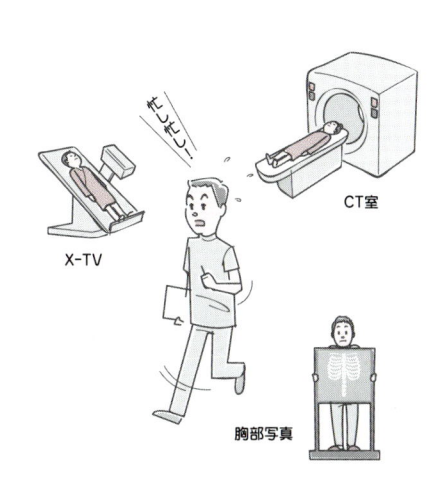

し，検査件数が少なくても検査の質は当然のことながら高く要求されるので日々の努力と情報収集が欠かせないことはもちろんである．

一般的に小規模施設はプライマリ・ケアを担当する医療機関となる．ここでの画像診断・検査がその後の患者QOLの向上に重要な役目を果たす．早期発見，早期治療における治療成績の向上，入院日数の短縮は総医療費の低減にも大きな役割を果たすことができるものだと筆者は信じている．

診断目的ごとに最適な検査，機器の選択がなされ，必要に応じてより精度の高い高度・特殊な診断法へと進んでいく．つまり画像診断は目的別に行われる「初期的な画像診断」と「詳細な画像診断」とに大きく分けられ，両者は大きく診断の性質が異なっており，施設規模ではない医療内容による段階別診断という概念が発生する．「初期的な画像診断」では主に目的を持ったX線撮影や超音波検査による画像情報によって初期の疑い疾患を絞り込み，MRIやMDCT，PET-CT，血管造影などの「詳細な画像診断」では段階を踏んだより精緻な画像情報によって患部の状態を詳細に診断することになるわけで，まず初めに患者をみることになる小規模施設で画像診断を担当する診療放射線技師の業務と役割はきわめて重要である．

3. 診断してはいけないのでは？

規模が小さければ放射線科医が常勤でいることは少ない．それでも検査は行われ，検査結果は診察室に届けられる．専門医・読影医が不在であれば臨床医・主治医サイドから検査結果の画像について問いかけられることも多くなる．「ここにある影は何だと思う？」「この患者って異常あるかな？」「検査の結果を教えて」，果ては「この画像から病気は何だと思う？」など答えていいものかどうか迷ったり，「わかりません」ではすまないようなことも多々あるだろう．

一昔前（筆者の世代）の技師教育では「観察してもいいが診断はしてはいけない」と教えられて育ってきた．就職してからも同じようにいわれたものだ．しかし，近年では学会のセミナーや技師向けの専門雑誌でも堂々と「○○の診断法」といった記事が組まれている時代である．診断基準・鑑別ポイントがわからなければ，必要な情報が写っているのかどうか判断できるはずもなく，必要な画像を医師に提供できない．診療放射線技師も画像診断ができて当然であるということが放射線科医の側からでさえ聞こえてくるようになってきている．

主治医の専門分野ではない検査の結果を担当した診療放射線技師に聞くことは自然なことだと思う．

"正確"な診断を診療放射線技師が下す必要があるわけではなく，医師の判断に有用な情報を提供できるだけのスキルをもった診療放射線技師がいることは患者にとって，幸せだと考えて日々の業務に励んでいる．

■キャリアアップへの道

小規模施設でのキャリアアップには大規模施設と同様に2種類あるだろう．

1つめは診療放射線技師として学問的，学術的なキャリアを積むという道である．このことは施設規模によらず小規模施設に勤めていても可能である．技師会，技術学会で発表を重ね，研鑽し，発表する側から講演する側に立場を変えて学問的な追究を継続される方は施設規模の大小によらずいる．ただ，やはり規模の小さい施設にそう

いった技師は少ない．理由としてあげられるのは，先にも述べたように基本的に高機能・先進的な機器を扱うことが稀であること，圧倒的な症例数の少なさ，さらに施設に診療放射線技師が少なければ職場を離れることが困難であるという制約を受ける場合も多い．困難な環境でも独創的な検討・研究を行ってこられた諸先輩方はいるが，彼らは卓越した能力をもっており誰にでもできることではない．

学問的，学術的なキャリアを積むということには修士号や博士号といった学位取得の道もある．これは施設規模には全く関わらない．また，近年では社会人入学制度による大学院への道が大きく開けている．学卒からの直接進学ではなく，勤務しながらの勉強になるので金銭的にも時間的にも困難は伴うが，すでに多くの諸先輩が社会人として修士，博士の学位を取得し活躍されている．診療放射線技師が社会的に認められ，医療チームの中でも確固としたポジションを占めていくためにも，また，政策的立場から国の医療政策に関する各種委員会に委員を出し，行政的手腕をもてるようになるためにも一人でも多くの方がより高位の学位取得をされることを願ってやまない．

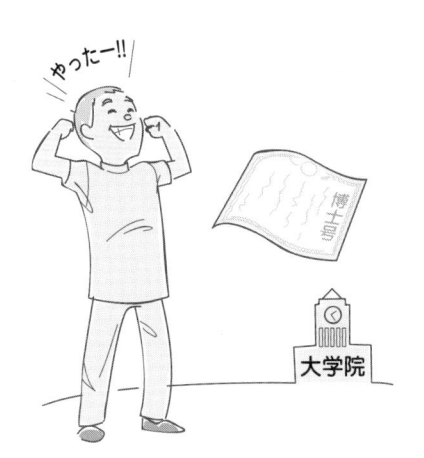

もう1つの診療放射線技師のキャリアアップは勤務する施設におけるいわゆる「昇進」の道である．

大規模施設になるとどうしても実務は総務，医事課などの事務系職員が指導力を発揮する．それは仕方のないことで施設の維持管理から関係機関との連絡，文書の管理までをこなすことは日常業務をしながらできるものではない．また，近年では副院長に医師以外の職種が就くこともあるがほとんどの場合は総婦長クラスの看護師である（この場合，多くは学位の取得が条件になっているようだ）．診療放射線技師の場合だと技師長，科長が多くの場合で昇進上の最高位となっている．

しかし，中規模から小規模の施設では，診療放射線技師であった方が事務長職に就かれていることは決して珍しくない．これは小さい施設にいけば事務長になれるというわけではなく，管理能力があることが認められ，かつ，その施設で最も適任者であれば院長・理事長の信任を得て診療放射線技師が事務長職に就いて病院全体の運営に力を発揮していけることが可能であるという事実である．

ただ，個人的な意見であるが，事務長職は傍でみているほど容易ではなく，大変な激務なのでなりたいとは思わないが，そういったキャリアアップをめざす方々には「鶏口となるも牛後となるなかれ」といった格言もあることだし，是非とも頑張っていただきたい．

ワンポイントアドバイス　—ミスから学ぶ，ベストから学ぶ—

■いつものなじみの患者で順番通りに検査ができなかった

　その日，一般撮影室に自分では衣類の着脱に時間のかかるＡさんが入っていた．続けてなじみの患者（Ｂさん），そのあとから頭部 CT 検査の依頼患者 2 名が来られた．一般撮影室のＡさんは脱衣を始めたところだったので先に頭部 CT の患者 1 人目を撮影し終了，その後一般撮影室のＡさんの撮影を終了させた．1 人目の CT の患者に結果を渡し終わってもまだＡさんは服を着終わっていなかったので，2 人目の頭部 CT も施行した．Ａさんが一般撮影室から出られたので，すぐにＢさんをお呼びしたが，このときＢさんはすでに大変ご立腹である．曰く「ワシよりあとに来た患者を次々検査して，いつまでも呼ばずに結局最後にしたのはけしからん」．

　担当者としては空いている検査装置から順番にこなし，結果的にはＡさんが撮影室から出ないことにはＢさんは入れなかったのだから仕方がないと思っていたがこの場合はやはり"ひと声"かけるべきであったと思う．

　「いま，Ｂさんの検査をする部屋が混んでいますのでほかの部屋を使われる方から先にさせていただきます」とひと声かけていればお互いイヤな思いをせずにすんだ．技師としてついつい段取りの都合で検査を進めがちだが，患者は誰が先で誰が後かの順番を大変気にする．ひと声かける心の余裕をもって仕事をしたいものである．

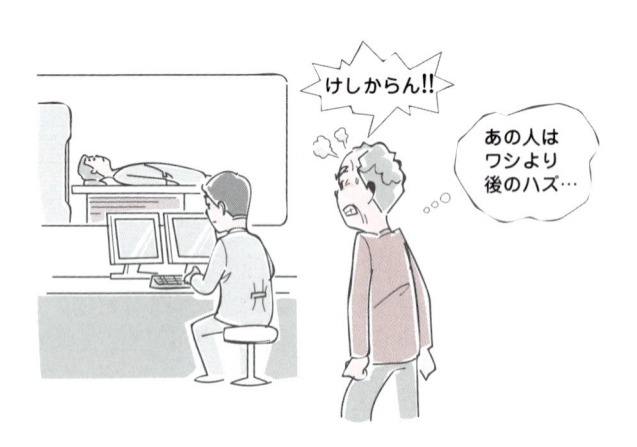

■「腹部 CT 造影」と書かれた検査依頼書には検査の目的欄に「腹部精査」としか書かれていなかった…

　診療放射線技師2名で勤務している施設でのことである．1人が超音波検査で膵尾部に腫瘍を指摘した．すぐに腹部造影 CT にまわってきたが，このときの CT 担当は別の技師だった．検査依頼書で「腹部精査」としかみなかったのでカルテに添付されてきた超音波画像や所見用紙，サーバーの超音波画像なども見ることなしに「ルーチン」として造影 CT を施行してしまった．検査が終了してから超音波を担当した技師が偶然戻ってきて「膵尾部はどうだった？」と聞いたところで初めて CT 担当技師はカルテと超音波の画像を見た．カルテには「超音波にて膵尾部腫瘍疑い」とはっきり書かれてあり，添付された画像でも明らかに腫瘍を思わせる像が写されていた．

　ルーチン検査だと思い込んでしまうと過去画像の参照やカルテをさかのぼった確認などしないものである．先入観をもたずにすべての患者に"最高"の検査を心がけよう．最高の検査は"高価"な装置でなくても十分可能である．

■歩いて MRI 検査を受けに来た患者の MRI 検査で…

　外来から1人の患者が「数日前からすこしふらつく」との主訴で MRI 検査に来た．転倒既往もなく医師は脳梗塞を疑い MR の依頼である．検査を担当した診療放射線技師は脳幹部にあたかも梗塞を思わせる信号変化を認めたが，なぜかいつもと違うと妙に引っかかり「なんだか気になるなぁ．なにかいつもと違うような…」と思ったが，特に医師に伝えずに結果を外来に送った．

　患者は脳外科紹介で脳梗塞の治療が開始された．数日後のフォローアップ CT で脳幹部の梗塞と思われた部位に有意な出血を認めた．すぐに梗塞の治療を中止し，その後再出血することもなく患者は無事退院となった．

　日常の検査で「なぜか気になる」「なんだか感じが違う」と思うことは誰しも経験することと思う．この例の場合，違和感を感じた時点で主治医に連絡し，追加ですぐに CT を施行していたらこのようなことにはならなかったはずである．

　自分で納得できないときは是非医師にほかのモダリティでの検索や経時的な観察をお願いしてみよう．

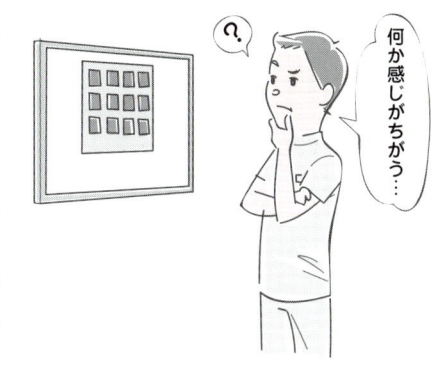

IV. 診療放射線技師が働く職場

健診センターでの仕事

萩原　明

〈理解のためのエッセンス〉

- ●健診センターにおける診療放射線技師の役割は，高品質な画像を提供することにより，病気の早期発見に寄与することである．
- ●健常者の関心が最も高いのががん検診であり，特に，胃がん検診，肺がん検診，乳がん検診などで診療放射線技師の果たす役割は大きい．
- ●健診センターにおいても医療安全の推進が求められる．

■健診センターとは？

　病院と基本的に違うのは，健常者を対象に検査・検診を行うことにある．健常者とは身体的に異常を伴う人間ではなく，日常の生活に何ら身体の異常を感じない人を対象に検査・検診を実施する施設が健診センターの目的と使命と考えている．

　多数の受診者または被検者が健診・検査の対象集団として集合し短時間，低コスト，多項目の健診・検査を1日ないし2日程度で行い，効率よく効果的に遂行することが求められている．

　当然，検査・健診結果は受診者にいち早く診断結果通知が提示され，正確な検査・検診として結果が相手にわかりやすく，生活習慣病対策としてもプラスになるようなデータが要望されている．

■健診センターの診療放射線技師の業務は？

　健常者から求められているのは，成人病の中でも関心度の高いのはがん検診である．早期に発見し早期治療可能ながんを画像情報として高品質な画像を提供することが，技師に与えられた業務だと思う．診療放射線技師の携わるがん検診業務は，消化器がんを主体とした，胃がん検診・大腸がん検診，肝・胆・膵の腹部臓器がん，呼吸器がんとしては，肺がん検診，婦人科検診は乳がん検診さらに男性がん検診としては，前立腺がん検診などがあげられる．

　がん検診に止まらず，健康管理としての健康診断業務もある．例えば，結核予防法の改正の動きもあるが，従来から胸部X線検査が存在する．職域を対象に結核と肺がん検診などは健康診断の一環として撮影を行うこととして労働安全法に規定されている．

　2006年8月に設置された「労働安全衛生法における胸部エックス線検査等のあり方検討会」での議論の結果（**表1**）が報告されている．

1. 雇用時の健康診断（則43条） 　—従来通り，胸部X線検査を一律に実施すべきである．
2. 海外派遣労働者の健康診断（則5条の2）

―従来通り，派遣前，帰国後に胸部X線検査を一律に実施すべきである．
3. 結核健康診断（則46条）
　　―医療機関への受診を前提にして，発病のおそれのあるものに対する6ヵ月後健診は廃止．
4. じん肺法に基づくじん肺健康診断：毎年実施
　　―じん肺の所見のみならず，肺結核，肺がんなども念頭においていることから，現行通り毎年実施．
5. 特定業務従事者の健康診断
　　―従来通り年齢を問わず実施．

表1　労働安全衛生法における胸部X線検査などのあり方検討会

目的：結核予防法の改正によりすべての労働者に年2回（2回目は結核のおそれがある場合のみ実施）の結核健診の実施を義務づけていたが，対象を限定して，年1回の実施となった． 　現行の労働安全衛生法では年1回（結核のおそれがある場合，6ヵ月後再検）を義務づけているが，同法改正に伴い，健診項目をどのように扱うか検討．医療技術の進歩，定期健康診断の有所見率などを踏まえて，健康診断項目の検討をする．

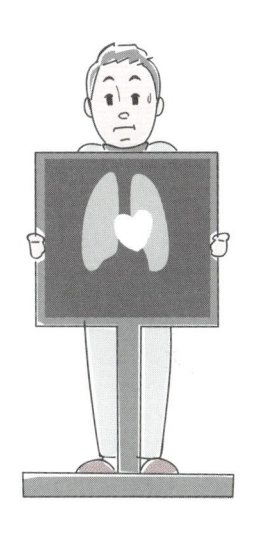

　雇用時については従来通り，胸部X線検査を一律に実施すべきということである．結核健康診断については，発病の恐れのある者については6ヵ月後にしなければいけなかったものを，結核予防法と同様に，医療機関で診てもらうこととし，健診としては廃止する．じん肺法に基づく健診あるいは特定業務従事者については従来通り行う内容となっている．

　定期健康診断は，40歳以上を対象とするということで，40歳未満は医師の判断で省略可能となった．ただし，有所見者らは省略できないとされた（**表2**）．

　省略可の範囲などの具体的な内容については，厚生労働科学研究班で検討中である．したがって診療放射線技師としては，健診機関に在勤する場合は，健診内容と同時に法的根拠も知識として理解しておくべきではないだろうか．現在，話題になっているアスベスト肺とは，クローム肺・石綿肺？　など職業性肺疾患も胸部単純X線写真の病出に表現される画像として理解したいものである．

メモ　1枚の写真の重み

　でき上がった写真は，読影医の診断に良くも悪くも提供されるが情報のすべてが含有されている．1枚の写真の裏には人間が存在していると考えよう．

　健診センターでの「がん検診に携わる診療放射線技師の精度管理」としては以下の通りである．

表2　定期健康診断

- 40歳以上を対象
- 40歳未満は医師の判断により省略可（有所見者らは省略不可）
  ハイリスクグループ，デンジャーグループ，職場環境（受動喫煙など）の問題を念頭におき，有効性などの調査・研究と合わせて評価を行う→別途，検討
- 雇用時健診の後，40歳まで5歳ごとの節目健診
- 見直しの実施について
  ① 労働者に対し健康確保に対する不安が生じないように周知する期間が必要であること
  ② 胸部X線検査の労働者の健康管理に対する有効性を評価する必要があること
  → 定期健康診断における胸部X線検査の有効性の評価がなされた段階で行うのが適当である

■胃がん検診の仕事は

胃検診を始める前に，受診者のために事前に行うものとして，パンフレットの作成がある．健康教育ともいう．

1. 食事：夕食は午後10時までにお摂りください（検査6時間以上空けてください）．
2. 排便：検査前になるべく排便をすませてください．
3. お薬：医師の処方箋は検査時間3時間までに少量のお水で服用してください．
4. 服装：ボタン・金具のない下着を着用してください．

さらに，検査後の注意として
- 検査後は便秘を防ぐために，すぐに多めの水分（200cc以上）お摂りください．
- 検査後下剤をお渡しいたします．添付の説明書をよくお読みになり服用してください．
- 1日中こまめにたくさんの水分をお摂りください．
- 普段から便秘しやすい方はお申し出ください．

上記は，検査前・検査後の注意事項であるが，よりよい胃部X線検査を遂行するには最低限守らなければならない．受診者協力がどこまで浸透できるかは日常のコ・メディカルのチームワークが問われる．

胃X線検査を受診される方には，看護師・診療放射線技師の十分なオリエンテーションが最良な写真が撮れるかにかかっている．

1. 絶飲食

パンフレットを守ってもらうこと．

2. 体位変換〔回転〕

飲んだバリウムを胃全体に万遍なく付着させ，微細な粘膜を描写させるため360°回転を2〜3回行ってもらう．

3. 頭が下がる姿勢

新撮影法の腹臥位前壁二重造影の撮影法である．細心の注意で受診者の全身を直視しながら注意深く検査を行う．−30°前後の逆傾斜なので左右の握る棒を両手でしっかり握ることと，肩当てを必ず受診者の肩に固定する．撮影技師が受診者の安心感を言葉で直に理解してもらうようにすること．

胃撮影では，その成功のいかんはいかに受診者の胃の緊張を和らげるかにかかっている．最近のトラブルは，受診者の高齢化に伴いバリウムによる嚥下障害が目立つようになった．また，加齢以外の要因で嚥下機能に何らかの異常をもつ受診者に対しても気をつけねばならない．

メモ　誤嚥リスクの高い受診者への対応

検診時の問診の注意と「ムセ」咳き込み，のどの異常を感じている人，がらがら声，65歳以上の人など受診者には注意深く観察する．

バリウムを飲む前にできるだけリラックスさせて検査に誘導させること．検査の途中誤嚥に気がついたときは直ちに検査中止とすること．看護師または医師に連絡し対処してもらうなどリスク管理も技師の大切な仕事と考えている．

4. がん予防重点健康教育およびがん検診実施のための指針には[1]

a.「胃がん検診」精度管理として

[問診]
- 問診は現在の病状，既往歴，過去の受診状況などを聴取する．

[撮影]
- 撮影機器の種類（直接・間接・DR撮影・II方式など）を明らかにする．
- 原則として間接撮影で，10×10 cm以上のフィルムでII方式とする．
- 撮影枚数は，最低7枚とする．
- 撮影の体位および方法は日本消化器がん検診学会の方式によるものとする[注1]．
- 造影剤の使用に当たっては，その濃度を適切に（180～220 W/V％の高濃度バリウム，120～150 mLとする）保つとともに，副作用などの事故に注意する．
- 撮影技師は撮影に関して，日本消化器がん検診学会による研修を終了すること．
- 撮影技師の全数と日本消化器がん検診学会認定技師数を報告する．

[読影]
- 読影に従事する医師は，読影医全数と日本消化器がん検診学会認定医数を報告する．
- 読影医は原則として2名以上の医師によって行う（うち1人は日本消化器がん検診学会認定医とする）．

その結果に応じて過去に撮影したX線写真と比較する．記録の保存，受診者への説明，検査システムとしての精度管理，事業評価に関する検討，がん検診の集計・報告など必要最低限の精度管理項目などがあげられている．

受診者は健常者といえ，先に記載したように検査前に問診が行われるが，「妊娠中または妊娠可能性の方」は胎児への障害の可能性から中止する．また，「バリウム投与の禁忌事項」としてアレルギー的反応を示す場合は中止とする．

b. 撮影技術条件に影響されるものとして

- 心臓疾患の既往・治療中の方
- 喘息治療中の方
- 高血圧（180/110 mmHg以上）
- 糖尿病治療中の方
- メニエール病の方
- 現在体調不良の方

は，医師の診断による確認が条件となるので検査前にこれを実施する．

また，本人とのインフォームドコンセントによる確認も重要である．習慣便秘の方には十分な水分補給への指示，遅い夕食を摂った方，誤って食事を摂った方には検査を改めて設定してもらうとか，かぜを引いている方，熱のある方，軽い腰痛のある方などには検査中止もありうるので十分な説明と同意が必要と考えられる．ところで，透視撮影中においては透視台から目を離してはいけない．透視撮影する際には受診者に3割・モニターに7割の割合で撮影に全神経を集中して臨むべきである．

受診者はあなたを見ているし信頼されるか否かが写真に表現されてくる．これは撮影するすべてにいえることで健診を受けるかどうかにも関わる診療放射線技師の姿勢が反映される．言葉遣い・態度・目線・服装・髪型・顔艶など受診者はあなたを見て判断するだろう．よい写真を撮る前にこの技師に任せていいのかどうかが問われている．

注1）新・撮影法・変法，直接撮影法，DRおよびFPDによる撮影法は，日本消化器がん検診学会発行，新・胃X線撮影法（間接・直接）ガイドライン（2005）を参照．

メモ 透視台から目を離さない！

何が起こるかわからない検査である．透視台から決して目を反らしてはいけない．空腹のため血糖値が下がり貧血で倒れることもある．手の位置が悪くてのけがも考えられるし，圧迫の際，受診者が無理に動くことによる肋骨の骨折も考えられる．受診者の顔・体から目を離してはいけない．

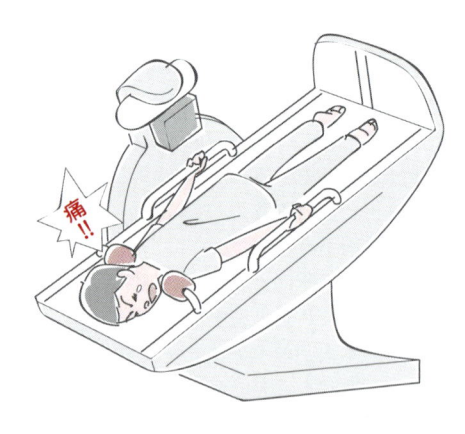

■肺がん検診の精度管理

わが国における，肺がんの罹患数(率)[注2]は67,890人(2000年推定値)，死亡数は59,922人(2004年確定数)であり，それぞれ，3番目，1番目に多いがんである[1,2]．

男性においては死亡数で1993年に胃がんを抜いて1位を占めている．死亡率減少効果を示す相応な証拠があるとされるのは，非高危険群に対する胸部X線検査，および高危険群に対する胸部X線検査と喀痰細胞診併用による肺がん検診を実施することを勧める[3]，と報告されている．

健診センターの放射線技師に課せられた業務は，豊富な情報量の画質と高い信頼性によるフィルムの提供だろう．

診断に適した胸部単純X線写真の諸条件を満足されなければならない．

濃度
・1枚の写真に肺全体と内部構造が識別できるコントラストを伴う画像．

鮮鋭度
・病変の検出能や性状の識別が認知されるもの．

コントラスト
・肺野の微細な病変や，淡い陰影，さらに血管影がどこまで追跡できるかなど，専門的なものは専門誌を読んでいただきたい．

日常の写真は，表3を参考にチェックを行い安定した胸部単純X線写真の提供を励行していただきたい．撮影された写真は3年間保存が義務化されている．比較読影が通常行われているので，機器管理・現像管理などの保守管理・日常管理にも十分に配慮すべきである．

最近の動向には，各種検査検診にデジタル化の導入が著しい．胸部画像の提供にはCRの活用が20数年前から使用され，富士写真フィルム以外にも各フィルムメーカが独自の構想により画像処理パラメータを提供している．しかし，いまだにデジタル胸部X線写真の標準化はできていない．また，FPDの開発も各社盛んに行っているので広く知識を吸収していただきたい．ただし，デジタル胸部X線写真の適正写真にはアナログ写真を理解し熟知されるべきである．胸部デジタル画像の評価方法は，従来確立された評価方法が基本となるべきもので，デジタル画像形成プロセスの過程に生じるデジタル特有の要因を研究し取り入れることがベターではないか．各デ

注2) 罹患率とは，ある集団においてがんに新しく〔罹患した者をその対象集団の観察人数〕を〔対象者個人の総和〕で割って得られる．すなわち「人口千人あるいは10万人を1年間追跡した場合に新たに罹患する割合」をいう．

表3 平成18年度・直接撮影・技術系採点ワークシート（物理的指標による評価）

評価技師名		A・B・C・D・E・F・G・H		機関コード番号	—		
評価項目			評価摘要区分	フィルム1	フィルム2	フィルム3
肺野濃度 7点	肺全体および第6-7後肋間	評価A	全体が適切	7	7	7
		評価B	中肺野は適切	6 5 4	6 5 4	6 5 4
		評価C	中肺野がやや不適切	3 2 1	3 2 1	3 2 1
		評価D	全体的に不適切	0	0	0
			Dmax =	=	=	=
縦隔濃度 3点	心臓・胸椎	評価A	心臓・胸椎の濃度が最適	3	3	3
		評価B	心臓・胸椎の濃度が適切	2	2	2
		評価C	濃度がやや不適切	1	1	1
		評価D	全体的に不適切	0	0	0
コントラスト 10点	心血管および肩甲骨と肋骨外縁	評価A	コントラストが明瞭	10	10	10
		評価B	コントラストが適切	8 7 6	8 7 6	8 7 6
		評価C	コントラストがやや不適切	5 4 3	5 4 3	5 4 3
		評価D	コントラストなし	0	0	0
鮮鋭度 5点	圧着の程度および右下肺血管のボケ	評価A	全域にわたって良好	5	5	5
		評価B	おおむね良好	4	4	4
		評価C	ほとんどボケている	3	3	3
		評価D	全域がボケている	0	0	0
粒状度 5点	腋窩部の粒状性	評価A	目立たない	5	5	5
		評価B	少し目立つ	4	4	4
		評価C	目立つ	3	3	3
		評価D	荒い	0	0	0
	マイナス点数		-2	-2	-2	-2
その他	指摘箇所		1. 撮影体位（肋横角欠如）	1	1	1
			2. 左右肺野の濃度差	2	2	2
			3. 肩甲骨排除不足	3	3	3
			4. シミ　5. キズ	4 5	4 5	4 5
			6. ホコリ　7. 現像ムラ	6 7	6 7	6 7
	総合計					

ジタル画像形成システムに関する臨床研究とその物理的評価が今後の課題であり，無駄な線量を照射しない適正な条件をデジタルでは要求される．被ばく線量にはアナログ以上に注意し，受診者の安全・安心な胸部X線写真の提供に工夫が必要である．

施設検診では，胸部単純X線検査の実施から精密検査としてCT検査が実施される．その中で肺がんCT検査は欠かせない検査となっている．．

肺がん検診という特化した分野で，機器の安全管理，読影の協力や画像処理やthin slice CTの施行，および画像保存などがある．近時には胸部CT専門技師制度が確立されるので，今から準備すべきである．

メモ 末梢血管影の描出

肺の既存構造が描写された写真が要求され，微小肺がんの発見には胸部単純X線写真・CT検査に求められている．それには撮影条件，感材系の選択，現像系の処理条件などの精度管理を励行する．

■乳がん検診

欧米では，乳がん罹患率は増加しているにも関わらず，1990年以降には乳がん死

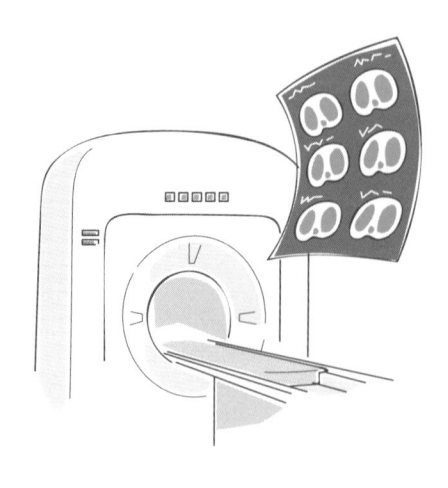

亡率は減少している．これはマンモグラフィ乳がん検診の普及（受診率70〜80%）による早期乳がん発見が増加したことによる．

　日本では，女性乳がん死亡・罹患率ともに増加しており，2000年3月「がん予防重点健康教育及びがん検診実施のための指針」（老健第65号）や2004年4月の改訂（老老発第0427001号）の通達により，40歳以上の女性のマンモグラフィ導入が勧告された．日本のマンモグラフィ検診受診数（率）は110万人（4.6%）であり，乳がん死亡率は，0.24%であるが，あまりにも受診率が低いのが現在問題となっている．

「乳がん検診」精度管理

　検査項目は，問診，視診，触診，画像検査とする．

撮影（撮影機器，撮影技師）

・乳房X線撮影装置が日本医学放射線学会の定める仕様基準[注3]を満たす．
・乳房X線撮影における線量および写真の画質について，第三者による外部評価を受ける．
・撮影技師はマンモグラフィの撮影に関する適切な研修[注4]を修了する．

撮影

・撮影技師は，マンモグラフィの基礎，撮影技術，品質管理，撮影機器についての筆記試験と40例のマンモグラフィ読影試験としている．試験評価基準はA〜Dの4段階評価である．

　A：読影あるいは撮影を行う十分な実力があり，講師依頼の対象となる．
　B-1，B-2：読影あるいは撮影を行う十分な実力がある．
　C：指導者とともに読影あるいは撮影可能であるが，さらなる研鑽が必要である．
　D：読影あるいは撮影に従事する前にさらなる研鑽が必要である．

　試験にてA，Bのタイトルを取得していても満足な写真が撮れるかは疑問である．まず受診者とコミュニケーションが取れているか．胃検査でも述べたように受診者が緊張しないよう不安感を抱かせないように言葉，態度，目線，化粧，口臭，汗など技師から清潔感が漂うような気配りがまず大事である．手の動き，足の動き，体全体でポジショニングがされる．乳房の大小・形・硬さ・柔らかさ・年齢など検査対象でのコンビネーションが問われる．良き指導者に実務上の訓練を受け，研修の励行が良好な乳房写真の提供になるようにしていた

注3）乳がん検診に用いるX線装置の仕様基準：マンモグラフィによる乳がん検診の手引き第3版，マンモグラフィガイドライン第2版参照．

注4）マンモグラフィ撮影，読影および精度管理に関する基本講習プログラムに準じた講習会．

だきたい[注5]．

読影の際には，必ず立会い認定読影医師との意見のやり取りが写真の向上に必ずプラスになる．医師との連携がよい写真に反映され信頼感が生まれる．胃部・胸部・腹部・乳房など撮影された写真の読影には責任がある．そのためには医師との意見交換の場として読影には積極的に参加してほしいものである．

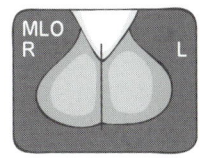

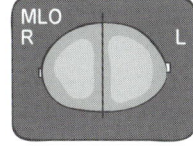

> **メモ** 講習会から学ぶ
> 日本乳癌検診学会精度管理中央委員会（精中委）の講習会での認定があるが，講習会への参加を通じてさらに勉強しなければ精度は維持できない．学会・講習会・研究会などの自主的な参加が必要である．

■肝・胆・膵超音波検査

腹部臓器では，超音波による検査が行われている．特に，人間ドックによる画像診断としては胃・胸部それに腹部超音波検査のオプションとしてCT検査・PET・乳房検査などが行われている．腹部による超音波検査では臨床衛生検査技師の生理機能担当者である超音波検査士が行っているのが実情である．無害であり，受診者の検査による苦痛がない点，各臓器の動きを見ながら観察できる，薬や注射も使わない，軟部組織の分解能はきわめて高い，その場でリアルタイムに検査結果がわかるなど利用度は高い．難点は視野が狭く，検査者の経験による差が顕著で，医師でも読影が難しいことである．したがって，診療放射線技師が行う際は腹部臓器の解剖学的な十分な理解と超音波の特性と操作性を熟知し，読影医師との信頼関係を密接にしてCT検査時の腹部臓器の位置関係を頭に入れて対比できるような勉強をすべきである．講習会を受けて日本超音波医学会の腹部認定取得が大切だろう．

■乳房超音波検査の認定技師制度

日本での乳がん検診は，若年者（30歳代）超音波検査の有効性の検証を始めている．その際，乳がん検診に用いるための標準化，教育などの精度管理が必要なことから日本乳腺甲状腺超音波診断会議教育委員会（JABTS）による医師・技師の従事者講習会が行われている．技師の2日間の講義は全体講義として乳腺疾患の基礎知識・病理・超音波の特性・用語・記録など，グループ講習のあと試験があり精中委のマンモグラフィ講習会と同じように実施されている．マンモグラフィを撮影している技師には理解度の高い診療放射線技師が対応するべきと考える．マンモグフィ検査と乳腺超音波検査の両方の技術を習得できれば豊富な情報と知識を共有し受診者に説得できるノウハウではないだろうか．診断に寄与できる最大の効果が発揮できるのではないだろうか．乳腺超音波検診には診療放射線技師の参加が望ましいと考える．

注5）乳房撮影精度管理マニュアル（改訂版）放射線医療技術学叢書（143）ISSN 1340-7716.

> **メモ** 検査者と受診者が近い位置での検査
> ・表情や態度に十分注意をする．
> ・症状や既往歴などの情報をできるだけ取る．
> ・検査の結果を聞かれるので注意．

■健診センターの医療安全対策は

今，医療において最も大切なことは安心・安全の確保である．検診の受診者には安心して安全に診療が受けられるような医療環境を整備し，高い品質の真の価値ある健康診断支援サービスの提供である．

これらの目的を達成するためには，健診センター所長を中心として，組織的，計画的に安全対策を推進するとともに，職員全員が医療安全に対する意識を高め，日常業務においても医療事故を未然に防止し受診者の安全と安心を確保する努力を怠ってはならないと考える．

健診の中での医療事故に対しては，過失の有無を問わず，受診者に望ましくない事象が発生した場合は，関係者にはただちに報告する．報告内容に関しても検討し，改善策を策定する．

安全管理のための指針・マニュアルなどの整備をする．医療安全のための研修も随時行い未然に防止するためにも不可欠だろう．

健診センターにおいても，ヒューマン・エラーは専門の知識，技術，能力の有無にかかわらず誤った認識や自己判断や行動で起こることがある．したがって，事故にならない工夫の仕組みが大切であろう[4]．

■もっと詳しく知りたい人は…

1) 厚生労働省第三次対がん総合戦略研究事業：がん予防対策の為のがん罹患，平成17年度報告書，2006．
2) がんの統計編集委員会：がんの統計，2005年度，がん研究振興財団，2005．
3) 佐川天保，他：特別寄稿「有効性評価に基づく肺がん検診ガイドライン」．癌と化学療法 34：481-483, 2007．
4) 医療機器に係わる安全確保のための体制の確保．平成19年4月1日医療法改正．

IV. 診療放射線技師が働く職場

放射線機器関連メーカーでの仕事

関口淳子

> 〈理解のためのエッセンス〉
>
> ● 放射線関連メーカーでの仕事は，医療現場のニーズを開発技術陣にフィードバックすることで，よりよい自社製品を開発し，よりよい医療に貢献することである．

■どんな職場か

　放射線関連メーカーでの仕事は，自社の製品を通じて，患者を初め，臨床の現場に関わるすべての方々に，診断能の向上，患者の負担の軽減（苦痛を少なく，被ばくを少なくする，など），操作性の向上，製品の品質の向上などをもって貢献することである．

　一般的に放射線関連メーカーでは，それぞれの製品に対して，販売，保守・管理，企画・開発，生産・製造などを主な業務としている．このほかにも，品質保証，安全性の確認，特許関係なども欠かせない業務である．

　読者の皆さんは，皆さんの職場である病院や，実習先の施設で，メーカーの営業マンや，装置の修理などをしているサービスマンにお会いになったことがあるかと思う．ここでは，このような放射線関連メーカーでの主な業務を紹介してみたい．

　営業：お客の要望を把握し，それに見合った製品を紹介する．幅広い製品の知識と，常日頃からのお客との円滑なコミュニケーション能力が求められる．

　サービス：製品の設置・据えつけから，保守，修理，管理を行う．故障によるダウンタイムを短くするよう，種々の工夫がされている．技術的なノウハウと，お客との的確なコミュニケーション能力が必要になる．また，製品を最大限に活用してもらうために，装置導入時の取り扱い説明を行う場合がある．お客の要望に沿った使い方をわかりやすく説明する．検査中などでも操作がわからない場合に，質問を受け付けるコールセンターを設けていることもある．

　企画・開発：次期製品に盛り込む性能や機能などを吟味し，どのように実現するのか，を決める．この段階では，斬新なアイディアの実現性を検討するための実験的な試みも多く行われる．

　生産管理・製造：一定の品質を保った製品を，計画に従って生産する．装置の搬入・設置の予定に合わせて，工場から出荷し，無駄のない在庫管理を行う．

　品質保証：製品がしかるべき品質を保持しているか，を確認し，またさらなる品質の向上を目指す．

　このように，たくさんの，さまざまな部署が協力して，一つ一つの製品を支えている．

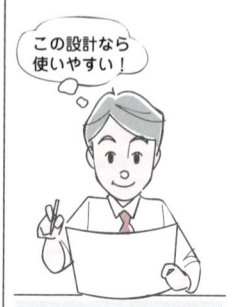

■診療放射線技師の業務と役割

　放射線関連メーカーで，診療放射線技師の有資格者に期待されることは，臨床の現場を熟知していることである．この強みは以下のような業務で活かされることが多いようである．

　1）装置導入時の取り扱い説明
　2）コールセンターでの対応
　3）臨床的な知識を活かした製品紹介
　4）新しい機能・アプリケーションの研究，開発
　5）技術者として新しい機能の製品化

　いずれにしても，現場での使われ方や，お客が改善したいと考えていることを，的確に理解する能力が求められる．

■キャリアアップへの道

　前述のように，メーカーでは，さまざまな場面で活躍の機会がある．それぞれの分野で，社内での地位を上げていくことも可能である．海外にも事業所があるようなメーカーの場合は，海外で働くことも選択肢の一つとしてあげられる．

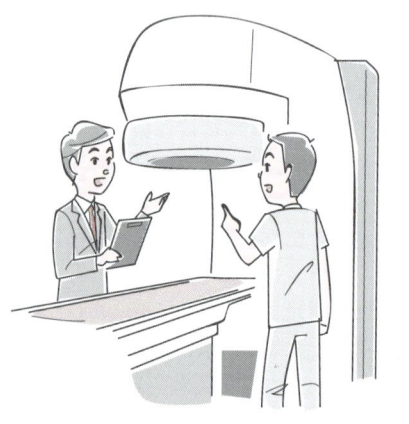

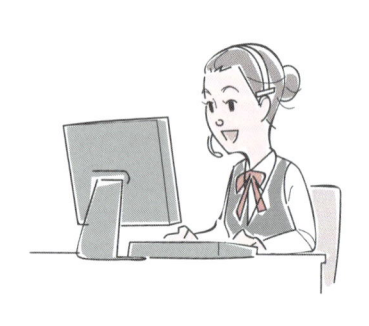

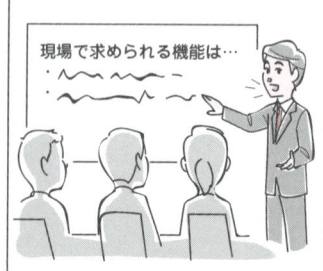

1）装置導入時の取り扱い説明

2）コールセンターでの対応

3）臨床的な知識を活かした製品紹介

4）新しい機能・アプリケーションの研究，開発

5）技術者として新しい機能の製品化

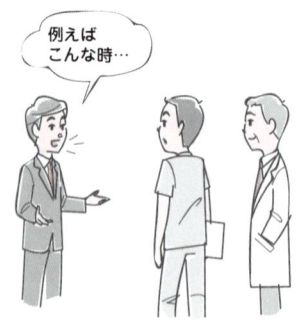

IV. 診療放射線技師が働く職場
医療情報関連メーカーでの仕事

田中雅人

─〈理解のためのエッセンス〉─
- 診療放射線技師の知識は医療情報システム運用に大変役立つ．
- 病院運営の成否は医療情報システムをいかにうまく運用できるかにかかっている．
- 放射線部門だけではなく病院全体の中で問題を把握できる能力が必要．
- システムは患者のためにあることがすべてに優先すると同時に，システムは机上の空論であってはならない．
- 相反する要求を分析・調整する高度な能力が要求される．

■本章をお読みになる方に

 本章をお読みになる読者諸氏は，診療放射線技師を志しながらシステムにも興味をもち，医療情報の方面でどのような仕事があり，どういったところに就職可能で，どのような知識をもつべきかを知りたい方々だと想定している．

 そこで，本章では，病院運営における医療情報の役割を述べ，次に，医療情報における放射線診療部門の位置づけと具体的なシステムをあげる．その中で診療放射線技師もしくは放射線診療の知識をもった人材に何を期待するかについて触れ，最後に次の世代を担う読者諸氏に，次世代のシステムがもつべき要件について筆者の考えるところを述べる．

■医療情報の役割

 IT化の波は医療業界に否応なく押し寄せてきている．日本の医療におけるIT化の特徴は，日本独特の保健医療制度と深く関わっている．具体的には，保険点数請求に対応するためのレセプトコンピュータから発達した．そのため，諸外国に比べると，早くからIT化が推進された．しかし，弊害として，現在広く使われている電子カルテが，何らかの形でレセプトコンピュータの概念から抜け出すことができないでいる．この弊害を端的にいうと，徐々に改善されているとはいえ，診療現場でのワークフローへの対応が不十分な点である．いいかえると，今までの医療情報システムの多くは，system centered design（システムを中心にした設計）であり，user（patient, staff）centered design（患者やスタッフを中心にした設計）の観点が不足していることである．

 医療情報といっても，医事会計，診療録，看護支援，給食，物流，薬剤，地域医療連携，検査，リハビリ，放射線といった多くの領域があり，大手電子カルテメーカーなど，すべてを網羅する企業もあるが，それぞれの領域に特化した製品を開発・販売する企業もある．

就職先としては，このようなIT企業も選択肢となるが，実は，臨床現場においてIT化を支える人材が不足しており，かつ重要でもある．大きな病院では医療情報部門を独立して確保する施設も少なくないが，システム構築上の配慮が各部門システムまで細かくいき届くことは少なく，十分な対応がなされないことが多い．

■ 医療情報システムにおける放射線診療部門

放射線診療部門でのIT化は，画像診断機器のデジタル化から始まった．その後，総合画像診断なる概念が20年ほど前に提唱され，それを支えるきわめて重要な技術DICOM (digital image communication in medicine) 規格が完成されていった．このDICOM規格の登場により放射線部門のIT化が急速に進んだ．現在，放射線部門での情報システムは，PACS (picture archiving and communication system, 画像蓄積通信システム), RIS (radiology information system, 放射線情報システム), REPORT (reporting system, 読影レポートシステム) の3つの大きなシステムから構成される．この3つのシステムは，病院をフィルムレス化するための要となっており，病院全体のIT化には必要不可欠なシステムであり，予算的にも大きな割合を占めることが多い (図1)．

■ 医療情報分野での診療放射線技師の役割

先にも述べたように，病院IT化における放射線部門システムが占める役割は大きい．そこで，放射線診療の知識をもった人材がどのような役割を担うべきか．IT企業に勤めるにしても，病院のスタッフとしてIT化を担うにしても，最も重要なことは，臨床現場の実際をしっかりと把握するために，その知識を利用することである．

以下に幾つかのワークフローにそった具体的なポイントを述べる．

1. 放射線検査オーダーエントリーシステム

例えば，検査依頼目的が入力できないオーダーエントリーシステムなど論外である．正確で適切な放射線画像検査を実施するためには，正確な目的と臨床情報を放射線部門に通知することが必要不可欠である．企業のIT技術者の場合，自分が診療放射線技師としてその施設で検査することを想定し，自信をもって放射線画像検査を実施できるかどうか自分自身に問うべきである．その判断の正確さを高めるために放射線診療学の知識を活かすのである．当然，臨床実習などで実際に放射線検査を実施した経験なども総動員する．

2. 放射線検査実施

臨床病院のスタッフは，患者を前にしているのである．その臨場感をシステム構築上から忘れてはならない．目の前に苦しんでいる患者や血だらけで運ばれてくる患者がいる．使い勝手の悪いシステムや不正確なシステムのために患者を待たせたり，間違った情報で検査をしたりすることがないよう，システム構築に取り組まなければならない．

実際に臨床現場であった例を述べる．各検査をユニークに識別するための番号 (study instance UID) がある．この番号はRISによって付番されるが，この番号のユニークさが担保されないという不具合が起こった．どうなるか？違う患者に違う患者の画像データが関連づけられるのである．かぜの人が肺がんになる可能性がある．あってはならないことである．それが起こってしまうところにコンピュータシス

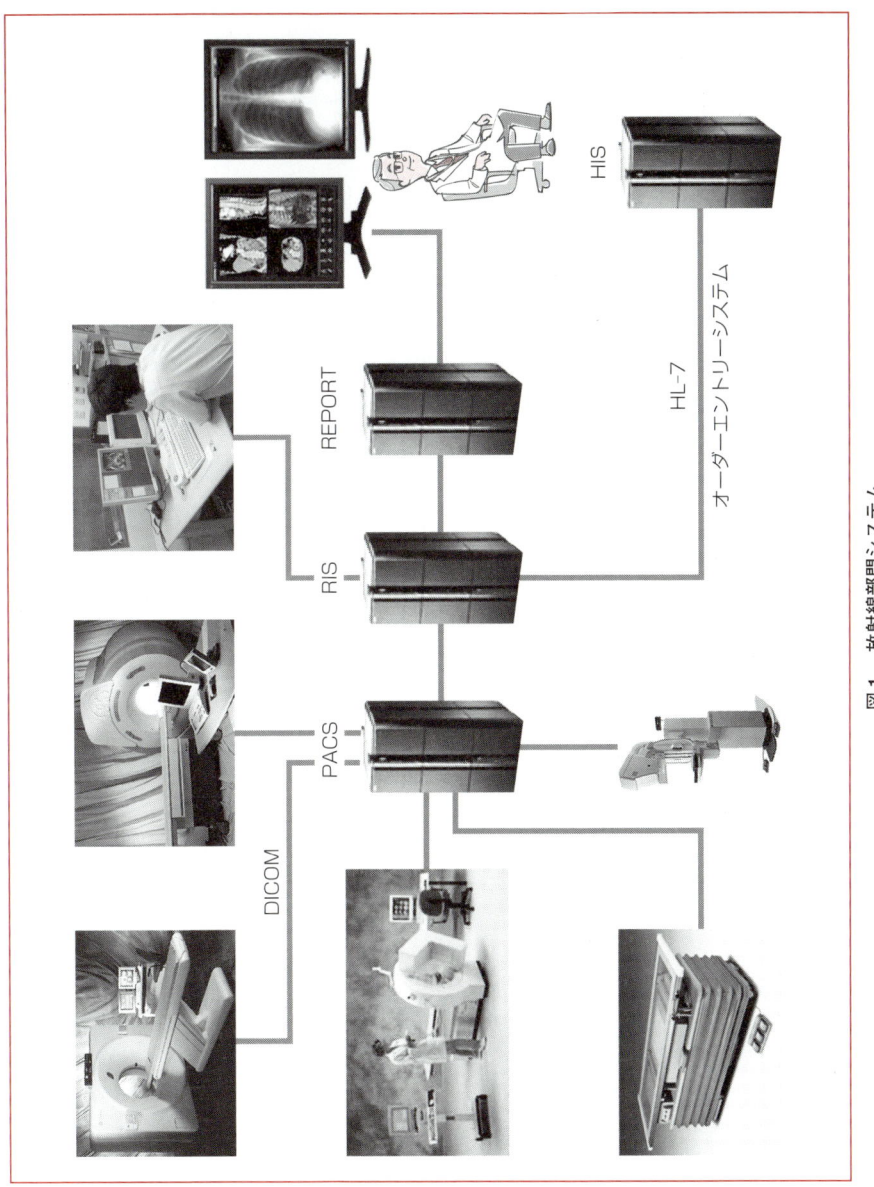

医療情報関連メーカーでの仕事　127

図1　放射線部門システム

テムの恐ろしさと脆弱性がある．しかし，開発ベンダー側に臨床現場への真摯な態度と，臨場感とそれを想像するだけのイマジネーションがあれば避けられはしなかった

か？　まさに，放射線診療学という学識を積んだ読者諸氏には，そのような役割を求めたい．将来，IT企業への就職を目指す読者諸氏にも，患者と直接接する臨床経験

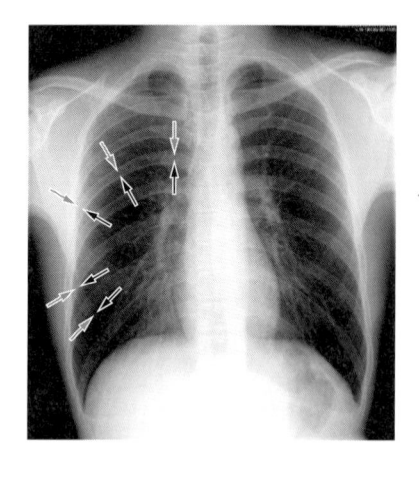

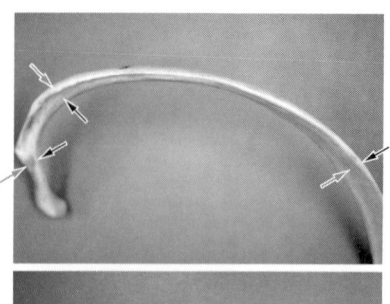

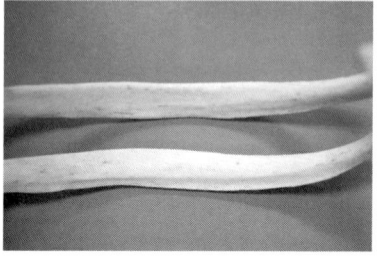

図2 診療放射線技師にとって画像読影とは？
Q1：肋骨の形状は？ 表現してごらん．
Q2：胸部X線写真に描出される上縁と下縁は標本上どこにあたる？ 後方から前方に至る陰影について表現してごらん．

や臨床実習の大切さを認識してほしい．

3. 画像診断と画像読影

放射線部門は，主に診療放射線技師と放射線科医師という2つの職種からなりたっている．それぞれの役割が違うことは当然である．放射線科医師は主に画像診断を行う．画像診断の一つの目的は，診療放射線技師によって提供された画像を読影し，所見があればその所見と依頼目的や臨床情報との関連性を分析し，その病態機序を医学的に説明することである．

では，診療放射線技師にとって「読影」は不要か？ 実は，この点について，筆者が診療放射線技師になった30年前から侃々諤々の議論が展開されており，結論は出ていない．ここでは筆者の私見として述べるが，診療放射線技師が読影できないということは，自分たちの行っている仕事に責任をもたないということと同義だと考える．診療放射線技師にとっての読影とは，自分たちが画像化しているものは何かを，医学的に正確に把握すること．胸部X線画像の肋骨陰影一つにしてもである．胸部X線画像に描出されている肋骨陰影の上縁と下縁は，必ずしも肋骨の上縁と下縁に起因するものではないことをご存じだろうか（図2）．

解剖学と病理学と放射線医学を1つのものとして統合化した知識の上で画像を理解する（読む）こと，それが診療放射線技師にとっての読影であると考える．別のいい方をすれば，今，自分が画像化しているものは何かを正確に医学的に記述できる技術である．

その上で，検査依頼目的と画像診断装置や検査方法の特徴を関連づけ，最適な放射

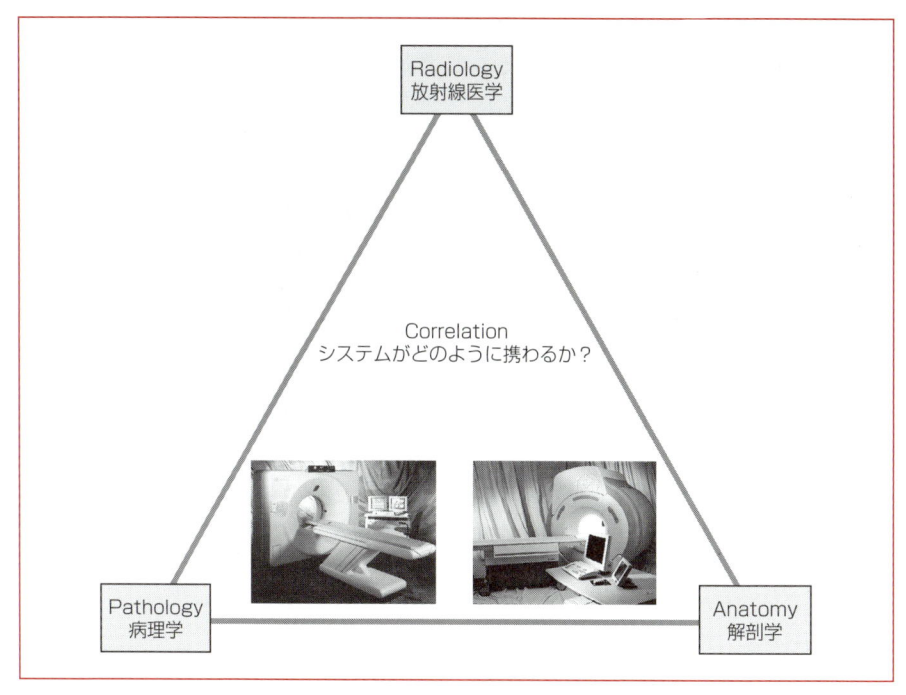

図3 放射線診療を支える3つの学問へのシステムの貢献

線検査を実施し，付加価値の高い画像データを医師に提供すること．また，臨床利用された画像データを再評価し，必要であれば検査方法や検査装置にフィードバックする努力を行う．それが診療放射線技師が行うべき仕事の一つではないだろうか（図3）．

システムはそれをサポートしなければならない．少なくとも邪魔になってはならない．RISから前回検査画像や関連画像や関連文章，関連情報に簡単にアクセス可能とすることは必須機能の一つである．放射線診療学を修めた読者諸氏は臨床側要求をきめ細かく理解できるはずであり，ベンダー技術者にわかりやすく伝えられるはずである．

4. 画像データ保管・システム管理

画像データの保存性を確保したり，継続的なシステム運用はきわめて重要なことである．しかし，誰がそれを保証するかとなると，いろいろと難しい問題を含む．そこで，システムの保守性はできる限りシステム自体が自己監視・自己修復・自動縮退運転などの機能をもつべきである．これからのシステム構築はこの点を十分に考慮した要求・設計・構築が必要となる．つまり，システム管理自体は診療放射線技師の仕事ではないと考えてよいと思う．現場の担当者なり企業のSEは，その観点に立って十分な措置をすべきである．

■これらかの医療情報システムがもつべき事項

医療情報システムは，今後，今まで以上にその重要度が増してくることは間違いの

ないことである．また，これからの医療情報システムは，これから世の中に出てくる読者諸氏の双肩に掛かっていることもまた間違いのないことである．

これまで医療情報システム構築に携わってきた筆者が考える，次世代医療情報システムの要件をあげる．
1）人のノウハウや経験を蓄積し共有できること（智の継承）
2）使う人達の相互進化を支援すること（相互教育システム）
3）システムがその存在感をできる限りなくすこと（toolになりきる）

にまとめることができる．人のノウハウや経験の中には，検査技術のことだけではなく，医療安全や接遇なども含まれる．

現時点では，なかなか難しい要件であると思う．しかし，難しいからこそ実現する価値もあり，やる気も起こるというものである．

■まとめ

医療業界のIT化は避けられないことである．その中で診療放射線学を履修した人材は，医療IT化の中心的存在となる放射線部門システムの構築・運用には大変貴重である．つまり，その実現には，現場知といえる現場のことを非常によく知ったSE（system engineer，システムエンジニア）なりPM（project manager，プロジェクトマネージャ）が，開発する側のベンダーにも利用する側の病院側にも必要であるということである．そのような人材が両者にいきわたり，相互に機能すれば，本当に現場のスタッフに喜ばれるシステムの構築が実現できる．それは，間違いなく患者のためになる．

システムという一見最も人間から遠い存在である機械の塊の向こう側には，生々しい患者の苦しみや喜びがあることを，ゆめゆめ忘れてはならない．

■もっと詳しく知りたい人は…

1）田中雅人：超実践マニュアル医療情報，医療科学社，2007．
2）IHE-J渉外委員会：IHE入門，篠原出版新社，2005．

ワンポイントアドバイス ―ミスから学ぶ，ベストから学ぶ―

■システム構築途上でとんでもない状況に陥ったときのケース

稼働5日前「病院全体のシステムが動かないのは放射線部の責任だ」という一本の電話が入ってきた．以下，そのような状況を脱出するときに役立つキーポイントを幾つか述べる．

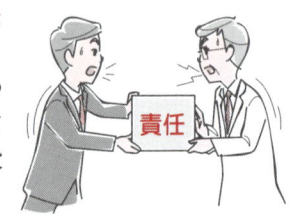

1. 真実は伝わらない

よくある話しである．皆，自分に都合の悪いことはいわないのである．なぜか？真実をいった者が責任を取らされるからである．いいかえれば，最後まで責任を引き受ける覚悟をもつ人がいないと，システムは動かないという教訓でもある．ヒエラルキーが強い組織・企業ほど正確な情報が伝わらないから要注意である．

2. どうする？

まずは，現状を把握する．どこで詰まっているか．今，現状，動いていないところから上流に遡っていく．ほら，だんだんと責任転嫁が始まったでしょ．「それはあいつ」「これはあいつ」「私じゃない」．いい感じです．そのまま，あいつやこいつや私じゃない人に，直接会って話しを聞く．いうことが食い違ってきた．核心に近づいてきている．どっちが正しいの？システムで楽なのは，「正しい＝動く」という拠り所があること．「これでは検査できないですよね．患者に迷惑がかかりますよね．じゃ，やりましょう」といえば全員が納得する．そこまで，落とし込む．

もうひとつ，誰が変わればよいかを決めるとき，標準規格が拠り所として利用できる．ただし，これは諸刃の剣で，標準規格はあくまで手段であって目的にしてはならない．本末転倒の結果を引き起こす．技術者が陥りやすい落とし穴のひとつ．気をつけよう．

3. 喧嘩をしない・友達になる

ユーザだからSEだからと喧嘩腰や頭ごなしに無理強いしてもよい結果を生まない．調整役としてのあなたの手腕が試されるときである．そのときに伝家の宝刀として利用できるのが絶対的な権力者の力．院長や理事長，技師長の権威である．そのような人たちとは間接的でもチャネルを確保しておく．それも高圧的にではなく，「院長も腹を決めておられます．ここは一丸となってこの困難を乗り越えましょう」といった使い方をする．危機的な状況ほど，一丸となることが重要．皆が少しずつ責任をもてば，必ず脱出できる．

4. お礼を忘れるな

少しでも前に進めば必ず担当者を誉め，お礼を述べる．できれば権威者にお礼をいってもらう．担当者を喜ばすには，担当者の上司に権威者からお礼をいってもらう．これは効果がある．

5. ヒューマンネットワークを最大限利用する

「友達の友達も皆友達だ」を徹底的に使う．わからないことや迷ったことがあれば，知識や有益なアドバイスをもらえそうな相手に連絡する．そのとき，その人の知人で知っていそうな人がいれば，その人にも連絡を入れてもらう．ヒューマンネットワークを最大限に利用しよう．

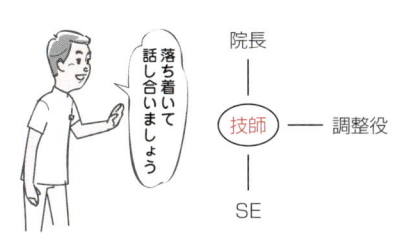

また，逆のときは，困っている人の役に立っておくことも忘れずに．「情けは人のためならず」，自分が困ったときには，助けた人が助けてくれるものである．

…システム構築上，危機的な状況を乗り切る方法のほんの一部のノウハウ．

IV. 診療放射線技師が働く職場
研究所・教育機関での仕事

小山修司

〈理解のためのエッセンス〉
- ●研究所の仕事は研究活動が中心，教育機関の仕事は教育と研究があるが，いずれも優れた研究を行い，多くの研究論文を残すことが重要である．
- ●診療放射線技師の勉強は，臨床を知ることであり，各々の研究テーマを決める上で非常に役に立つ．
- ●キャリアアップの際には，業績の審査が行われ，研究論文数や研究発表数がものをいう．

■ どんな職場か？

診療放射線技師の養成機関を出る人たちの多くは医療機関に入るが，なかには公的な研究機関や企業の研究所に入ったり，あるいは医療とは関係のない企業の研究所に入ったりする人もいる．また，キャリアアップのための過程を経て教育機関に教員として入る人もいる．

研究機関は多種多様であることと，純粋な研究機関と，研究も教育も行う教育機関とでは仕事の内容など微妙に異なることがあるので，これらを分けて述べることにする．なお，教育機関としては，現在，4年制大学や短期大学・専修学校があるが，基本的な仕事の内容は同じであるので，4年制大学を題材に解説する．

1. 研究所

まず簡潔にいうと，それぞれに明確な目的をもって，純粋に研究活動を行うのが研究所の仕事である．

研究所はその目的や規模，母体となる機関などによって，内部の形態もさまざまである．

一つの具体例として，放射線医学総合研究所（放医研）に勤めるA君の場合を例に取り紹介する．なお，彼は現在，診療放射線技師を養成する大学の医学系研究科博士課程の社会人大学院生でもある．

放医研は，「放射線と人々の健康に関わる総合的な研究開発に取り組む国内で唯一の研究機関として，放射線医学に関する科学技術水準の向上を目指して活動」（放医研ホームページより）をしている．かつては，国の機関であり研究員は公務員であっ

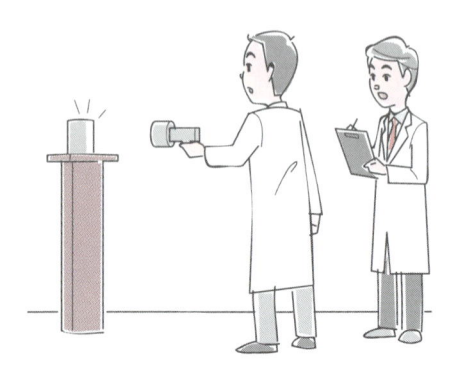

たが，現在では独立行政法人となり公務員ではなくなっている．ほかの多くの公的研究機関も，国の方針に基づき独立行政法人に変わってきている．A君の所属する研究グループは，7名ほどのメンバーで組織され，室長，主任研究員，研究員，准研究員（A君），業務補助員などの職種がある．

A君は，医学放射線防護に関する研究グループに所属しており，研究内容は，「医療被ばくに関する実態調査」や「X線診断撮影検査における患者や医療従事者に対する被ばく線量の測定」「放射線治療時における医療従事者の被ばく線量の評価」などである．日常の主な仕事は，医療における被ばく線量測定実験の補助，実験の準備，得られたデータの解析，研究発表や論文の作成などということである．研究発表は，国内外で開催される学術会議（いわゆる学会）において，研究内容を発表する．このための出張も仕事のうちである．

放医研では，多くの人が放射線についてより深く学べるよう研修課程が設けられており，そのための実習の補助（ティーチングアシスタント）も行っている．

2. 教育機関

この本の読者は，現在，診療放射線技師の教育機関に通われているか，かつて通っていた方であろうから，学生の立場からみた教育機関の様子はよくご存知と思う．ここでは，教員の立場で，この職場について述べていく．

ここでもまず簡潔にいうと，研究に比重を置きつつ，優秀な卒業生を輩出すべく教育を行う職場であるということになる．

教育面については，主に講義や実験を行う．多くの大学では，1年を前期と後期に分けており，さらに，各半期を前半，後半に分けて科目が当てはめられている．講義・演習・実験があるが，講義・演習の1単位の時間数は15～30時間で構成され，講義は15時間を大学で行い，残りを自主学習で行う．1時限は，2時間（実際には，休憩時間も含まれるため90分）であるので，開講される時限数は，7～8時限（回）ということになる．演習は，30時間とし，すなわち15時限を大学で行う．実験は45時間で，自主学習できないので，1時限を3時間とし，15時限で1単位となる．大学として卒業に必要な単位数は，4年間で124単位程度であり，これを20名弱の教員で授業を行っている．

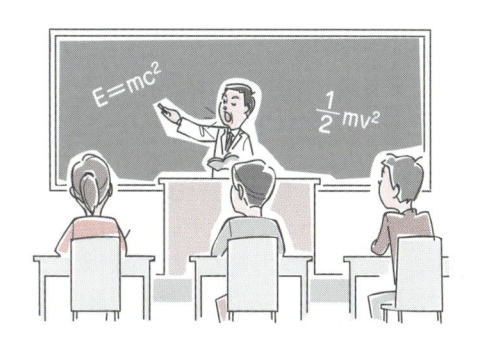

教員によって多少異なるが，だいたい1週のうちに講義・演習を3～5時限，実験を1時限程度行っている．さらに，大学院の講義も1～2時限程度行う．その他，卒業研究の指導，大学院生の研究の指導なども行う．

講義を行うためには，まず準備が必要となる．一回りの講義がすんでいる科目については，講義の資料や枠組みがすでにできているためよいのであるが，初めての科目を担当する際には，これを作り上げるのにかなりの時間を要する．大変ではあるが，どんな学生を養成できるかがこれにかかっており，やりがいのある仕事であることに

は間違いない．

　ある科目を例に，これを解説する．最初は，教材選びを行う．科目のタイトルに沿った教材を選択する．市販されている数冊のテキストを見比べ，気に入ったものがあればよいが，もしなければこれを自分で配布資料のかたちで作成する．科目の全構成を，授業回数で分割し，1回の講義ごとの分量を決める．あとは，講義の前に，1回分の講義ごとに予習を行い，必要なら資料を作成する．最近では，必要に応じて，マルチメディアを活用する場合もある．

　講義が終わってからは，毎講義ごと反省を行う．話したことがちゃんと伝わっているかどうか，難易度は適当だったか．教員によっては，最後に自主的にアンケートをとる教員もいる．実験では，毎回学生からレポートが提出されるので，中身を確認し，間違いがあれば訂正を求める．講義においての最終は定期試験であるので，試験問題をつくり実施する．また，出席数や試験結果をもとに成績を決定する．成績評価も意外と難しい．もちろん機械的に決めることは可能であるが，学生の態度や意欲も何かのかたちで汲み取る必要があろう．近年，大学自身の自己点検や，外部機関による大学評価が始まってきており，米国で行っているようなGPAを検討するような話もある．成績評価はいっそう難しくなってくるであろう．

メモ　「GPA（grade point average）」とは？
　授業ごとの成績評価を5段階評価とし，段階ごとの点数を，半期ごとに全科目平均し，基準に満たない学生に，学習指導・生活指導などを行いそれでも学力が上がらない場合は退学勧告がなされるというようなシステムのこと．

　このように，講義を行うことは重要な仕

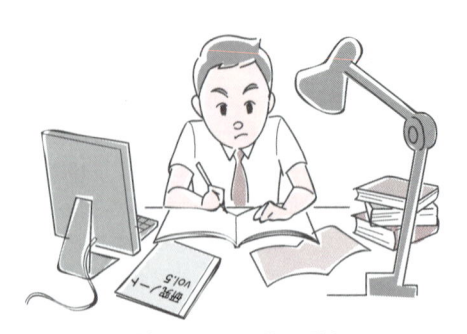

研究を行うことも重要な職務

事であり，かなりの時間を費やすのであるが，研究に関する仕事はこれ以上に重要である．なぜならば，大学の教員の評価は，どんな研究を行い，どれだけの研究論文を書いたかがすべてといっても過言ではないからである．とはいっても，研究は楽しいものであり，一生懸命にやれば成果が上がり，その努力が報われるものである．

　研究のスタイルについてはいろいろなものがある．前任の教員からテーマや実験装置を引き継ぎ継続的に運営を行う場合や，自分で新たにテーマを起こし研究費を獲得しつつ内容を深めていく場合，また，他の研究機関との共同研究を行う場合など，さまざまな形態である．

　研究グループという単位でみた場合で組織を大別すると，講座制（小講座制）と大講座制に分けられる．小講座制では，研究分野ごとに1人の教授に数人の准教授・助教・助手・学生が配置され，同じ大きな研究テーマの中でそれぞれの研究を行い，実績を積んでいく形態である．大講座制では，個々の教員がそれぞれに学生をもち，それぞれのテーマで研究を進めるものであ

る．放射線技術系の大学の多くは，大講座制をとっているようである．

　研究の具体的な内容について，放射線技術分野においては，医療施設における臨床を視野においた実験系のものが主となる．したがって，臨床に使われるような比較的大規模な実験装置・器具が必要となる．教育機関によっても異なるが，一般に，個々の教育機関が，多岐にわたる最新の診療機器を設置していることはほとんどない．したがって，主に実験は付属の医療機関や近隣の協力施設，あるいは公的な研究施設などで行う．

　医療機関の設備は診療のためのものであるので，研究のための実験は診療を行っていない時間に，その施設の放射線科医や診療放射線技師の協力のもとで行う．したがって，このような施設との協力関係が重要である．なお，患者の画像データを用いて行うような研究や，誰かがボランティアとなり実験を行うような場合は，あらかじめその医療施設や自らの大学に設置されている倫理委員会の承認を得ることが必要である．

　公的な研究機関の一例として，兵庫県のSPring-8や，つくば市にある高エネルギー物理学研究機構の放射光施設などがあるが，このような施設は毎年それぞれの施設を利用する研究テーマの公募があり，それが採択された場合に実験設備が提供される．

　このように，実験施設に出向くことや，学会などへの出張も仕事のうちである．

■診療放射線技師の業務と役割
1. 研究所

　診療放射線技師の資格をもっていることによる職務上のメリットは少ないようであるが，診療放射線技師の資格を取得するため

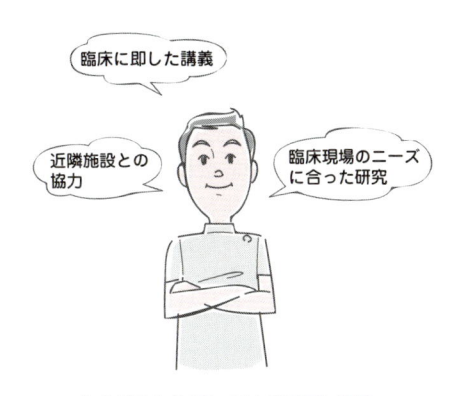

さまざまな分野における重要な役割

めに必要な知識や技術は，研究テーマを見つける際やデータを検討する際に大きなメリットになるとのことである．

2. 教育機関

　診療放射線技術には，医学の知識のみでなく理工学の知識が必要である．これらを教育するために，医師・診療放射線技師・理学部や工学部出身の教員などで教員組織を構成している．このなかで，実際の業務を知っている点で，診療放射線技師の資格をもった教員は重要な役割を担っている．それは，実際の業務に関する細かなことがわかっているがゆえに，その視点での重要事項が講義に反映できるということが第一点である．

　次に，近隣の医療施設の放射線部門とは，同じ診療放射線技師という点でつながりができ，協力体制が取りやすい．これは，学生の就職担当を行う際にも大切な協力関係ということである．さらに研究テーマを考える上では，実際の臨床においてなにが問題点かを知っていることが重要である．この点でも，診療放射線技師である教員の力が発揮される．

ところで，その教育機関が診療放射線技師の養成機関として公的に認められるためには厚生労働省による指定規則というものに従っている必要がある．このなかには，診療放射線技師の資格をもつ教員の必要性と，教員としての要件としての臨床経験が5年以上ということが書かれている．この意味でも，臨床経験をもつ診療放射線技師の役割が大きいといえる．

■キャリアアップへの道
1. 研究所
放医研の例では，研究員は主に定年制研究員と任期制研究員に分かれている．任期制とは，採用期間を指定された形で就業し，3～5年程度の期間ごとに業績の審査を行い，一定の基準を満たした場合に再度採用されるというシステムである．定年制職員では，室長，主任研究員，研究員らが該当しており，これらの職に就任あるいは，昇進するには原則として公募採用の審査を通過する必要がある．審査の対象となるのは研究歴と業績である．業績は，発表論文数や学会などでの講演，研究発表数，研究費としての外部資金獲得額などが含まれる．

任期つき職員の場合は，研究員，博士研究員，准研究員，大学院課程研究員などいろいろな職種がある．例えば，大学院課程研究員や准研究員が任期つきの研究員に上がるためには博士号を取得し，再度上記のような研究歴と業績の審査を通過する必要がある．

2. 教育機関
大学での職種は，教授・准教授・講師・助教・助手で構成されており，すべての職種の採用に関して，多くの大学で公募制をとっている．これは，その募集について幅広く広報を行い，応募者は業績を提出して，これをもとに選考を行うシステムである．この場合，内部に籍を置いていても，外部の応募者と同様に業績を提出して，平等な立場で選考してもらうことになる．ここで重要なのが業績ということになるが，多くの場合，優れた研究論文をいくつもっているかということが重要視される．また，この研究論文は，日本の雑誌に投稿されたものよりも海外の雑誌に投稿されたものの方がよく，さらに最近では，その論文が他の論文への引用回数が多いとか，インパクトファクターといって雑誌そのものの引用の頻度に基づくランクの高いものへの投稿数が意味をもつ．

留学や海外派遣も，業績としては意味をもつ．これらは，国が企画するいろいろなプロジェクトに応募して採用されると実際に海外の大学や研究施設に派遣されることとなる．

いずれにしても，しっかり研究をして，多くの成果を論文としてまとめることがキャリアアップに繋がる．

キャリアアップに関連して，研究所・教育機関とも共通していることとして，勤める場所として一つのところに留まらず，適当な年数を経て別の場所に変わるということがある．一般の職種でも，各地を転勤しながら昇進していく例があるが，研究者についてもこれは同じことで，より上位のポストに対してどこへでも転勤することが早い昇進に繋がる．

ワンポイントアドバイス —ミスから学ぶ，ベストから学ぶ—

　研究所に勤めるためには，いろいろな経験や実績を積んだ研究者が，その実績に応じた研究所のポストに応募して採用されるのが通常と思われるが，この本の読者は，これから実績を積んでいこうという人たちであろうと思われる．この場合は，まず通常の養成期間を終えた後，大学院への進学をする．その上で，放医研の例でもあったような，準研究員などの募集に応募するのが通常であろう．この際，将来，採用側となるであろう研究者たちに，大学院での研究発表や研究論文を通して自分を大いにアピールしておくことがよいと思われる．学会によっては，研究発表時に自分が採用を希望している学生であることを明示するワッペンをつけて発表をさせているところもある．

　大学の教員になるには，教育機関での通常の教育に加えて，学位を取ることが必要である．これは，各大学の設置している博士前期課程(修士課程：2年)，博士後期課程(博士課程：3年)を修了し博士論文が受理されることで取得できる．診療放射線技師を養成する大学で設置しているこれらの課程のほか，工学部や理学部など他学部でこれを取得する人もいる．また，大学によっては，課程を経ず論文提出によって学位を与えるシステムを有するところもあるが，これは今後，国の方針でなくなっていくようである．さらに，さきにも述べたように(望ましくは5年以上の)臨床経験をつくること，研究を多く行い論文を書くこと，これらを心がけて，教員を目指してほしい．

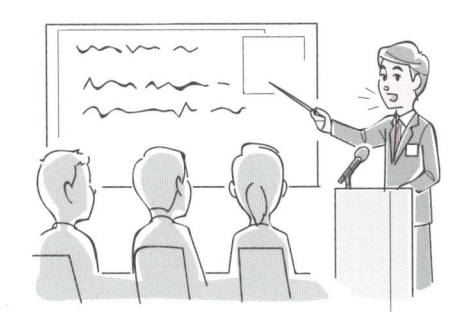

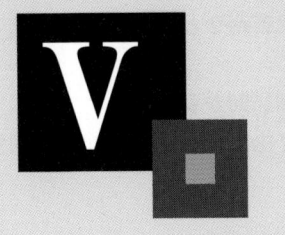

V 診療放射線技師に必要な医療安全とは

V. 診療放射線技師に必要な医療安全とは
医療倫理のための基本的な心得

熊谷孝三

〈理解のためのエッセンス〉

- ●個人の尊重，インフォームドコンセント，守秘義務など倫理原則は医師・医療従事者と患者関係の基本である．
- ●医療倫理は，「自律」「無危害」「善行」「正義」の四原則からなる．
- ●医の倫理は，それをとりまく社会的・技術的変化にあっても，健康と利益の観点から捉えられるものである．

■医の倫理とは

倫理とは，道徳的な判断と行動について慎重かつ体系的に考察し，分析を行うことである[1]．具体的にいえば，「人のふみ行うべき道で，社会人相互間の行いの善し悪しを判断する基準で，法律のような外面的強制力を伴うものでなく，個人の内面的な原理」ということになる[2]．倫理は知識に関する問題であり，広大で複雑な分野で形成される．一方，道徳性は人間の意思決定と行為に関わり，「権利と責任」「善と悪」「公正と不正」などのような問題である．

医の倫理とは，医療行為における道徳問題を扱う倫理の一部門であり，生命倫理と密接に関係している．また，倫理は医療行為の本質的な構成要素であり，個人の尊重，インフォームドコンセント，守秘義務などの倫理原則は，医師・医療従事者と患者関係の基本である．しかしながら，実際的には，これらの原則は，人と人が直接対面する臨床現場で生じる事柄であり，医師，医療従事者，患者，患者の家族の意思が必ずしも一致するとは限らない．医の倫理は人権の発展に大きな影響を受け，法律にも密接に関係している．しかしながら，倫理と法は同じものではなく，倫理の行為は法よりも高い基準が要求される[1]．

■医療倫理の四原則

医療倫理の四原則とは，「自律的な患者の意思決定を尊重せよ」という自律尊重原則，「患者に危害を及ぼすのを避けよ」という無危害原則，「患者に利益をもたらせ」という善行原則，「利益と負担を公平に配分せよ」という正義原則からなる．原則は，意のままに無視できるような経験則ではなく，また，絶対的な拘束力をもつものでもなく，他の原則と対立しない限り常に拘束力をもつ一応の義務であるとされる[3,4]．

自律性は，自由かつ独立に思考し決定する能力である．患者の自律性の尊重は，医療従事者および患者の家族を含む他の人々に対して，例えば，重要な情報などを提供するなどして患者が自分で決定できるように手伝うこと，医療従事者が患者の決定は

医療倫理の四原則
- 患者の自立性を尊重する．
- 患者に害をなさない．
- 患者の利益を追求する．
- 正義・公正に基づいた医療を行う．

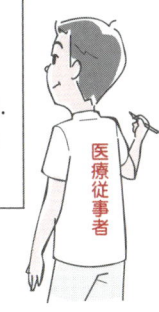

誤っていると考える場合であっても，その決定を尊重しそれに従うことが要求される．

　善行は，患者に最善をなすことである．ここで，何が患者にとって最善かを判断するのは誰であるべきかという問題が生じる．この原則は，当該の医療従事者によって患者に最善の利益がもたらされると判断されると解釈される．患者自身の見解は，患者の自律尊重原則によって考慮される．

　無危害は，善行原則の裏返しであり，患者に危害を加えるべきではない．この原則は善行原則になんら有用なことをつけ加えるものではない．無危害原則を残しておく理由は，一般に，われわれは，誰に対しても危害を加えないという一応の義務をもつのに対し，善行の義務を負うのは限られた人々に対してのみだと考えられているからである．

　正義には，分配的正義，法律の尊重，権利，広報的正義の4つの構成要素がある．分配的正義は，第1に，類似した状況にある患者は通常，同一の医療を受けるべきである．第2に，ある患者集団に利用可能な医療レベルを決める際には，そのような資源の利用が他の患者集団に与える影響を考慮にいれなければならない．換言すれば，われわれは，限られた資源（時間，資金，集中治療室のベッドなど）の公平な分配を心がけるべきである．法律の尊重は，ある行為が法律に違反している，あるいは違反していないという事実が，道徳的に重要かどうかということである．状況によっては法律を破ることが道徳的に正しい場合もあると考える人は多いが，法律が合理的な民主的プロセスを経過してつくられたものである場合は，道徳的な力をもつといえる．権利の根本的な発想は，もし，ある人が権利をもつならば，その人は特別な有利な立場を認められる．たとえ，その人の権利を尊重することによって社会全体の善が減るとしても，権利の尊重が保障される．広報的正義は，刑罰と犯罪のつり合いに関わり，医療の場合では，精神障害者が犯罪を行った場合にこの問題が生じることがある[5]．

■**医の倫理の特有性**

　医の倫理に特有なことは，医療従事者が医療の中核となる価値，特に共感，能力，自律について知り，自らが示していくことが重要である．共感は，医療の実践に必要であり，患者の苦痛に対する理解と気遣いを行うことである．医療従事者は患者の不安を理解し，患者が病気でなく自分自身を治療してくれていると感じれば，よりよい治療効果が期待できることになる．能力は，医師や医療従事者に対して高度な医療行為が要求される．

　もし，医療従事者に能力がなければ，患者は死や深刻な病状に追い込まれることになる．そのため，日々の医学の発展の中で，科学的知識や技術だけでなく倫理につ

いても長期的な研修訓練や生涯学習などによって継続的な知識の習得が重要になる．自律は歴史の流れとともに変化してきた医療の根本価値である．かつて，医師や医療従事者には，全体的に医学教育や医療水準を自由に決定し，伝統的に患者の治療法や手技を決定する臨床上の自律性が認められていた．しかしながら，現在では，医師や医療従事者は，臨床家と専門職として自律性を重視するとともに，患者は自分自身のことについて最終的な意思決定を行うべきだという患者の自律性を尊重している[1]．

■医の倫理の変化

倫理には多くの異なる方法がある．一般的に「何が倫理的であり，その倫理を誰が決めるのか」という答えは社会によって異なる．同じ社会内でも違ってくる場合がある．しかしながら，このような相違に関わらず，いくつかの基本的な倫理原則は合意されている．基本的な倫理原則とは，国連の世界人権宣言などにみられるような基本的人権のことである．医の倫理には，非人道的な扱いからの自由，言論と表現の自由，国内の公平サービスに平等にアクセスする権利や医療を受ける権利が含まれている．最近まで，医師は一般的に，自分が説明責任を負うのは，自分自身と同僚の医療専門職だけに留まると考えられていた．現在では，説明責任の対象は増加し，患者，病院およびマネジドケア組織などの第三者，厚生労働省，ときには裁判所に対しても説明責任を追うことになる．当然ながら，これらの説明責任は互いに食い違うこともある．

また，医学や技術が発達するにつれ，伝統的な医の倫理で答えられない複雑な問題も生じている．例えば，人間の生命の本質に関する生殖補助医療や遺伝学などの問題である．しかしながら，医の倫理の著しい変化に対して，医師の間では医療の基本的な価値と倫理原則は変わらない．また，それは少なくとも変わるべきではないという見解は一致している．さらに，医の倫理は，時代の変化とともに社会的価値や医学と技術の発展に対応しつつ変化し，同じことでも国家間で異なる．例えば，安楽死についての各国の医師会の意見の相違がそれであり，安楽死の避難，中立的な立場，条件つきで認めるなどさまざまである．これは，医の倫理の価値が，それらの問題を分析した場合，一人一人の患者や市民そして国民全体の健康にとって最善の利益を見出すための基本となっているからである[1]．

■医師と患者関係

医師と患者の関係をパターナリスティックなものとする考え方は，近年ではほとんど受け入れられていないが，患者は自分自身の医療について意思決定ができないことが多い．また，その意思決定を行うことを望まないために患者の自律が大きな問題となる．そのほか，守秘義務や患者自身が死を早めたいとする望みに反して生命を維持する義務なども問題となる．

1. 医療現場で求められる倫理

人間は尊重と平等な扱いを受けるべきだという信念は17～18世紀に始まり，比較的新しい．20世紀に入ると人権という観点から，人間の平等という概念が作られた．その代表的なものは，世界人権宣言であり，「すべての人間は，生まれながらにして自由であり，かつ，尊厳と権利について平等である」と規定された．ほかにも国際組織などによって「子供の権利」「患者の権利」「消費者の権利」なども制定された．

しかしながら，多くの国において人権は必ずしも尊重されているとはいえない．一方，多くの医師は診療に際して患者を選ぶことができない．患者の中には，温厚な患者ばかりではなく，暴力的な患者，反社会的な態度や行動をとる患者も存在する．したがって，医師は自分自身と他の医療従事者の安全と利益を守る責任と患者の利益を促進させる義務との間の均衡を保ち，この両方の責務を果たす方法をとらなければならない．もし，それが不可能ならば，患者の治療のために別の方法も考えていかなければならない．また，HIV／エイズなどの感染症患者の治療は，患者の尊厳と平等な扱いの原則に反して医師は自分が感染するのを嫌がって患者の侵襲的な処置を躊躇する場合も考えられるが，やはり患者には思いやりある適切な方法で接していくことが必要になる．

2. インフォームドコンセント（説明と同意）

今日の医の倫理における中心的な概念の一つであり，その必要条件は，医師と患者間で適切なコミュニケーションが確保されていることである．コンセント（同意）は患者が治療を承諾することをいうが，インフォームドコンセントの概念は治療拒否や別の方法による治療も含まれる．したがって，意思決定能力のある患者には，仮に治療の拒否によって障害や死に至る場合でも，その治療を拒否する権利を有している．また，インフォームドコンセントの原則は，医師が示した幾つかの選択肢の中から選ぶ患者の権利が含まれる．しかしながら，患者とその家族に，医師から進められていない治療法を選ぶ権利がどこまであるかについては，倫理，法，政策などの観点から議論されている段階である．また，幼児や子供，また，一次的に意識不明や昏睡状態にある患者は，自分で意思決定を行うことはできない．このような患者について医師，あるいはその他の人間が意思決定を行う代理人となる必要があるが，倫理的な問題が生じてくる．それは，誰が判断能力のない患者にかわりうる代理人を決定するのか，また，医療行為の決定基準が選択される場合である．こういうような患者の意向がわからない場合には，治療は患者の診断結果と予後，患者のもっている価値観，患者にとって重要な情報，治療の決定に影響する患者の文化的・宗教的要素を適切に判断した上で，患者の最善の利益に基づいて決定しなければならない．当然ながら患者の能力が許せば，患者は意思決定に関与していく必要がある．

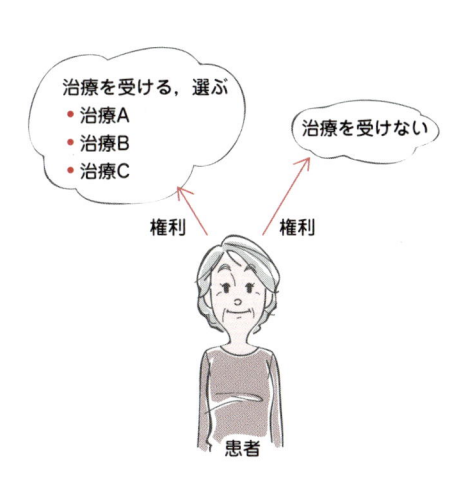

3. 守秘義務その他

医療従事者が患者について知り得た全ての秘密は，患者の死後においても絶対に遵守されなければならない．守秘義務には自律性，他者への敬意，そして信頼が重要である．

また，医の倫理は，人間の出生，すなわち，避妊，生殖補助医療，出生前遺伝子診断，中絶，重症障害新生児，医学研究などと大きく関わっている．さらに，終末期に関する問題も患者の延命を試みることから，安楽死や医療的な自殺幇助により早く死に至らせることまで広い範囲に及び，医師は患者を見捨ててはならず，もはや治療が不可能な状況になっても思いやりのある医療は継続しなければならない[2]．

■倫理と医学研究

現在，研究倫理の基本原則は十分に確立されている．ヒトを対象とする医学研究の申請はすべて実施前に独立した倫理委員会の審査と承認を受けなければならない．また，ヒトを対象とした医学研究は科学的根拠に基づき正当化できなければならない．医学研究のために利用できる資源がますす不足するにつれ，研究計画に資金を与えるべきかどうかの重要な判断基準として社会的価値の考え方が採用されつつある．研究計画の科学的価値と社会的価値が認められていれば，次の段階で研究者は，被験者に対するリスクが不合理なものでないことを示さなければならない．研究者はリスクの程度を十分に見極め，それを確実に管理し，仮にリスクがわからない場合には，研究者は，例えば実験室での研究や動物実験からの信頼できるデータが入手されるまで，研究計画を実施すべきではない．また，被験者の自発的な同意は絶対に必要である．さらに，臨床での患者と同様に，被験者に対する守秘義務を遵守しなければならない．そして，研究結果は正確に報告し，盗用，データの偽造，二重投稿，そして共同研究を実施していないのに共著者にするなどの問題は慎まなければならない[1]．

■医の倫理の4つの宣言

1. ジュネーブ宣言[1]

表1を参照．

表1

医師の一人として参加するのに際し，
・私は，人類への奉仕に自分の人生を捧げることを厳粛に誓う．
・私は，私の教師に，当然受けるべきである尊敬と感謝の念を捧げる．
・私は，良心と尊厳をもって私の専門職を実践する．
・私の患者の健康を私の第一の関心事とする．
・私は，私への信頼のゆえに知り得た患者の秘密を，たとえその死後においても尊重する．
・私は，全力を尽くして医師専門職の名誉と高貴な伝統を保持する．
・私の同僚は，私の兄弟姉妹である．
・私は，私の医師としての職責と患者との間に，年齢，疾病もしくは障害，信条，民族的起源，ジェンダー，国籍，所属政治団体，人種，性的志向，あるいは社会的地位といった事柄の配慮が介在することは容認しない．
・私は，たとえいかなる脅迫があろうと，生命の始まりから人命を最大限に尊重し続ける．また，人道に基づく法理に反して医学の知識を用いることはしない．
・私は，自由に名誉にかけてこれからのことを厳粛に誓う．

2. 医の国際倫理綱領[1)]

表2を参照.

表2

a. 医師の一般的な義務
- 医師は，常に何ものにも左右されることなくその専門職としての判断を行い，専門職としての行為の最高の水準を維持しなければならない．
- 医師は，判断能力を有する患者の，治療を受けるか拒否するかを決める権利を尊重しなければならない．
- 医師は，その専門職としての判断を行うにあたり，その判断は個人的利益や，不当な差別によって左右されてはならない．
- 医師は，人間の尊厳に対する共感と尊敬の念をもって，十分な専門的・道徳的独立性により，適切な医療の提供に献身すべきである．
- 医師は，患者や同僚医師を誠実に扱い，倫理に反する医療を行ったり，能力に欠陥があったり，詐欺やごまかしを働いている医師を適切な機関に通報すべきである．
- 医師は，患者を紹介したり，特定の医薬製品を処方したりするだけのために金銭的利益やその他報奨金を受け取ってはならない．
- 医師は，患者，同僚医師，他の医療従事者の権利および意向を尊重すべきである．
- 医師は，公衆の教育という重要な役割を認識すべきだが，発見や新しい技術や，非専門的手段による治療の公表に関しては，十分慎重に行うべきである．
- 医師は，自らが検証したものについて保証すべきである．
- 医師は，患者や地域社会のために医療資源を最善の方法で活用しなければならない．
- 精神的または身体的な疾患を抱える医師は，適切な治療を求めるべきである．医師は，地域および国の倫理綱領を尊重しなければならない．

b. 患者に対する医師の義務
- 医師は，常に人命の尊重の責務を心に銘記すべきである．
- 医師は，医療の提供に際して，患者の最善の利益のために行動すべきである．
- 医師は，患者に対して安全な忠誠を尽くし，患者に対してあらゆる科学的手段を用いる義務がある．診療や治療にあたり，自己の能力が及ばないと思うときは，必要な能力のある他の医師に相談または紹介すべきである．
- 医師は，守秘義務に関する患者の権利を尊重しなければならない．ただし，患者が同意した場合，または患者や他の者に対して現実に差し迫って危害が及ぶ恐れがあり，守秘義務に違反しなければその危険を回避することができない場合は，機密情報を開示することは倫理にかなっている．
- 医師は，他の医師が進んで救急医療を行うことができないと確信する場合には，人道主義の立場か救急医療を行うべきである．
- 医師は，ある第三者の代理として行動する場合，患者が医師の立場を確実にまた十分に理解できるように努めなければならない．
- 医師は，現在診療している患者と性的関係，または虐待的・搾取的な関係をもってはならない．

c. 同僚医師に対する義務
- 医師は，自分が同僚医師にとってもらいたいのと同じような態度を，同僚医師にとるべきである．
- 医師は，患者を誘致する目的で，同僚医師が築いている患者と医師の関係を損なってはならない．
- 医師は，医療上必要な場合は，同じ患者の治療に関与している同僚医師と話し合わなければならない．この話し合いの際は，患者に対する守秘義務を尊重し，必要な情報に限定すべきである．

3. ヘルシンキ宣言[1)]

表3を参照.

表3

A. 序言
1. 世界医師会は，ヒトを対象とする医学研究に関わる医師，その他の関係者に対する指針を示す倫理的原則として，ヘルシンキ宣言を発展させてきた．ヒトを対象とする医学研究には，個人を特定できるヒト由来の材料および個人を特定できるデータの研究を含む．
2. 人類の健康を向上させ，守ることは，医師の責務である．医師の知識と良心は，この責務達成のために捧げられる．
3. 世界医師会のジュネーブ宣言は，「私の患者の健康を私の第一の関心事とする」ことを医師に義務づけ，また医の国際倫理綱領は，「医師は患者の身体的および精神的な状態を弱める影響をもつ可能性のある医療に際しては，患者の利益のためにのみ行動すべきである」と宣言している．
4. 医学の進歩，最終的にはヒトを対象とする試験に一部依存せざるをえない研究に基づく．
5. ヒトを対象とする医学研究においては，被験者の福利に対する配慮が化学的および社会的利益よりも優先されなければならない．
6. ヒトを対象とする医学研究の第一歩の目的は，予防，診断および治療方法の改善ならびに疾病原因および病理の理解の向上にある．最善であると証明された予防，診断，および治療方法であっても，その有効性，効果，利用しやすさおよび質に関する研究を通じて，絶えず再検証されなければならない．
7. 現在行われている医療や医学研究においては，ほとんどの予防，診断および治療方法に危険と負担が伴う．
8. 医学研究は，すべての人間に対する尊敬を深め，その健康と権利を擁護する倫理基準に従わなければならない．弱い立場にあり，特別な保護を必要とする研究対象集団もある．経済的および医学的に不利な立場の人々が有する特別なニーズを認識する必要がある．また，自ら同意することができないかまた拒否することができない人々，強制下で同意を求められる恐れのある人々，研究からは個人的に利益を得られない人々およびその研究が自分の治療と結びついている人々に対しても，特別な注意が必要である．
9. 研究者は，適用される国際的規制はもとより，ヒトを対象とする研究に関する自国の倫理，法および規制上の要請も知らなければならない．いかなる自国の倫理，法および規制上の要請も，この宣言が示す被験者に対する保護を弱め，無視することが許されてはならない．

B. すべての医学研究のための基本原則
10. 被験者の生命，健康，プライバシーおよび尊厳を守ることは，医学研究に携わる医師の責務である．
11. ヒトを対象とする医学研究は，一般的に受け入れられた化学的原則に従い，科学的文献の十分な知識，他の関連した情報源および十分な実験ならびに適切な場合には，動物実験に基づかなければならない．
12. 環境に影響を及ぼすおそれのある研究を実施する際の取り扱いには十分な配慮が必要であり，また，研究に使用される動物の生活環境も配慮されなければならない．
13. すべてヒトを対象とする実験手続きの計画と作業内容は，実験計画所の中に明示されていなければならない．この計画書は，考察，論評，助言，および適切な場合には，承認を得るために特別に指名された倫理審査委員会に提出されなければならない．この委員会は，研究者，スポンサーおよびそれ以外の不適当な影響を及ぼすすべてのものから独立であることを要する．この独立した委員会は，研究が行われる国の法律および規制に適合していなければならない．委員会は，進行中の実験をモニタリングする権利を有する．研究者は委員会に対し，モニタリングによる情報，特にすべての重篤な有害事象について情報を報告する義務がある．研究者は，資金提供，スポンサー，研究関連組織との関わり，そのほか，起こりうる利害の衝突および被験者に対する報奨についても，審査のために委員会に報告しなければならない．
14. 研究会計画書は，必ず倫理的配慮に関する言明を含み，また，この宣言が言明する諸原則に従っていることを明示しなければならない．

15. ヒトを対象とする医学研究は，科学的資格のあるヒトによって，臨床的に有能な医療担当者の監督下においてのみ行わなければならない．被験者に対する責任は，常に医学的に資格のあるヒトに所在し，被験者が同意を与えた場合でも，決してその被験者にはない．
16. ヒトを対象とするすべての医学研究プロジェクトは，被験者または第三者に対する予想しうる危険および負担を，予見可能な利益と比較する注意深い評価が事前に行われていなければならない．このことは医学研究における健康なボランティアの参加を排除しない．すべての研究計画は一般に公開されていなければならない．
17. 医師は，内在する危険が十分に評価され，しかもその危険を適切に管理できることが確信できない場合には，ヒトは対象とする医学研究に従事することを控えるべきである．医師は，利益よりも潜在する危険が高いと判断される場合，または有効かつ利益のある結果の決定的証拠が得られた場合には，すべての実験を中止しなければならない．
18. ヒトを対象とする医学研究は，その目的の重要性が研究に伴う被験者の危険と負担にまさる場合にのみ行われるべきである．これは，被験者が健康なボランティアである場合は特に重要である．
19. 医学研究は，研究が行われる対象集団が，その研究の結果から利益が得られる相当な可能性がある場合にのみ正当とされる．
20. 被験者はボランティアであり，かつ十分説明を受けたうえでその研究プロジェクトに参加するものであることを要する．
21. 被験者の完全無欠性を守る権利は常に尊重することを要する．被験者のプライバシー，患者情報の機密性に対する注意および被験者の身体的，精神的完全無欠性およびその人格に関する研究の影響を最小限にとどめるために，あらゆる予防手段が講じられなければならない．
22. ヒトを対象とする研究はすべて，それぞれの被験予定者に対して，目的，方法，資金源，起こりうる利害の衝突，研究者の関連組織との関わり，研究に参加することにより期待される利益および起こりうる危険ならびに必然的に伴う不快な状態について十分な説明がなされなければならない．対象者はいつでも報復なしに，この研究への参加を取りやめ，または参加の同意を撤回する権利を有することを知らされなければならない．対象者がこの情報を理解したことを確認したうえで，医師は対象者の自由意志によるインフォームドコンセントを，望ましくは文書で得なければならない．文書による同意を得ることができない場合には，その同意は正式な文書に記録され，証人によって証明されることを要する．
23. 医師は，研究プロジェクトに関してインフォームドコンセントを得る場合には，被験者が医師に依存した関係にあるか否か，または強制の下に同意するおそれがあるか否かについて，特に注意を払わなければならない．もしそのようなことがあるか否かについて，特に注意を払わなければならない．もしそのようなことがある場合には，インフォームドコンセントは，よく内容を知り，その研究に従事しておらず，かつそうした関係からまったく独立した医師によって取得されなければならない．
24. 法的無能力者，身体的もしくは精神的に同意ができない者，または法的に無力な未成年者を研究対象とするときには，研究者は適用法の下で法的な資格のある代理人からインフォームドコンセントを取得することを要する．これらのグループは，研究がグループ全体の健康を増進させるのに必要であり，かつこの研究が法的能力者では代替して行うことが不可能である場合に限って，研究対象に含めることができる．
25. 未成年者のように法的に無能力であるとみなれる被験者が，研究参加についての決定に賛意を表することができる場合には，研究者は，法的な資格のある代理人からの同意のほか，さらに未成年者の賛意を得ることを要する．
26. 代理人の同意または事前の同意を含めて，同意を得ることができない個人被験者を対象とした研究は，インフォームドコンセントの取得を妨げる身体的／精神的情況がその対象集団の必然的な特徴であるとすれば，その場合に限って行わなければならない．実験計画書の中には，審査委員会の検討と承認を得るために，インフォームドコンセントを与えることができない状態にある被験者を対象にする明確な理由が述べられていなければならない．その計画書には，本人あるいは法的な資格のある代理人から，引き続き研究に参加する同意をできるだけ速く得ることが明示されていなければならない．

27. 著者および発行者は倫理的な義務を負っている．研究結果の刊行に際し，研究者は結果の正確さを保つように義務づけられている．ネガティブな結果もポジティブな結果と同様に，刊行または他の方法で公表利用されなければならない．この刊行物には，資金提供の財源，関連組織との関わりおよび可能性のあるすべての利害関係の衝突が明示されていなければならない．この宣伝が策定した原則に沿わない実験報告書は，公刊のために受理されてはならない．

C. 治療と結びついた医学研究のための追加原則
28. 医師が医学研究を治療と結びつけることができるのは，その研究が予防，診断または治療上価値がありうるとして正当であるとされる範囲に限られる．医学研究が治療と結びつく場合には，被験者である患者を守るためにさらなる基準が適用される．
29. 新しい方法の利益，危険，負担および有効性は，現在最善とされている予防，診断および治療方法と比較考量されなければならない．ただし，証明された予防，診断，および治療方法が存在しない場合の研究において，プラセボまたは治療しないことの選択を排除するものではない．
30. 研究終了後，研究に参加したすべての患者は，その研究によって最善と証明された予防，診断および治療方法を利用できることが保証されなければならない．
31. 医師は治療のどの部分が研究に関連しているかを患者に十分説明しなければならない．患者の研究加の拒否が，患者と医師の関係を断じて妨げるべきではない．
32. 患者治療の際に，証明された予防，診断および治療方法が存在しないとき，または効果がないとされているときに，その患者からインフォームドコンセントを得た医師は，まだ証明されていないかまたは新しい予防，診断および治療方法が，生命を救う，健康を回復する，あるいは苦痛を緩和する望みがあると判断した場合には，それらの方法を利用する自由があるというべきである．可能であれば，これらの方法は，その安全性と有効性を評価するために計画された研究の対象とされるべきである．すべての例において，新しい情報は記録され，また適切な場合には，刊行されなければならない．この宣言のほかの関連するガイドラインは，この項においても遵守されなければならない．

4. 患者の権利に関するリスボン宣言
表4を参照．

表4

序文
医師，患者およびより広い意味での社会との関係は，近年著しく変化してきた．医師は，常に自らの良心に従い，また常に患者の最善の利益のために行動すべきであると同時に，それと同等の努力を患者の自律性と正義を保証するために払わなければならない．以下に掲げる宣言は，医師が是認し推進する患者の主要な権利のいくつかを述べたものである．医師および医療従事者，または医療組織は，この権利を認識し，擁護していくうえで共同の責任を担っている．法律，政府の措置，あるいは，ほかのいかなる行政や慣例であろうとも，患者の権利を否定する場合には，医師はこの権利を保障ないし回復させる適切な手段を講じるべきである．

原則
1. 良質の医療を受ける権利
a. すべての人は，差別なしに適切な医療を受ける権利を有する．
b. すべての患者は，いかなる外部干渉も受けずに自由に臨床上および倫理上の判断を行うことを認識している医師から治療を受ける権利を有する．
c. 患者は，常にその最善の利益に即して治療を受けるものとする．患者が受ける治療は，一般的に受け入れられた医学的原則に沿って行われるものとする．
d. 質の保証は，常に医療の一つの要素でなければならない．特に医師は，医療の質の擁護者たる責任を担うべきである．
e. 供給を限られた特定の治療に関して，それを必要とする患者間で選定を行わなければならない場合は，そのような患者はすべて治療を受けるための公平な選択手続きを受ける権利がある．その選択は，医学的基準に基づき，かつ差別なく行わなければならない．

f. 患者は，医療を継続して受ける権利を有する．医師は，医学的に必要とされる治療を行うに当たり，同じ患者の治療にあたっている他の医療提供者と協力する責務を有する．医師は，現在と異なる治療を行うために患者に対して適切な援助と十分な機会を与えることができないならば，今までの治療が医学的に引き続き必要とされる限り，患者の治療を中断してはならない．

2. 選択の自由の権利
a. 患者は，民間，公的部門を問わず，担当の医師，病院，あるいは保健サービス機関を自由に選択し，また偏向する権利を有する．
b. 患者はいかなる治療段階においても，ほかの医師の意見を求める権利を有する．

3. 自己決定の権利
a. 患者は，自分自身に関わる自由な決定を行うための自己決定の権利を有する．医師は，患者に対してその決定のもたらす結果を知らせるものとする．
b. 精神的に判断能力のある成人患者は，いかなる診断上の手続きないし治療に対しても，同意を与えるかまたは差し控える権利を有する．患者は自分自身の決定を行ううえで必要とされる情報を有する．患者は，検査ないし治療の目的，その結果が意味すること，そして同意を差し控えることの意味について明確に理解するべきである．
c. 患者は医学研究あるいは医学教育に参加することを拒絶する権利を有する．

4. 意識のない患者
a. 患者が意識不明かその他の理由で意思を表明できない場合は，法律上の権限を有する代理人から，可能な限りインフォームドコンセントを得なければならない．
b. 法律上の権限を有する代理人がおらず，患者に対する医学的侵襲が緊急に必要とされる場合は，患者の同意があるものと推定する．ただし，その患者の事前の確固たる意思表示あるいは信念に基づいて，その状況における医学的侵襲に対し同意を拒絶することが明白かつ疑いのない場合を除く．
c. しかしながら，医師は自殺企画により意識を失っている患者の生命を救うように常に努力すべきである．

5. 法的無能力の患者
a. 患者が未成年者あるいは法的無能力者の場合，法域によっては，法律上の権限を有する代理人の同意が必要とされる．それでもなお，患者の能力が許す限り，患者の意思決定に関与しなければならない．
b. 法的無能力の患者が合理的な判断をしうる場合，その意思決定は尊重されねばならず，かつ患者は法律上の権限を有する代理人に対する情報の開示を禁止する権利を有する．
c. 患者の代理人で法律上の権限を有する者，あるいは患者から権利を与えられた者が，医師の立場からみて，患者の最善の利益となる治療を禁止する場合，医師はその決定に対して，関係する法的あるいはその他慣例に基づき，異議を申し立てるべきである．救急を要する場合，医師は患者の最善の利益に即して行動することを要する．

6. 患者の意思に反する処置
　患者の意思に反する診断上の処置あるいは治療は，特別に法律が認めるか医の倫理の諸原則に合致する場合には，例学的な事例としてのみ行うことができる．

7. 情報に対する権利
a. 患者は，いかなる医療上の記録であろうと，そこに記載されている自己の情報を受ける権利を有し，また症状についての医学的事実を含む健康状態に関して十分な説明を受ける権利を有する．しかしながら，患者の記録に含まれる第三者についての機密情報は，その者の同意なくしては患者に与えてはならない．
b. 例外的に，情報が患者自身の生命あるいは健康に著しい危険をもたらす恐れがあると信ずるべき十分な理由がある場合は，その情報を患者に与えなくてもよい．
c. 情報は，その患者の文化に適した方法で，かつ患者が理解できる方法で与えられなければならない．

d. 患者は，他人の生命の保護に必要とされていない場合に限り，その明確な要求に基づき情報を知らされない権利を有する．
e. 患者は，必要があれば自分にかわって情報を受ける人を選択する権利を有する．

8. 守秘義務に関する権利
a. 患者の健康状態，症状，診断，予後および治療について個人を特定しうるあらゆる情報，ならびにそのほか個人のすべての情報は，患者の死後も秘密が守られなければならない．ただし，患者の子孫には，自らの健康上のリスクに関わる情報を得る権利もありうる．
b. 秘密情報は，患者が明確な同意を与えるか，あるいは法律に明確に規定されている場合に限り開示することができる．情報は，患者が明らかに同意を与えていない場合は，秘密に「知る必要性」に基づいてのみ，他の医療提供者に開示することができる．
c. 個人を特定しうるあらゆる患者のデータは保護されねばならない．データの保護のために，その保管形態は適切になされなければならない．個人を特定しうるデータが導きだせるようなその人の人体を形成する物質も同様に保護されねばならない．

9. 健康教育を受ける権利
すべての人は，個人の健康と保健サービスの利用について，情報を与えられたうえでの選択が可能となるような健康教育を受ける権利がある．この教育には，健康的なライフスタイルや，疾病の予防および早期発見についての手法に関する情報が含まれていなければならない．健康に対するすべての人の自己責任が強調されるべきである．医師は教育的努力に積極的に関わっていく義務がある．

10. 尊厳に対する権利
a. 患者は，その文化および価値観を尊重されるように，その尊厳とプライバシーを守る権利は，医療と医学教育の場において常に尊重されるものとする．
b. 患者は，最新の医学知識に基づき苦痛を緩和される権利を有する．
c. 患者は，人間的な終末期ケアを受ける権利を有し，またできる限り尊厳を保ち，かつ安楽に死を迎えるためのあらゆる可能な助力を与えられる権利を有する．

11. 宗教的支援に対する権利
患者は，信仰する宗教の聖職者による支援を含む，精神的，道徳的慰問を受けるか受けないかを決める権利を有する．

■もっと詳しく知りたい人は…

1) 日本医師会国際課編：WMA医の倫理マニュアル，日本医事新報社，2007．
2) 山下一也，他：医療放射線技術学概論講義，放射線医療を学ぶ道標，日本放射線技師会出版会，2007．
3) 浅井　敦，服部健司，大西基喜，大西加代子，赤林　朗：医療倫理，勁草書房，2004．
4) 赤林　朗編：入門・医療倫理I，勁草書房，2006．
5) トニー・ホープ著，児玉　聰，赤林　朗訳：医療倫理，岩波書店，2007．

V. 診療放射線技師に必要な医療安全とは
医療安全のエッセンス

天内　廣

〈理解のためのエッセンス〉
- ●「安全」な職場とは，事故がなかった職場ではなく，事故が起こりえない職場である．
- ●「人間はミスをする」ことを前提に，事故防止対策を講じる必要がある．
- ●「指差呼称」確認は，安全行動の基本である．
- ●「PDCA サイクル」で医療安全の質を管理する．
- ●"I'm OK, You're OK" の相互信頼関係を目指す．

■ "安全" とは？

事前に「危険」または「危険因子」を的確に予測し，それが顕在化しないように常に注意を払って事故防止対策を講じた結果が「安全」ということである．安全な職場とは，事故がなかった職場ではなく，事故が起こりえない職場のことをいう．また，「安全」の反対語は危険ではなく，「無意識」や「無関心」であるともいわれる．

医療安全の目的は，患者に満足してもらえる医療を行うこと，予定通りに診療目的が達成されること，時間的，精神的，肉体的，経済的な損失を予防すること，信頼を失わないことなどである．

職員の「危険」意識を高める一つの方策として，「危険予知トレーニング」(表1)

表1　危険予知トレーニング(KYT)[6]

ラウンド	問題解決の4ラウンド	危険予知の4ラウンド	危険予知訓練の進め方
1R	事実をつかむ（現状把握）	どんな危険が潜んでいるか	みんなの話し合いで，潜在的な危険要因を発見し，その要因を引き起こす現象を想定する．「～して～になる」「～なので～になる」というように発言していく．
2R	本質〈原因〉をさぐる（本質追究）	これが危険のポイントだ	発見した危険要因のうち，これが重要だと思われる危険を把握して，○印，さらに絞り込んで◎印をつけ，指差唱和する．
3R	対策をたてる（対策樹立）	あなたならどうする	◎印をつけた重点危険を解決するにはどうしたらよいかを考え，具体的な対策をたてる．
4R	行動計画をきめる（目標設定）	私たちはこうする	対策のうち重点実施項目を絞り込んで※印をつけ，それを実践するためのチーム行動目標とワンポイント指差呼称項目を設定し，全員で指差唱和し，タッチ・アンド・コールでしめくくる．

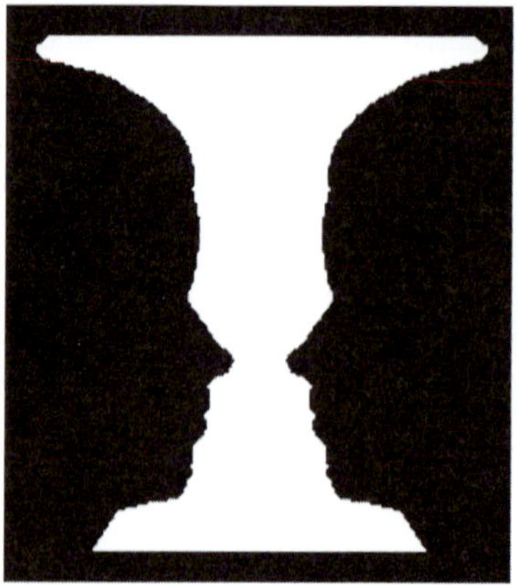

図1 ルビンの杯

がある．

■人間はミスをする動物である？

「to error is human, to forgive divine 過ちは人の常，赦す（ゆるす）は神の業（わざ）」．これは，18世紀のイギリスの詩人アレクサンダー・ポープ（Alexander Pope）の詩の一節である．人は無意識に過ちを犯す動物である．日常生活でも物忘れや，文字の誤りや，計算誤りなどを時々やっている．また，人の視覚や認知の特性からも思い込みをしたり，錯覚したり，勘違いをしたりする（図1）．これらは人の脳がもつ情報処理能力の限界や，創造性・予測性・判断力などといった優れた特性の裏側で起きる問題であるとして，ヒューマンエラー[1,2]といわれている．

■ヒューマンエラー対策とは？

ジェームズ・リーズン（James Reason）によると，ヒューマンエラーには「知識ベース」「ルールベース」「スキルベース」の3つのレベルのエラーがあり，人が起こすエラーはすべて，この3種類で分析できるとしている．「知識ベース」のエラーは，知識や技術の不足，不正確な知識，誤った考えなどによって発生し，主な対象者は知識や技術が足りない初心者であり，エラー対策としては，「研修と訓練」が有効である．「ルールベース」のエラーは，計画や手順の不備が原因で発生し，主な対象者は初心者から熟練者までの全員であり，エラー対策としては，「ルールの改善」が必須となる．「スキルベース」のエラーは，不注意や一時的な注意力の低下または慣れによって発生し，主な対象者は熟練者であり，エラー対策としては，「CRM訓練」が有効である．

> **メモ** CRM（cockpit resource management）訓練とは？
>
> 航空業界が乗員訓練用に開発したものである．キャプテン（上司）はクルー（部下）の意見に積極的に耳を傾け，クルーも遠慮なくキャプテンにものがいえるような人間関係を平素からつくることによって相互注意が図られ，事故予防につながるとした訓練．

ヒューマンエラーの予防対策としては，①作業手順の中に「意識」をもって確認する機会を設ける（セルフモニター），②患者も含めたチームでエラーを発見する（チームモニター），③エラーを指摘し合える職場風土を作る（リスクコミュニケーション），④誤った操作や入力ができないシステムを構築する（フールプルーフ），⑤誤った行為をしても事故に繋がらないような仕組みを構築する（フェールセーフ），⑥誰でもがおのずと適切な行動がとれるような形状にする（アフォーダンス），⑦操作される対象と操作するスイッチ類の配置を自然な対応になるように配置する

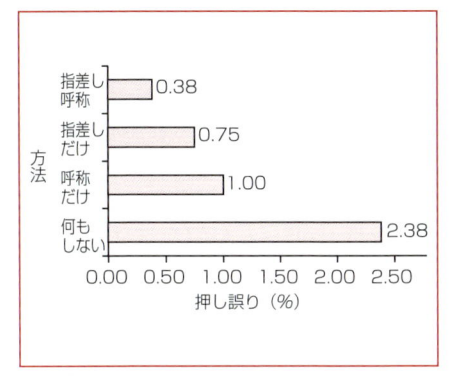

図2 指差し呼称の効果検定実施結果（平成6年，鉄道総合技術研究所）[6]

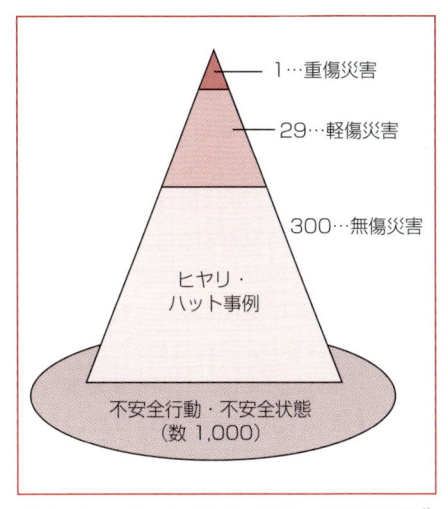

図3 ハインリッヒの法則（1：29：300の法則）[6]

（ナチュラルマッピング），などの対策が必要となる[3]．

そのほかにも，重複作業を避けること，作業の中断を避けること，作業中には作業者に声をかけないこと，「指差呼称」の確認行動を励行することなどの対策が必要である．「指差呼称」では，脳の感覚器系と筋肉系が刺激されて意識レベルが高まり，ミスは1/6に減少するとされている（図2）．

■ヒヤリ・ハット（インシデント）報告とは？

日常業務でヒヤリとしたりハッとした事例（誤った医療行為などが患者に実施される前に発見されたもの，あるいは，誤った医療行為などが実施されたが，結果として患者に影響を及ぼすに至らなかったもの）を「インシデント（incident）」[4]といい，このようなヒヤリとしたりハッとしたりした事例を当事者や発見者が自主的に報告するシステムをヒヤリ・ハット（インシデント）報告システムという．

このヒヤリ・ハット報告は事故予防対策に有用である．その理由は，① 身近な事例である，② 件数が多い，③ 実害がなかった，④ 事故に至る前に防ぐことができた，⑤ 職員の精神的ダメージが比較的小さいことなどから，教訓事例として共有できるメリットとオープンに再発防止対策が議論できるメリットがある．

潜在的な危険や日常的に発生しているヒヤリ・ハット事例を放置していると，いずれは重大な医療事故が発生する可能性がある（図3）．職員の安全意識を高め，危険の芽を一つ一つ摘むための取り組みと職場の環境整備が重要である．

> **メモ** 医療事故と医療過誤の違い
>
> 医療事故とは，医療に携わる場所（病院，診療所など）で発生した医療の全過程における人身事故のことをいう．医療事故には医療者が被害者である場合や，廊下で転倒した場合なども含まれる．
>
> 医療過誤とは，医療機関や医療者側に過失のある医療事故をいう．したがって，医療事故のすべてが医療過誤というわけではない．

■PDCAサイクルで医療安全の質を管理する

医療安全では，エラー・レジスタント（error resistant，エラーが発生しにくい）なシステム作りと，エラー・トレラント（error tolerant，エラーが発生しても事故に繋がらない）な医療安全管理体制の構築が課題となる．医療安全では，「人」「もの」「システム」を有機的に融合させた対策が必要となる．そのためにはヒューマンファクター（human factor，人間本来がもつ特性）を事故防止の中心思想に置き，さらに，医療と安全の「質」の向上を目的とした品質マネジメント（PDCAサイクル）の概念を医療安全管理体制に導入する必要がある[5]．また，職員教育も重要である．新採用職員や復職職員などに対する安全教育は系統的に行う必要がある．

医療安全管理体制は，リスクマネージャーを中心としたトップダウンとボトムアップの双方が機能する全員参加型の体制が望ましい．リスクマネージャーは，職員が気持ちよく安全に仕事ができるような環境整備にリーダーシップを発揮しなければならない．

> **メモ** PDCAサイクル（デミングサイクル）
> 品質管理の父といわれるデミング博士（Dr. William Edwards Deming）が提案したマネジメントサイクルの1つで，計画（plan），実行（do），評価（check），改善（act）のプロセスを繰り返すことによって，品質の維持・向上および継続的な業務改善活動を推進するマネジメント手法である．

■医療従事者の注意義務とは？

法的な注意義務には「結果予見の義務」（リスクを事前に想定して対処する義務）と「結果回避の義務」（事故発生しかけたときに防止しようとする義務）がある．

最高裁判所の判例によると，「人の生命および健康を管理すべき業務に従事するものは，その業務の性質に照らし，危険防止のため実験上必要とされる最善の注意義務が要求される（昭和36年）」「人の生命・身体に危害を及ぼすおそれのある，いわゆる危険業務に従事するものは，その業務の性質に照らし，危害を防止する法律上，慣習上もしくは条理上，必要となる注意をすべき義務を負担するものであって，法律上明文がない場合といえども，この義務を免れない（昭和37年）」とされている．さらに，「注意義務の基準となるべきものは，診療当時のいわゆる臨床医学の実践における医療水準である（昭和57年）」とされ，「医療水準は，医師の注意義務の基準（規範）となるものであるから，平均的医師が現に行っている医療慣行とは必ずしも一致するものではなく，医師が医療慣行に従った医療行為を行ったからといって，医療水準に従った注意義務を尽くしたと直ちにいうことはできない（平成8年）」とされている．

こうした注意義務は，医療者の法的義務

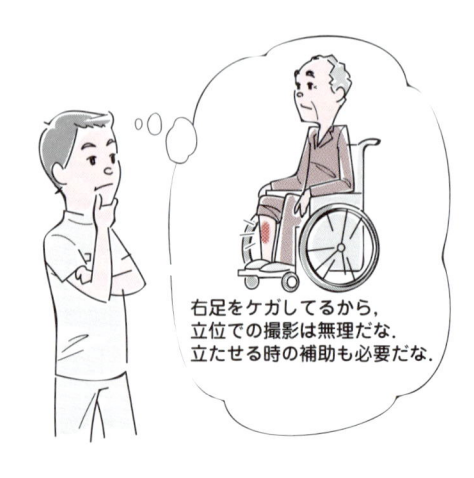

右足をケガしてるから，立位での撮影は無理だな．立たせる時の補助も必要だな．

として遵守されなければならない．

■ "I'm OK，You're OK" を目指す

　医療安全では，人と人との相互信頼，すなわち "I'm OK, You're OK" の関係を築くことが大切である．専門性を高めて業務上の役割と責任をしっかりと果たせるようになることはもちろんのこと，職位や職種の壁を越えて自分の意見をしっかりと言えるような人間関係を築くことが大切である．安全管理マニュアルやルールを遵守し，安全確認は絶対に手を抜かないこと，すなわち，「実施者責任」の徹底が相互信頼の第一歩である．

メモ　マニュアルの必要性

　マニュアルは，チーム集団が業務の手順とルールを共有するためのツールとして，また，その場での作業の打ち合わせを省略するためのツールとして必要不可欠である．重厚なマニュアル（Know-how）は実用的ではない．必要最小限の決まりごとや「なぜそうしなければならないか」の理由（Know-why）を併記したマニュアルが有用である．

■ もっと詳しく知りたい人は…

1) 向井希宏，蓮花一巳編：現代社会の産業心理学，p.110-125，福村出版，1999．
2) 大山　正，丸山康則編：ヒューマンエラーの心理学，p.79-115，麗澤大学出版会，2004．
3) 河野龍太郎：医療におけるヒューマンエラー，なぜ間違える，どう防ぐ，医学書院，2004．
4) 厚生労働省医療安全対策検討会議：医療安全推進総合対策―医療事故を未然に防止するために―，2002．
5) 天内　廣，太田原美郎，山森和美，他：放射線業務の安全の質管理指針，3団体合同プロジェクト班策定．日本放射線技術学会誌 63（5）：546-556，2007．
6) 天内　廣：図解診療放射線技術実践ガイド第2版，医療安全のポイントと心得，p.17-20，文光堂，2006．

ワンポイントアドバイス ―ミスから学ぶ，ベストから学ぶ―

■ 患者の左右を取り違えてX線撮影したケース

　右膝関節の立位2方向撮影のオーダーの患者を指示通りに撮影した．撮影後に患者から，「左側は撮らないのですか？」との質問を受け，医師に確認の電話をしたところ，医師がオーダリングシステムの画面で上下に並んでいた左膝関節のオーダーと入れ間違えていたことが判明した．左膝関節立位2方向を新たにオーダーしてもらい，その旨を患者に伝え，謝罪の上，左側の撮影を行った．

　…撮影前に患者自身に検査部位と左右を確認し，オーダー内容と照合することの大切さを再確認させられた事例である．また，オーダー画面の配列や表示の仕方にも工夫が必要である．

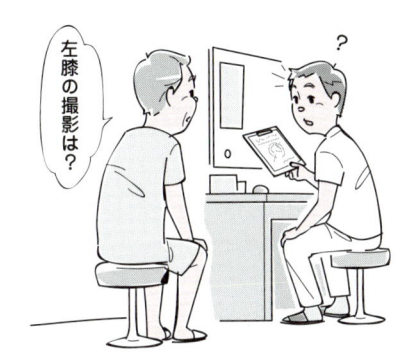

■車椅子で搬送してきた患者がX線撮影中に転倒したケース

　車椅子で来院した70歳代の男性患者の立位胸部X線撮影で，患者と付き添い者に「少しの時間ですが立つことができますか？」と聞いたところ，「はい」と答えたので，車椅子を撮影台に近づけ，介助のもとで立ってもらった．脚力が少し弱いように感じたので，患者の背中に手を添え，大丈夫か確認しながらポジショニングした．付き添い者に廊下に出てもらい，自分も撮影のために操作室に向かった．撮影しようとして患者を見たら，患者が膝を崩して後方に倒れていく瞬間であった．慌ててドアを開けて撮影室に入ったが間に合わず，「ガシャーン！ ゴツン！」という大きな音とともに患者は車椅子を弾き飛ばし，強く頭を床に打ちつけて転倒した．

　…車椅子やストレッチャーで担送された患者の立位や座位撮影では，患者は立ちくらみや脚力の低下などで転倒する可能性がある．必ず複数で対応するなどの事故防止策を講じる必要がある．

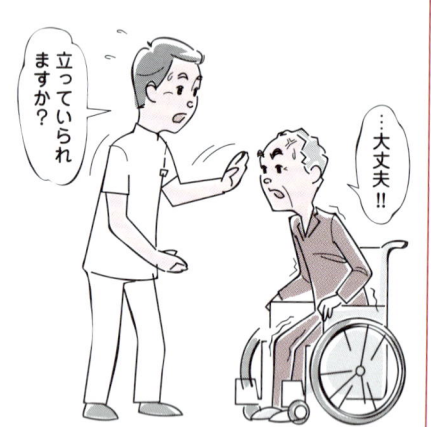

V. 診療放射線技師に必要な医療安全とは
緊急時の対応

高橋順士

―〈理解のためのエッセンス〉――
- ●患者の様態変化をいち早く察知し，迅速に対応できるよう心がける．
- ●放射線部のマニュアルの整備と運用方法を確認する．
- ●緊急連絡網を整備し，すべての撮影室のわかりやすいところに掲示する．
- ●装置側のトラブル，地震・火災発生時の対応を決め，教育訓練することが大切である．
- ●夜間（当直時）の撮影では，1人で撮影するので，より冷静に患者の様態を観察し，無理な撮影体位を行わないようにする．

■患者とのコミュニケーションから様態を把握する

放射線部では，X線の単純撮影に始まり，CT検査，MRI検査，血管撮影や核医学検査など多岐にわたり検査が行われている．また，高エネルギーのX線を用いた放射線治療などわれわれの部門に来る患者の目的や様態はさまざまである．日常行われている検査や治療において患者の急変，装置のトラブルや災害に遭遇することは稀である．しかし，患者が撮影室内で撮影台に移動中に転倒したり，急にX線が出なくなり検査が続けられなくなったり，われわれの不注意や装置のトラブル時の対応によっては，緊急事態に発展する可能性もある．各装置に対しては，日常点検，一ヵ月点検やメーカーによる定期点検など日頃から装置の管理を行うことはいうまでもない．

一方，X線撮影やCT，MRI検査に来る患者は，どのような検査なのか，造影剤は使用するのか，副作用はどうなのかなど常に検査に対して不安や心配を抱えている．

その上で，患者の病名や検査目的などすべての様態を把握するのは難しいと思われる．しかし，検査室に呼び入れたとき，「どうされましたか？　痛いところはどこですか？」などコミュニケーションをとりながら，立位は可能か，撮影台への移動は介助が必要かなどを判断して行えば，以後の検査もスムーズに行える．実際，車椅子で来ても立位で撮影できる場合や撮影室内の短時間の歩行は可能な場合もある．胸痛や腹痛のある患者や四肢の麻痺がある患者では，自立歩行が困難な場合があるので，検査室内での転倒事故や撮影台からの落下事故のないように細心の注意が必要である．緊急事態を未然に防ぐ意味でも患者とのコミュニケーションを図りながら検査を進めていくのは大切である．

メモ　撮影室内での患者の移動方法とは？
リハビリテーションでは，脳梗塞発症後の回復期や股関節・膝関節の術後の患者と理学療法士が1対1でリハビリを行っているので，患者の移動方

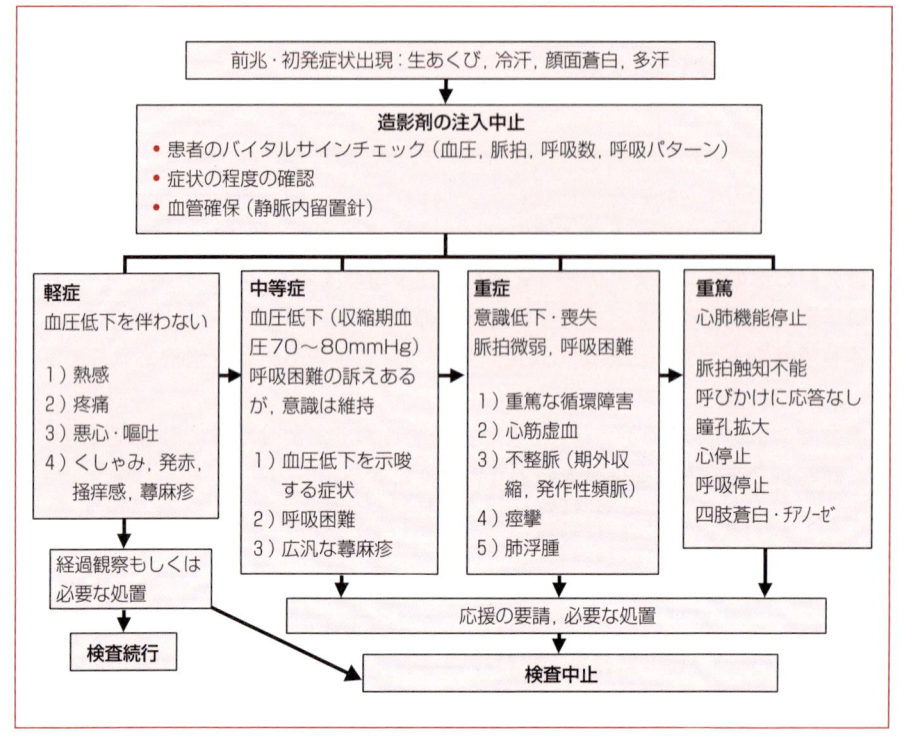

```
                 ┌─────────────────────────────────────┐
                 │ 前兆・初発症状出現：生あくび，冷汗，顔面蒼白，多汗 │
                 └─────────────────────────────────────┘
                                    ↓
                 ┌─────────────────────────────────────┐
                 │           造影剤の注入中止            │
                 │ ● 患者のバイタルサインチェック（血圧，脈拍，呼吸数，呼吸パターン）│
                 │ ● 症状の程度の確認                   │
                 │ ● 血管確保（静脈内留置針）            │
                 └─────────────────────────────────────┘
```

軽症	中等症	重症	重篤
血圧低下を伴わない	血圧低下（収縮期血圧70〜80mmHg）呼吸困難の訴えあるが，意識は維持	意識低下・喪失 脈拍微弱，呼吸困難	心肺機能停止 脈拍触知不能 呼びかけに応答なし 瞳孔拡大 心停止 呼吸停止 四肢蒼白・チアノーゼ
1）熱感 2）疼痛 3）悪心・嘔吐 4）くしゃみ，発赤，掻痒感，蕁麻疹	1）血圧低下を示唆する症状 2）呼吸困難 3）広汎な蕁麻疹	1）重篤な循環障害 2）心筋虚血 3）不整脈（期外収縮，発作性頻脈） 4）痙攣 5）肺浮腫	
経過観察もしくは必要な処置		応援の要請，必要な処置	
検査続行		検査中止	

図1 造影検査時に緊急を要する症状

法は熟知している．当院では，リハビリテーションの理学療法士の方を招いて「患者の実践的な移動方法について」講義をしてもらったことがある．四肢麻痺や術後の患者で患部と反対の正常な下肢が床につく位置や介助者の足の位置，手を回す方法などを教えてもらい大変参考になった．皆さんのところでも，是非そのような勉強会や理学療法士の方の本を読まれることをお勧めする．

■**造影検査における対応は？**

造影剤を用いた検査には，ヨード造影剤を用いたCT検査とX線血管撮影，ガドリニウム造影剤を用いたMRI検査とバリウムを用いた消化管造影検査などがある．近年，MDCTの登場で，造影CT検査の検査件数は，各施設で増加していると思われる．その一方で，ヨード造影剤による重篤な副作用も報告され，死に至るケースもある．診療放射線技師として造影CT検査では，副作用が起こる可能性があり，対応が遅れると重大な医療事故になりかねないことを念頭において検査することが重要である．造影剤の副作用としては，発赤，発疹，悪心・嘔吐から血圧低下，心肺機能停止までさまざまな副作用が出現する（図1）．以下，造影CT検査を例にあげ解説する．

1．造影剤の投与方法の違いを知る

造影CT検査は，検査部位別，疾患別，術前検査なのか術後やフォローアップ検査

を目的にしているかで造影剤の投与方法が異なってくる．造影剤は，そのヨード含有量，造影剤の総量や注入速度により造影効果は異なる．同じ100mLのシリンジタイプの造影剤でも，300mg/mLから400mg/mLのヨード含有量の造影剤があり，ヨード含有量（濃度）と注入速度の設定の違いにより，造影剤の浸透圧，造影剤注入時の熱感や血管外漏出の危険性も異なることに留意して行う必要がある．また，穿刺部位が肘より末梢側の静脈から注入する場合や，患者の血管自体が細く漏れやすい場合も細心の注意を払わなければならない．このように，検査目的，使用される造影剤と投与方法には種々の方法があり，それぞれの施設による特徴もあるので造影CT検査の方法について熟知しておく必要がある．

また，事前に造影剤の副作用出現に関しては確実に知る方法はないといわれている．ただし，喘息やアレルギー歴，過去の造影剤使用歴と副作用の有無や腎機能について問診・同意書の確認を必ず行う．検査目的とともに，患者の様態を知る上で重要な情報であり，医療安全上も必要である．

メモ 造影剤を使用するにあたり腎機能の障害の目安となる値は？

造影剤は腎臓から尿中に排泄されるため，腎機能が低下している場合や，喘息の加療中や，アレルギーなどのため使用できない場合もある．そのため，以前から腎機能の障害の目安として血清クレアチニン値（成人男性0.6～1.0mg/dL，成人女性0.4～0.8mg/dL）を用いて行っていた．

最近，腎性全身性線維症（nephrogenic systemic fibrosis：NSF）の問題を契機に，ガドリニウム造影剤を用いる場合の腎機能の判断基準としては，推定GFRの値を用いるようになった．つまり，年齢，性差，血清クレアチンの値でGFRの値は変わるので，簡易計算式を用いて推定GFRを算出して造影剤の使用可否を決定している．推定GFRが30mL/min/1.73m^{2}以下の場合は，使用禁忌の造影剤もあり，30～60mL/min/1.73m^{2}では，慎重投与として当院でも行っている．

2. 検査前によく説明

CT検査に限らず，検査の内容，検査の進め方など患者に理解してもらうことは重要である．特に，CT検査は，患者の更衣，検査台に寝てから単純撮影，血管確保（あらかじめ確保する施設もある）と造影検査に至るまで10分前後とかなり検査時間が短くなっている．検査前やポジショニング時に検査の流れを説明しておくことは必要であるが，検査中のポイントごとに「今からテーブルが動きます」とか「今から造影剤が入ります」など，その都度状況にあった声をかけることで，患者の不安を和らげるとともに心構えもでき，検査の理解度が増すと思われる．特に，ヨード造影剤の注入時に熱感が生じることが多いので，患者にあらかじめその旨を説明しておくと，副作用との違いや造影剤に対する不安を取り除くこともできる．

3. 造影剤注入時はよく医師，看護師と連携をとる

検査中では，造影剤注入時に，造影剤の血管外漏出や副作用が起きる可能性があるので，穿刺部位の確認も含め患者の状態に細心の注意を払う．一般に，造影剤濃度が高く注入速度が速い場合に注入圧が高くなるので，造影剤注入時は，初めの数秒間（X線が出る前まで）は，必ず穿刺部位が目視できる位置に医師（または看護師）が立ち会って検査を行う．副作用としては，造影剤が血管外漏出して痛みがないか，くしゃみ，生あくびや嘔気がないかなど医師に確認してもらい，常に医師と連携をとりながら検査を進めていく．

造影剤注入後，動脈相（早期相）の撮影

が終了して平行相（後期相）の撮影の間には，「何か変わったことはありませんか？」と必ず声をかけることで副作用の出現をいち早く察知することができる．重篤な副作用の前兆は，70％の症例で造影剤注入後5分以内に出現するといわれているので，常に，操作室からは，鉛ガラス越しに，反対側が死角になる場合は液晶モニターで患者を観察し，異常があればすぐに検査を中断する．その際，患者のバイタルサインの測定を行い，医師と看護師とともに迅速で適切な対応が必要である．CT操作は，診療放射線技師しかできないが，造影CT検査もチーム医療を行う中で医師，看護師と急変時の対応の役割分担と協力体制を確立しておかなければならない．

4. 検査終了後も患者の状況を把握する

検査終了後は，患者の状態を知る上で「お疲れさまでした．何か変わったことはありませんか？」と聞きながら，副作用がないことを確認して造影剤を早く体内から排泄するため水分を多めに摂るよう指示する．通常，穿刺針は，22G（内径0.60mm）から20G（内径0.80mm）と太めの針を使用することが多いので，検査後はしっかり穿刺部位を押さえてもらうことを伝える．また，稀に造影剤の副作用が数時間経って現れることがあり，帰宅後に悪心，発疹などのアレルギー症状が出現したら，すぐに病院に連絡をとるか近くの救急外来を受診するよう説明しておく．

■医療事故防止マニュアルの整備と各部門での緊急連絡方法は？

緊急事態に至る前の検査の心構えと対策について，放射線部で患者の急変が起きやすい造影剤を用いたCT検査を例にして説明した．病院全体としての医療事故防止マニュアルがあると思うが，われわれ放射線部としてやることは，放射線部に即した医療安全マニュアルを整備することである．病院全体のマニュアルは，内視鏡，ほかの検査や手術など多岐にわたる領域について記載されているので，実用的でない部分もある．

放射線の各部門で運用するには，各検査室で適したマニュアルを作成し，一般撮影，CT検査，MRI検査，核医学検査や放射線治療などそれぞれでわかりやすいところに配置し，緊急時の連絡網（図2）や電話番号（表1）も見やすいところに掲示する必要がある．また，緊急時に必要とされる救急カート，DC，ECG，ADCなどの所在を明確に掲示しておく（表2）．虎の門病院では，特に新人が入った4月には，緊急時に必要とされる物品の所在を看護師とともに巡回して実際にどこにあるか確認し，それぞれの装置の簡単な使用方法については，定期的に医師・看護師を講師として教育訓練を実施している．

患者の急変時の応援体制は，緊急時の対応として最も重要なことの一つである．以前は，麻酔科医，内科や外科の救急担当医などを応援要請するときは，電話で依頼して急変患者のいる場所まで来てもらっていた．それでは，一分一秒を争う場合に対応が遅れかねないので，当院では，いざというときは，電話の受話器をとり，6666をコールし「コードブルー，コードブルー，〇〇〇（場所）」とアナウンスすると緊急放送が流れ，近くにいる医師・看護師の応援を24時間要請できるシステムに変更した（図3）．検査中に患者が急変した場合，われわれ診療放射線技師のできること，医師，看護師との役割分担と協力体制は何か，常日頃から考えて検査に望まなければ

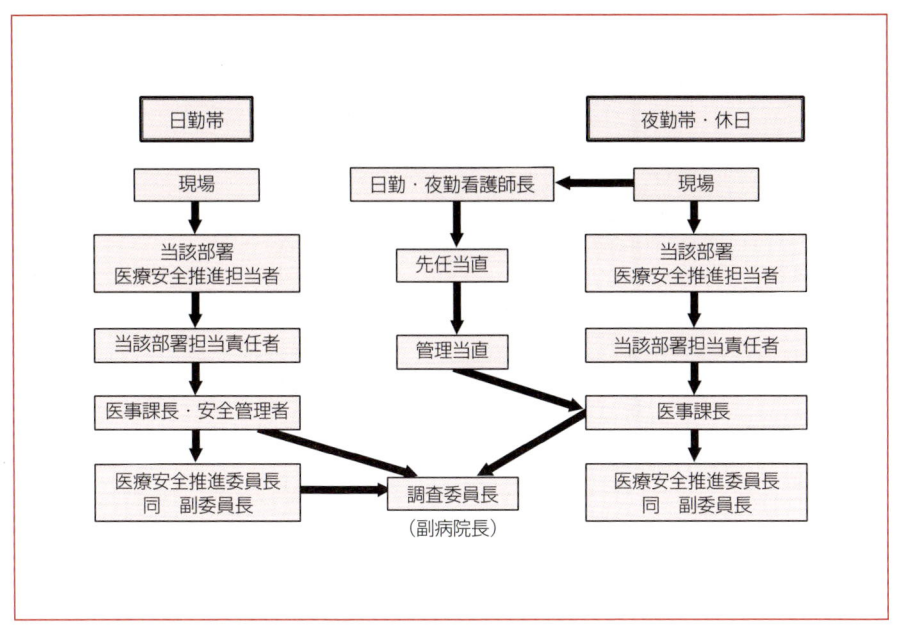

図2 緊急時の連絡網

表1 緊急時の連絡先電話一覧表

時間内	内 線	院内PHS
1. 医療安全推進担当者 （放射線部技師長）	38〇〇	76〇〇
2. 所属長（放射線部部長）	20〇〇	70〇〇
3. 医事課長	40〇〇	78〇〇
4. 医療安全管理者	20〇〇	70〇〇
5. 調査委員長（副院長）	20〇〇	70〇〇
6. 病院長	20〇〇	70〇〇

時間外	自 宅	携 帯
1. 医療安全推進担当者 （放射線部技師長）	03-〇〇〇〇-××××	090-〇〇〇〇-××××
2. 所属長（放射線部部長）	03-〇〇〇〇-××××	090-〇〇〇〇-××××
3. 医事課長	03-〇〇〇〇-××××	090-〇〇〇〇-××××
4. 調査委員会（副院長）	03-〇〇〇〇-××××	090-〇〇〇〇-××××
5. 調査委員長（副院長）	03-〇〇〇〇-××××	090-〇〇〇〇-××××
6. 病院長	03-〇〇〇〇-××××	090-〇〇〇〇-××××

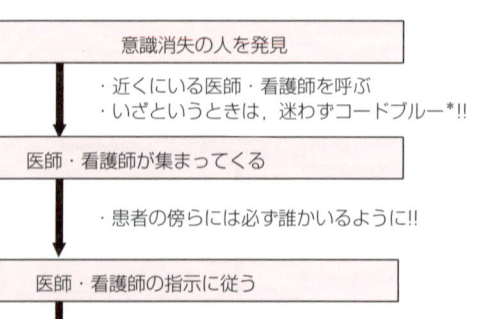

```
┌─────────────────────────────┐
│     意識消失の人を発見       │
└─────────────────────────────┘
              │    ・近くにいる医師・看護師を呼ぶ
              │    ・いざというときは，迷わずコードブルー*!!
              ▼
┌─────────────────────────────┐
│   医師・看護師が集まってくる  │
└─────────────────────────────┘
              │    ・患者の傍らには必ず誰かいるように!!
              ▼
┌─────────────────────────────┐
│    医師・看護師の指示に従う   │
└─────────────────────────────┘
              │    ・処置をする場合は，酸素・吸引のある場所へ移動
              │    ・入院患者の場合は，病棟に連絡する
              ▼
┌─────────────────────────────┐
│    必要な物品を持ってくる    │
└─────────────────────────────┘

*コードブルーの掛け方：
電話の受話器をとり，6666をコールし，コードブルー，コードブルー，
○○○（場所）とアナウンスすると24時間応援を要請できる
```

図3　緊急時の対応

表2　緊急時の必要物品の場所

機材・道具	場所（各X線検査から近い場所）
救急カート	CT室，アンギオ室，DIP室，内科処置室，救急（夜間）
ECG	アンギオ室，救急（夜間）
DC	内科処置室，救急（夜間），核医学室
AED	X線受付前
ストレッチャー	X線1番・X線5番撮影室前

ならない．

■災害時の対応は？

検査中に地震があったり，火災報知機が鳴ったり，災害が発生することも想定される．当院では，病院全体で年1回の火災訓練を実施し，患者の安全な場所への誘導，消火活動の参加など各部署での対応について避難訓練を実施している．数秒で揺れがおさまる地震や火災報知機の誤報などその時々で災害の程度や検査を中止するかの判断は異なると思われる．しかし，病院全体として災害発生時の入院患者の避難方法や救急患者として来院する患者の対応について決めておく必要がある．

また，放射線部内での対応として，診療用X線装置の破損やケーブルの断線，MRI装置では，ヘリウムのクエンチの発生がないか，核医学では，診療用放射線同位元素や放射線同位元素の廃棄物が飛散，拡散しないように対処しなければならない．患者を安全な場所へ避難させることが最優先されるが，メーカーとも連絡を取りながら二次災害が起きないように放射線部内の各装置を見回り，安全確認を行う．災害時も職員一人一人の役割分担と連携が重要となるので，災害時のマニュアルの整備とともに，いざというときに患者に不安を与えないような心構えが必要である．

■まとめ

　緊急時の対応は，医療安全のマニュアルの整備，緊急時の体制と連絡網の整備，チーム医療の中での医師，看護師との連携が重要である．これらがすべて整って，緊急時の対応が迅速でかつスムーズに行えるようになる．検査中は，患者とコミュニケーションを図りながら様態を把握し，少しでも変化の前兆を見逃さない心構えが必要である．また，患者のみならず，医師・看護師とのコミュニケーションをとりながら検査を進めることが，いざというときの対応に役立つと思われる．救急患者を受け入れる病院では，当直時など1人で撮影することもあると思われるが，救急患者自体がどのような様態変化をするかわからない場合もある．そのため，無理な撮影体位を行わないこと，より冷静に患者の様態を観察すること，付き添いの家族や看護師とも協力して撮影することなど，日常業務以上に慎重な対応と当直時の緊急体制も併せて整備する必要がある．

　最後に，完璧な緊急時の対応マニュアルはないが，個々の病院に即した体制作りや運用方法を話し合い，チーム医療として職員間や職種の枠を超えてコミュニケーションを図っていくことが，より実践的な緊急時の対応に繋がっていくと思われる．

■もっと詳しく知りたい人は…

1) 高橋順士：腹部CT・MRI画像の読み方，第3回．腹部・CT検査の進め方と看護上の注意点．総合消化器ケア 8(3)：18-23, 2003.
2) 中島康雄，赤石勝也：造影CT・MRI検査に関する考え方と実際，日本シェーリング，2003.
3) 日本医学放射線学会 URL：http://www.radiology.jp/ 安全に関する情報　放射線診療事故防止のための指針(4), 2002.

ワンポイントアドバイス ─ミスから学ぶ，ベストから学ぶ─

■救急患者が撮影に来て，撮影中でふらついたが転倒を免れたケース

　急患室から救急患者が車椅子で家族とともに撮影に来た．担当技師は，立位の胸部と腹部の撮影の依頼だったので「立てますか？」と尋ねると，患者は「つかまる所があれば大丈夫です」としっかり受け答えできたので，上半身を更衣してもらい撮影を始めた．正面の撮影が終わり，側面の胸部撮影を行おうとしたとき，「肩が痛くて両手が十分上がらないんです」というので，両手が上がる範囲で手すりつかまってもらい撮影を始めた．撮影終了後に，患者はふらついて後ろにある車椅子に倒れるように座った．技師として，受け答えがしっかりして自分でも立てるといったので立位が可能と判断したが，車椅子を患

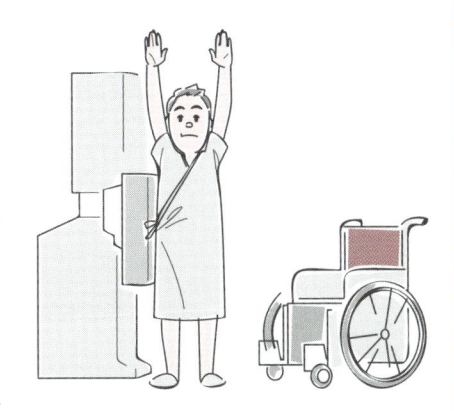

者の後ろにおいていたので転倒事故までは至らなかったが，一歩間違えば重大事故になりかねない事例といえる．

　…このような場合，患者がしっかりしていると思っても，車椅子で来た点と付き添いの家族がいる点を考慮して，付き添いの家族にプロテクターを着て傍に付き添ってもらうか，撮影が1回終了ごとに車椅子に座って休んでもらうなど，救急患者にはより慎重な対応が求められる事例である．

■造影CT検査終了後に造影剤の副作用が出現したが大事に至らなかったケース
　入院中の患者が，造影CT検査に来た．担当技師は，撮影の手順や造影剤の注入時の熱感や副作用のことなどを説明し，患者とコミュニケーションを図りながら検査を進めていった．造影剤注入時も「今から造影剤が入ります．体が熱くなりますが，心配要りませんので，他に変わったことがあったらいってください！」と声をかけ，医師とも連携をとりながら血管外漏出の有無の確認，副作用の出現がないかなど注意を払いながら検査を行った．検査終了後は，「お疲れさまでした．何か変わったことはありませんか？」と患者の様子をみたら「ちょっと気持ちが悪い」と答えた後に意識がなくなり副作用が出現した．技師は，直ちに検査に立ち会った医師を呼び，その場で救急処置をしてもらい，迅速な対応ができたため，意識が回復し救命することができたと思われる事例である．

　…このように，検査終了後も，患者とコミュニケーションを図りながら，様態をしっかり把握し，検査後の副作用の前兆を見逃さないためにも声かけすることが大事であることを再認識させる事例である．

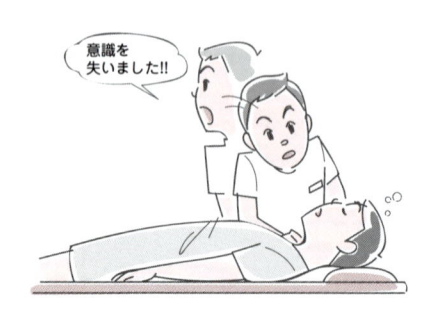

V. 診療放射線技師に必要な医療安全とは
放射線機器の安全管理

中村泰彦

―〈理解のためのエッセンス〉――
- ●装置の安全性を過信してはいけない（図1）．
- ●われわれは装置を用いて検査を行うが，一番の主体は患者である．
- ●患者に対する電気的・機械的安全性を確保し，かつ最小の放射線被ばく線量で常に正確な診断情報の提供と精度のよい治療を行うことが非常に重要である．

■なぜ放射線機器の安全管理が必要か？

　近年の放射線の過剰照射や検査時の転落事故などの医療事故報告において，放射線機器の管理について注目をあびるようになってきた．しかし，われわれ診療放射線技師の日常業務において，古くから機器の保守を含めた機器管理は行われてきていた．過去における機器管理の主目的は，装置の安定稼働維持，品質管理であったが，現在の医療技術・機器はめざましく進歩し，高い精度を維持した機器となったため教育訓練を受けた者しか対応が難しくなった．また，日常検査件数の増大という環境の変化に追われ，やや機器管理に対する意識が薄れている感がある．放射線機器の管理については，診療業務は当然ながら放射線関連機器を取り扱う専門家として，進歩する医療機器の技術に相応した知識と技術

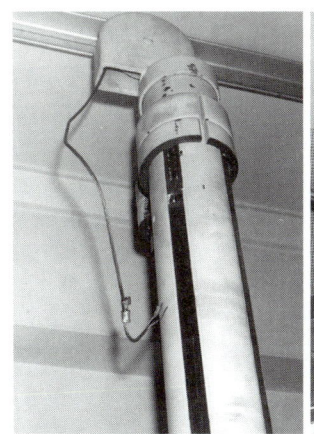

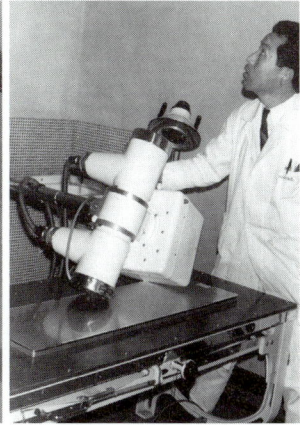

図1　X線管装置の落下事故（下肢血管造影時）

をもって当たることが診療放射線技師として重要な責務であると考える．そのような必要性のなかで早くから日本放射線技師会では放射線機器管理士という認定制度を発足している．

行政の立場からは，1996年3月の医療法施行規則の一部を改正する省令の施行について（健政発第263号）の通達により，医療機器の保守点検は病院の業務であり，自ら適切に実施すべきとの改正が行われた．また2007年4月の医療法改正においては，最近の医療事故に対する防止策として医療機器の管理をきちんと行うために，医療機器安全管理責任者の設置や医療機器の保守ならびに安全使用に関する教育・研修が義務化された．

また，2008年度の診療報酬改定において，医療機器などの安全確保に関わる評価として医療機器安全管理料が新設された．これは，2007年の医療法改正などを踏まえ，医療機関における医療機器の安全確保や適正使用を一層推進するためのもので，1つは生命維持装置に関して医療安全対策の体制を整備した医療機関に対して適用されるものであり，もう1つは診療放射線技師に直接関係がある放射線治療に関するもので，放射線治療の質などの充実を図るために放射線治療機器の保守管理，精度管理および照射計画策定の体制を整備した医療機関に対して適用されるものである．

このような環境の変化の中で診療放射線技師が適切な放射線機器管理を行えば，検査に対する安全性ならびに検査の品質を確保することができ，医療事故防止にもつながることになるといえる．

■医療機器とは？

薬事法における医療機器とは，人もしくは動物の疾病の診断，治療もしくは予防に使用されること，または人もしくは動物の身体の構造もしくは機能に影響を及ぼすことが目的とされている機械器具などであって，政令で定めるものをいい，そのなかでも以下のように分類される．

1. 高度管理医療機器

医療機器であって，副作用または機能の障害が生じた場合（適正な使用目的に従い，適正に使用された場合に限る）において人の生命および健康に重大な影響を与える恐れがあることから，その適切な管理が必要なものとして，厚生労働大臣が薬事・食品衛生審議会の意見を聴いて指定するもの．

2. 管理医療機器

高度管理医療機器以外の医療機器であって，副作用または機能の障害が生じた場合，人の生命および健康に影響を与える恐れがあることから，その適切な管理が必要なものとして，厚生労働大臣が薬事・食品衛生審議会の意見を聴いて指定するもの．

3. 一般医療機器

高度管理医療機器および管理医療機器以外の医療機器であって，副作用または機能の障害が生じた場合においても，人の生命および健康に影響を与える恐れがほとんどないものとして，厚生労働大臣が薬事・食品衛生審議会の意見を聴いて指定するもの．

> **メモ** 保守点検が必須である医療機器（特定保守管理医療機器）とは？
>
> 高度管理医療機器，管理医療機器，一般医療機器のなかで，保守点検，修理そのほかの管理に専門的な知識および技能を必要とし，その適正な管理が行われなければ疾病の診断，治療または予防に重大な影響を与える恐れがあるものとして，厚生労働大臣が薬事・食品衛生審議会の意見を聴いて指定されたものを特定保守管理医療機器という．

仕業点検

	始業点検			始業点検	
	制御装置、作動の良否		透視撮影台	作動（上下、左右、起倒）の良否	
X線管保持装置	作動の良否		透視撮影台	速写装置部の作動の良否	
X線管保持装置	固定ノブ類の良否		透視撮影台	速写装置部固定ＳＷ作動の良否	
X線管保持装置	ねじのゆるみ、脱落		透視撮影台	ねじのゆるみ、脱落	
X線管保持装置	ストッパの良否		透視撮影台	ＴＶ系、総合画像の良否	
X線管保持装置			透視撮影台		
X線管保持装置			撮影装置	作動の良否	
X線管装置	絞り装置、ランプ、その他作動		撮影装置	ねじのゆるみ、脱落	
X線管装置	点検負荷管電圧（Ⅰ）　kV		撮影装置	ホトタイマ作動の良否	
X線管装置	〃　（Ⅱ）　kV		その他	コンピュータ作動の良否	
X線管装置	〃　（Ⅲ）　kV		その他	自動注入器作動の良否	
X線管装置	〃　（Ⅳ）　kV		その他	各部の異臭、異音の有無	
X線管装置	〃　（Ⅴ）　kV		その他	防護装置の具備	
X線管装置	管容器、油漏れ		その他	撮影表示ランプ	
X線管装置	ねじのゆるみ、脱落		その他	撮影補助具の有無	
X線管装置	高電圧プラグのゆるみ、損傷		その他	備品の有無	
X線管装置	低圧コードのゆるみ、損傷		その他	機器の清拭	

終業点検	
機器の状態	良・否

備考　1．太字は毎日目視により点検する
2．細字は週一回点検する
3．不良個所の詳細は管理ファイルの整備記録欄に記載すること
4．終業点検で機器の状態が否の場合、本欄に記入すること

点検者	始業		終業	

2,000 ミドリ　　九州大学医学部附属病院　放射線部（撮影記録用紙３号）

図２　日常点検用紙

メモ　特定保守管理医療機器は検査や治療機器本体だけではない！

特定保守医療機器のなかには，X線撮影装置やX線CT装置，MRI装置などだけでなく，造影剤自動注入器などの周辺機器も含まれているので注意すること．

■保守点検の目的は何か？

1. 安全性確保のために
   機械的安全，電気的安全，放射線に対する安全，システム制御機構の安全，感染症予防
2. 性能維持のために
   性能点検と調整，初期性能との比較
3. 予防保全のために
   定期交換部品の交換，磨耗劣化の点検，稼動部分の点検，調整

薬事法では診療放射線技師として行う保守点検は，当該特定保守管理医療機器の添付文書や取扱説明書に記載されている施設で行う保守点検で，清拭，校正（キャリブレーション）や消耗品の交換などをいうものであり，装置を解体のうえ行うオーバーホールなどではないとなっている．しかし，性能維持のためのチェックを行うには個々の測定に対する専門知識を有する必要がある．診療放射線技師は機器を操作するだけでなく，機器管理を行うことにより安全と品質を担保した医療が提供できるように努力することが必要である．

■通常行う保守点検とは？

日常に行う保守点検には始業点検と終業点検の日常点検がある．始業点検は目視を主体に実施し，診療中のトラブルを極力抑えるものである．また終業点検は業務終了後に清拭や作動の再確認を行い，翌日の業務に備えるために行うものである．点検表の一例を示す（**図2**）．また，日常点検では行えない細かな項目については，1〜2回/年に時間をかけて行う定期点検がある．点検用紙を装置の用途別に分類し，ユニットごとに取りそろえて実施すれば機能的である（**図3**）．

メモ　X線撮影を行うときに光照射野と実際の照射野は一致しているだろうか？

光照射野は可動絞り装置によって決定される．使っているうちに光照射野と実照射野とのずれが生じることがある．これを確認するために定期点検で実際の照射野チェックを行っていれば安心である（**図4**）．

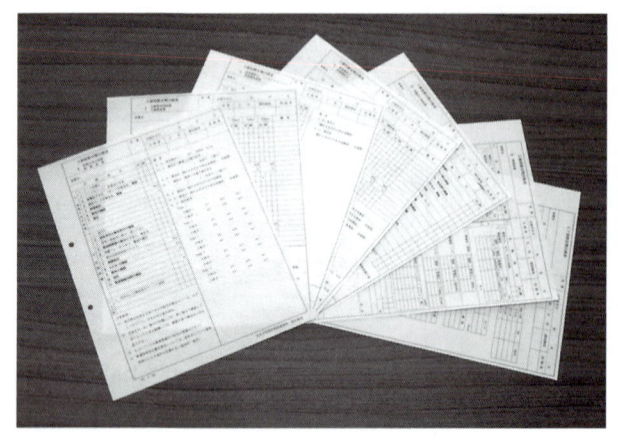

図3　定期点検表（制御装置，X線管装置，透視撮影台，映像装置などの）

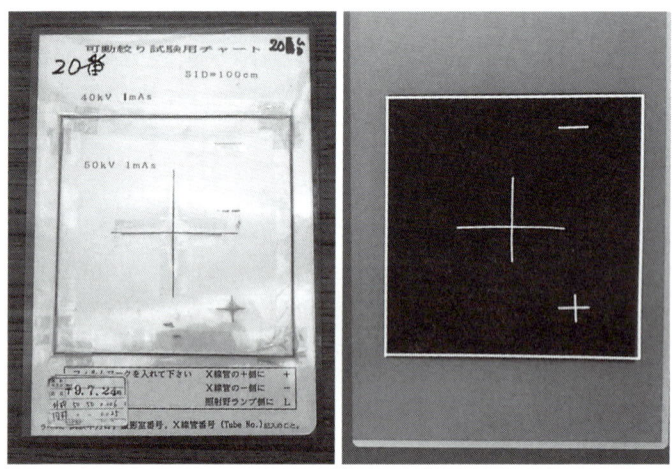

図4　光照射野チェック

■ X線撮影や透視検査における被ばく線量を考慮した機器管理ができているか？

　被ばく線量を考えるときに，現在一番問題になっているのは透視検査における被ばく線量である．特にIVR時の透視線量は，時には治療線量に匹敵するほど多く，後になって皮膚に潰瘍を形成するような後遺症を残す結果に至ったケースの報告もある．これは透視検査中の被ばく線量の監視も大切であるが，イメージインテンシファイア（I.I.）の輝度劣化による入射線量増加も大きな問題である．これは，I.I.の輝度と入射線量の関係をきちんと管理すれば，どの程度輝度が劣化すれば，被ばく線量が限界であるかがわかる．またそのときがI.I.の廃棄基準として交換できれば，透視検査に

おける被ばく線量を最小限に抑えることができる．

■受け入れ試験とは？

受け入れ試験の目的は，機器の安全性と常に良好な性能を維持し，患者の放射線診療を円滑に行うことにある．受け入れ試験は契約仕様を装置メーカーがユーザーに保証するものであり，装置の員数，性能，品質などを確認するためにユーザー立ち会いのもとにメーカーが責任をもって行うものである．収集されたデータは，装置の基本となるデータであるため，導入後の装置性能チェックに欠かせないものであり，記録を残すことが重要である．試験項目については，JISでも規定されているので参考にしてほしい．

メモ 放射線治療装置の照射線量設定値と実際の出力線量は一致しているか？

放射線治療時の過剰照射が問題になっているが，治療計画における線量の検証が必要であり，もともとの出力線量が正しく，出力が安定していることが大切である．このためにも定期的な出力線量のチェックなど品質管理が必要になってくる．このときのデータの元となるのは受け入れ試験の結果である．

■装置管理は機器選定から始まる！

現在使用している装置の管理は当然であるが，本来は機器の選定から始まる．なぜならば，機器管理に当たっては，購入，運用，保守，廃棄のライフサイクルの段階ごとの管理プロセスを策定しておき，これらを整理，体系化し，管理方針および手順を明確にしておく必要があるからである．選定においては使用目的に合致し，かつ必要な機能と安全性に優れた機器を導入して管理していくことが重要なことである．

メモ 患者を安全な状態で撮影できる方法を考える！

例えば，X線管保持装置の可動範囲を指定することで，患者に床に立ってもらった状態で頸部から下肢までを撮影することができる．もし，可動範囲が狭い場合は，患者に台へ上がってもらって撮影することになり，より不安定な状態になる可能性がある（図5）．

■まとめ

医療法の改正により，安全な医療を提供できるように医療機器の安全な取り扱いの教育や研修，機器の保守点検の義務づけが行われた．今後，患者に質が高く，安心・安全な医療が提供できるようにわれわれ診療放射線技師は，放射線診療のプロとしての責務を果たす必要がある．そのためには，検査や治療の放射線医療技術の研鑽とともに使用する医療機器の管理に力を入れる必要がある．われわれ診療放射線技師にはいつでも安心して安全に使用できる装置環境を確保することが求められ，それが患者のための医療につながるものと確信する．

■もっと詳しく知りたい人は…

1) 中村泰彦，他：放射線機器管理シリーズ　X線・MRI・CT，日本放射線技師会出版会，2007．
2) 熊谷孝三，他：放射線機器管理シリーズ　外部放射線治療装置，日本放射線技師会出版会，2008．
3) 松原 馨，他：放射線機器管理シリーズ　超音波画像診断装置・核医学検査，日本放射線技師会出版会，2008．

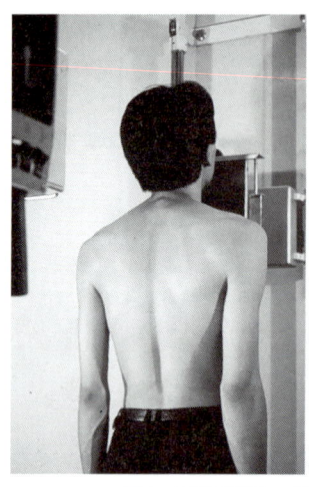

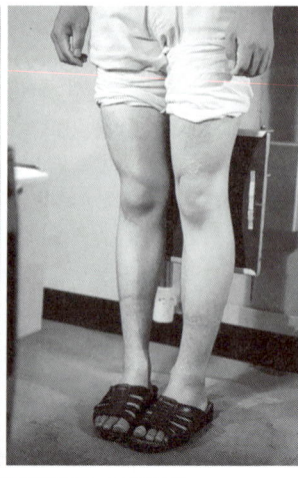

図5　天井走行形X線管保持装置の可動範囲

ワンポイントアドバイス　―ミスから学ぶ，ベストから学ぶ―

■日常点検を実施しよう！

　検査を始める前に装置に電源を入れ，目視で必要な個所を安全チェックし，X線を照射してみて，正常に動作することを確認する始業点検，1日の業務終了後に整理整頓，清拭を行い，翌日の始業点を行いやすくするための準備を行う終業点検をきちんと行うことによって，いつも患者に安心感や清潔感を与え，スムーズな業務遂行につながる．

■この撮影室の機器は誰が点検したのか患者にわかるように掲示しよう！

　患者の目につくところに，自分が撮影される機器の点検がいつ行われているかわかるように，レストランなどのトイレに整備チェックされた表があるような機器点検表を掲示することで安心して検査を受けてもらいたいものである．また，診療放射線技師が責任をもって機器管理から検査まで安全を考慮して行っていることを理解してもらうようにすればよい（図6）．

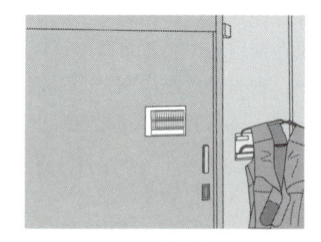

図6　日常点検記録

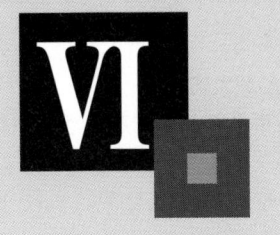

VI 診療放射線技師に必要な接遇とは

VI. 診療放射線技師に必要な接遇とは
患者とのコミュニケーション

木戸屋栄次

〈理解のためのエッセンス〉

- ●「挨拶」が円滑なコミュニケーションの出発点である．
- ●「自己紹介」は，大きな声ではっきりと名乗ることが大切．
- ●「身だしなみ」は重要な要素．清潔感のある服装で患者と接するよう心がける．
- ●思いやりのある「言葉」と冷静な「態度」での応対が欠かせない．
- ●「傾聴」と「共感」の姿勢を常にもつよう心がける．

■ なぜ患者とのコミュニケーションが重要か？

現在の医療技術は，凄まじい勢いで進歩してきており，最新の機器で高度な技術をもって質の高い画像を提供できる環境が整ってきている．しかし，一方で放射線検査において重要な要素として，患者の理解や協力が得られなければ，いくら最新の機器で検査を実施しても質の高い情報を提供することが困難であることも事実である．つまり検査を行う診療放射線科技師として，いかに患者の不安や緊張をうまく取り除いてリラックスした気持ちで安心して検査を受けてもらうかが大切になってくる．

患者は，常に不安を抱いて来院されてきているので，われわれ医療サービスを提供する立場として，高度な専門技術に加えて，安心を与える優しい思いやりのある対応が望まれる．また，患者との間に良好な信頼関係が築ければ，医療トラブルの予防にも繋がってくる．

メモ 「患者満足度」とは？

患者に満足してもらうということは，医療を実践していく上で最も重要な因子であるとともに，医療に携わる人間にとって最終目標のひとつである．満足度の指標として医療技術の設備，コスト，接遇などいくつかあげられるが，ただ，ここで気をつけなければいけないのは満足度を表すスケールは個々により異なるということを理解していなければいけないということである．

■ 実際にどうコミュニケーションをとるか？（図1）

1．その出発点－「挨拶」は笑顔で

挨拶は，患者とのコミュニケーションを図る第一歩である．ここで大切なことは，自分は見られているという意識を常に抱いて行動し，挨拶は先手をとることである．また，挨拶の基本は，相手に不快感を与えないことであり，必ず笑顔を忘れないことである．第一印象はとっても大事なことなので，患者が気持ちのよい雰囲気になれればまずは成功といえる．最初の印象がよいと患者の心にも信頼感が生まれてくること

にもなり検査をスムーズに進めることができる．

2. 自己紹介

まずは検査の前には必ず自己紹介をする．

患者に向かって，大きな声ではっきりと自分の職種と名前を名乗る．「今日，検査を担当します診療放射線技師の○○です．よろしくお願いします」と相手の顔を見て，いつもよりゆっくりとしたテンポでいうことがポイントである．患者に「自分が担当します」ということを知らせると同時に，この検査に対する責任感を自分自身でもつことにもなる．

最初はちょっとはずかしいかもしれないが，勇気をだしていってみればそのうち慣れてきて自然と言葉が出てくるようになるものである．

3. 身だしなみと名札

患者と接する場合，身だしなみも重要な要素になってくる．よれよれの汚れた白衣を着た格好をみて好印象をもつ人はいないであろうから，きっちりした清潔感のある服装がまず第一条件となる．また，名札は患者からみて，名前と顔がわかるように左胸につける．それが曲がっていたり裏返しになっていたのでは患者の目に入ったときに印象を悪くしてしまいかねない．また，自己紹介するときには言葉だけでなく名札を少し持ち上げて示すことで，より患者が担当技師を理解でき効果的である．

4. 検査中のコミュニケーションのポイント

まず，検査前に患者に，検査について少しでも理解してもらうために検査説明をすることが重要である．できるだけ順序よく簡潔に話をしなければいけないのであるが，そのときに大切なことは，相手の表情

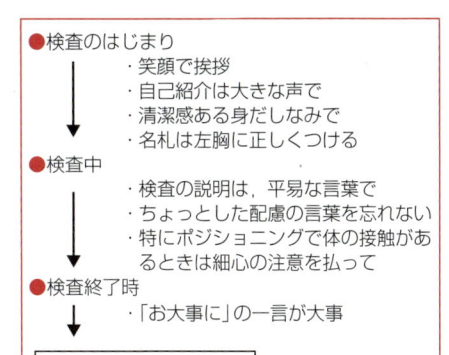

- ●検査のはじまり
  - ・笑顔で挨拶
  - ・自己紹介は大きな声で
  - ・清潔感ある身だしなみで
  - ・名札は左胸に正しくつける
- ●検査中
  - ・検査の説明は，平易な言葉で
  - ・ちょっとした配慮の言葉を忘れない
  - ・特にポジショニングで体の接触があるときは細心の注意を払って
- ●検査終了時
  - ・「お大事に」の一言が大事

患者との信頼関係の構築

図1 検査の流れとコミュニケーションの実際

を見て反応を確かめながら話すことと，専門的な言葉はなるべく使わずにできるだけわかりやすい言葉で話をすることの2点がポイントとなる．また，放射線の検査台は，一般的に冷たいとか硬いとかのイメージをもっている方もいる．検査を始める前に「ちょっと冷たいですが」とか「ちょっと硬いですが」などのひと言をつけ加えることにより患者が受ける感じ方がかなり変わると思われる．

検査中は，診療放射線技師はポジショニングをしてから検査を始めるが，その場合，どうしても患者の体に触れることがある．そのときは，前もって「お腹を押さえます」とかの言葉をかけて必ず相手に知らせたうえで触れることが大切でである．黙って何もいわずにいきなり患者の体に触ったりすれば不信感を抱かせてしまうことになる．

5. 検査終了時コミュニケーションのポイント

ほとんどの患者は，検査を終えるとほっとする．そのときに「お大事になさってください」という言葉を一言声かけをする心

くばりが必要であるし，その場合にも笑顔を忘れないことが肝要である．もし，患者が「この診療放射線技師さんが担当でよかった」という気持ちを感じたならば，それは，すなわち患者と良好な信頼関係が築かれたことを意味する．

■コミュニケーションをとるときに気をつけることは？

1. 言葉と態度

患者は，病気や検査のことで非常に神経質になっている．その意味で診療放射線技師が発する言葉や示す態度が自然と大切になってくる．検査説明をするときにマニュアルどおりの説明では患者に通じないケースが多々ある．自分の言葉で思いやりをもって話をすることが大切になる．そうすることにより，緊張している気持ちを少しでもリラックスさせることができる．また，患者とのコミュニケーションの中で気をつけなければならないことは，あいまいな表現や中途半端な言葉はかけないことである．ちょっとした一言がよけいに不安な気持ちを掻きたててしまう場合があるからである．患者は，自分たちが考えている以上に神経質になっているので，検査中は他の医療スタッフと検査に関係のない話をするのは慎むべきで，もちろん，笑ったりすることも厳禁である．

実際に患者と接していると，話しやすそうな人と話にくい人だなと感じるときがある．また，患者が異性の場合，検査する部位によってはこちらが構えてしまい説明不足になってしまうこともある．これらの原因によって検査がうまくいかないこともあるので，医療人として常に冷静な態度で臨むことが望まれる．

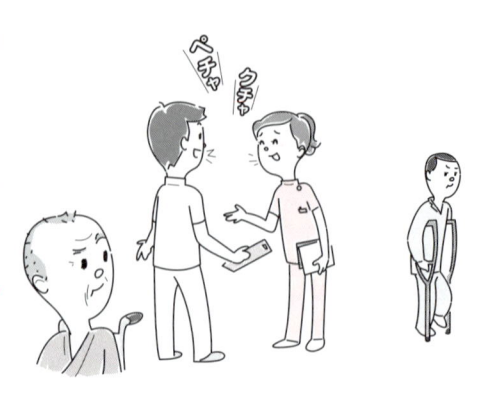

2. 傾聴と共感

患者との良好なコミュニケーションとは，相手の話に耳を傾けること，つまり傾聴することから始まる．相手の目を見て相づちを打ち，できるだけ患者の立場を認めるような態度で接する．相づちを打つことによって，患者は自分の話をしっかり聞いてくれていると思いほっとするものである．

それと，もう一つ大切なことは，患者を理解し共感するということである．これを実行するのに有効な方法は，患者から聞いた内容は途中で一度繰り返すことである．繰り返すことにより，患者は自分の不安や痛みを理解されているのだと思い安心する．また，相手の立場になって言葉と態度を使い分けることも必要である．たとえば，耳の遠い人には耳元でいつもよりゆっくり話すようにし，車椅子の人や子どもには視線の高さを合わせて話すといった心くばりをもつことが大切である．

> **メモ** 子どもの患者の両親への対応
> 3歳以上の子どもはしっかり話しをすれば理解できる年齢である．子どもの視線の高さで説明をしよう．また，付き添いの両親の協力も不可欠であ

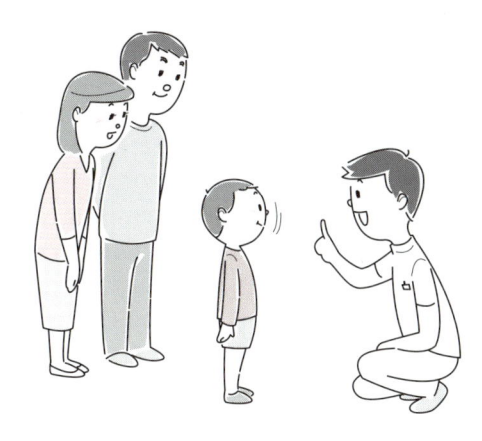

る．検査に対して不信感をもっていたのでは検査はスムーズに進まない．検査を始める前に必ず今から行う検査の内容をしっかりと説明し納得してもらうことが重要である．

■ コミュニケーションの役割

なぜ患者とのコミュニケーションをとらなければならないのか．

まず，私たち診療放射線技師が常に患者を理解しようとする姿勢で検査に臨むことが第一前提になってくる．そして，次のステップとして，今から受けてもらう検査についてしっかり理解してもらうこと．次に，検査に対する不安を少しでも減らし安心して検査を受けてもらうこと．最後に，緊張している気持ちを和らげてできるだけリラックスさせること．この3つを実行することで検査をより効率よく進めることができる．それと同時に私たち診療放射線技師の専門的技術が加われば，診断価値の高い情報を提供できるであろう．

■ まとめ

コミュニケーションの最大の目的は患者に安心して快適に検査を受けてもらうこと，そして，その中で担当技師との間に信頼関係を築くことである．この両者の良好な関係が維持できれば患者の医療に対する不信感や不満もなくなり，医療トラブルの防止にも繋がっていくであろう．患者満足度ということを医療に当てはめてみると，患者の医療に対する思いはそれぞれ多種多様であり，それをすべて医療人が理解することは容易でない．しかし，医療に携わる人間として少しでも患者が満足を得られるように日々考え，それを実行していこうと努力することが診療放射線技師の使命ではなかろうか．その手段の一つとして患者とのコミュニケーションがとても重要な役割を担っており，今後コミュニケーション能力を高めていくことが，患者に安心して快適な医療を提供でき満足してもらうことに繋がっていくのではないだろうか．

■ もっと詳しく知りたい人は…

1) 山内豊明：医療コミュニケーション・スキル，西村書店，2002.
2) 櫻井　弘：上手な話し方が面白いほど身につく本，中経出版，2005.
3) 町田いづみ：医療コミュニケーション学Q＆A，じほう，2006.

ワンポイントアドバイス ―ミスから学ぶ，ベストから学ぶ―

■担当技師と患者とのミスコミュニケーションがもとでトラブルに発展したケース

入院中の患者が腹部の撮影にみえた．担当技師は，患者が辛そうだったので早くしようと思い，ポジショニングをする時に声をかけずにお腹の下を押さえた．すると患者が急に「痛い」といって顔をしかめた．手術後の患者でちょうど傷口の所を押さえてしまったのである．技師はすぐに「すみません」と謝ったが，患者は苦痛で顔を歪め，納得しなかった．技師としては早くしてあげようという好意が，コミュニケションをしっかり取らなかったために，逆に悪い結果に繋がってしまった事例といえる．

…このような場合，患者の状態をしっかり把握した上で撮影を行うことが必要であったと再認識させられる事例である．

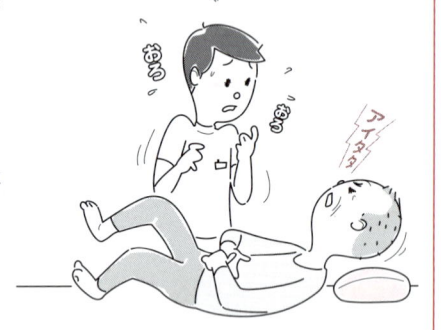

■担当技師のちょっとした配慮によって，患者の信頼を得たケース

「造影剤が入ると体が熱くなってとても辛いんです」と訴える患者が来た．担当技師は，「今日は造影剤をいつもよりゆっくり入れましょう」と説明してから検査を始めた．注入するときも患者の近くで表情を確認しながら安心させ，「心配ないですよ」と声かけをする配慮を忘れなかった．すると検査を終えた患者から「今日はいつもより全然辛くなかったです．楽でしたよ．有難うございました」という言葉が返ってきた．実際には，造影剤は，いつもと同じタイミングで注入したのであるが，前もって患者の話を聞いて，ひと言声かけをすることで患者が安心したのではないだろうか．

…ちょっとしたひと言が患者との良好な関係を築く一因となる典型的な事例である．

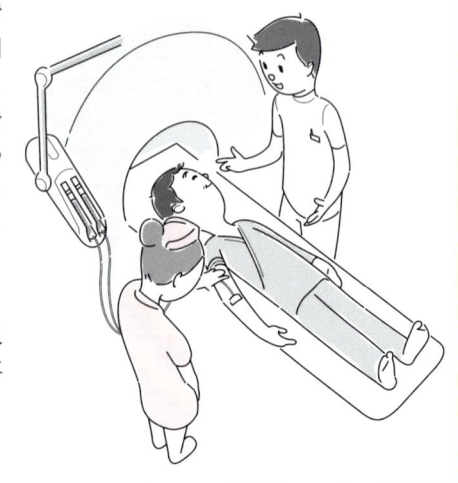

VI. 診療放射線技師に必要な接遇とは
接遇の基本的なこと

佐藤美智子

─〈理解のためのエッセンス〉─
- ●医療環境の変化と医療機関における接遇の取り組み．
- ●接遇＝心からの応対：6つのキーワードを理解し意識を高め実践する．
- ●医療はサービス業＝「機能的サービス」「人的サービス」の基本的理解．
- ●誤解なく伝えるために「言葉の使い方」に配慮を加える．
- ●私たちの常識は患者にとっての非常識．「ミスコミュニケーションを少なくする」ことで，「よいコミュニケーション」を保つことが可能！
- ●クレーム応対は工夫・改善の大ヒント！ オープンかつ前向きに捉えることが重要．
- ●接遇をよくすることで信頼度が高まる＝医療安全確保・トラブル防止．

■医療におけるサービスに対する認識度

　医療はサービス業といわれる昨今，その認識は，医療従事者だけでなく，サービスを受ける患者側にだいぶ浸透してきている．一般企業では，マーケティングという概念が定着している．顧客が何を求めているかを常に追求するとともに，市場に新たなサービスを提供することにより，その価値を見出し，定着させ，顧客の満足に応えていくことが企業存続のための重要な要素となっている．

　医療の世界では，「サービス」に対する認識が薄い傾向にある．しかし，最近では接遇応対・サービス向上のための研修会の開催や患者満足度向上のための取り組みを行い，医療における顧客である，患者に目を向け，患者が求める医療サービスの提供について検討し，実践を始めている．

■医療機関のサービス向上の取り組みについて

　医療機関のサービスの向上については，1997年から，財団法人日本医療機能評価機構において，診療・看護体制，運営管理状況などに関して第三者の立場で評価を行う「第三者病院機能評価事業」が実施されている．医療機能評価[注1]認定取得をきっかけに，病院内に「接遇・サービス向上委員会」を設置するところが増えた．医療機関でもISO[注2]認証資格導入するところがここ数年急激に増えている（図1）．現在では，世界約146ヵ国で60万以上の団体が認証取得している．ISOの導入により標準化や効率化が進み，他部署理解が深まり，

注1) 医療機能評価は，病院の建物や設備，組織構成，委員会，規定などについて評価される．

注2) ISO＝国際標準化機構（international organization for standardization）の略称．

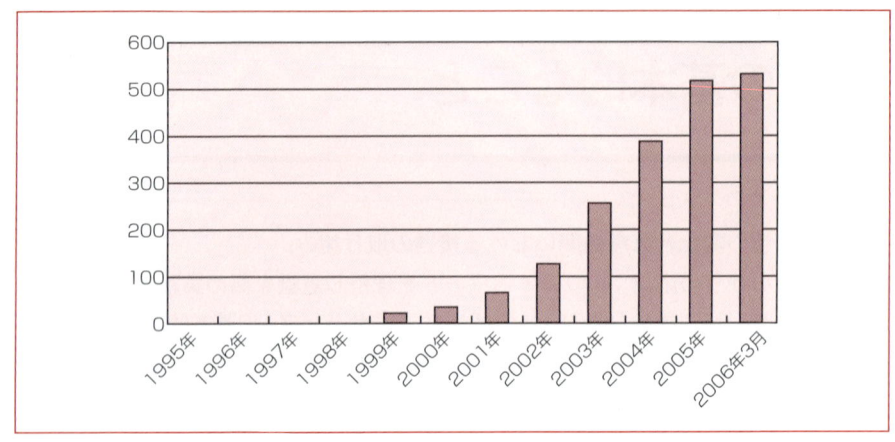

図1　産業分類38「医療及び社会事業」におけるISO9001取得件数の推移
（2006年3月末現在．財団法人日本適合性認定協会）

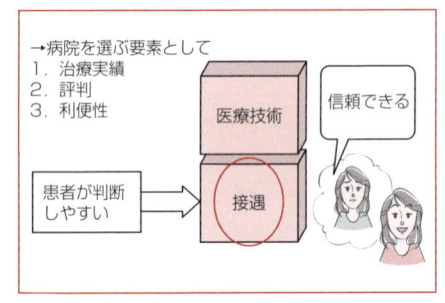

図2　接遇・サービスの意義と必要性

院内のコミュニケーションが良好になるというような効果もあるようだ．

■医療業界を取り巻く環境の変化

　医療業界も一般民間企業と同様，きびしい経営環境にさらされる時代となった．医療機関は「病気を治す」ということが第一前提であったが，患者が医療機関を選べる立場になってきた．待っていれば患者が来るという時代は終わりを告げ，医療機関も経営困難に陥り倒産するところも出てきている．このような環境は，ますます医療界のサービスのあり方を変えていくことになるであろう．まさに「接客サービスの向上」であり，応対だけでなくシステム的に満足できるサービスの提供が求められていくであろう．一部の国立大学病院では，患者の要望にきめ細かく対応し，安心して受診できるために，患者と医療従事者の橋渡しを行う新職種「医療コンシェルジュ」の導入を積極的に進めている．その導入により，患者のニーズに応え，総合的な医療サービスの提供を向上させている．

■接遇・サービスの意義と必要性（図2）

　接遇サービスとは本来業務がきちんとできていることが大前提で，付加価値として，より相手に伝わりやすくするために何ができるかということである．相手に不快感を与えるのであれば，ロボットが対応したほうがかえってスムーズに事が運ぶかもしれない．では，接遇がなぜ大切なのだろうか？　医療技術面は専門性が高く，素人である患者には良し悪しの判断がつきにくいからである．では，患者がどこで判断・

評価するのか？「接遇」（対応のよさ）ではないだろうか．例えば，「あの先生はよく説明してくれるから信頼できる」「この病院のスタッフは礼儀正しく，嫌な顔ひとつせず世話をしてくれて本当にありがたい」という「人としての心からの接遇」を患者は心に刻み，それを指標として病院全体を評価していることがわかる．

しかし，「接遇」は残念ながら数値では測りきれないが，あえて数値化することで，傾向がつかめることがある．患者満足度調査を行い，自分たちが欠けているところ，患者の満足はどこにあるかを見つけることで，問題点を見つけて改善策を検討し実行する．よいところは伸ばしていく．また，医療従事者に対しては接遇における意識調査を行い，接遇の捉え方，考え方，行動についてなどの意識を数値化し，その向上に努める．結果，患者満足度と医療従事者の意識との差を埋めていくことが可能となる．最近では，接遇向上のために，民間サービス業出身のコンサルタントを活用し，院内だけの議論ではなく，外部の意見やプロの視点・患者の視点を取り入れた仕組みづくりを行い，導入する医療機関も増えている．

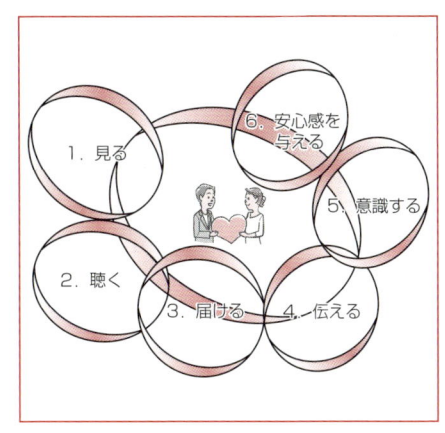

図3 接遇対応向上の6つのキーワード

■接遇とは何か─接遇の6つのキーワード（図3）

1）見ること「相手をよく見て対応すること」（理解度・納得度・満足度の把握）

相手をただ見るということではなく，見て状況を把握するということが大切である．タイミングよく，説明の合間や確認の時点で相手が納得しているかどうかを含めてアイコンタクトをとる．相手を考慮しながら言葉がけを行うことが重要である．

2）聴くこと「相手の話に耳をよく傾けること」（信頼感・安心感・相手を尊重する気持ち）

忙しく動き回っている病院スタッフに，聞きたいことがあるのになかなか聞くことができないという声も少なくない．相手の話をよく聞くことは非常に重要である．人は話を聞いてもらうとうれしい気持ちになり，心を徐々に開くようになることが多いもの．入院生活を余儀なくされた患者が，明るく心の通うよい空間で過ごせるような配慮ができる環境づくりが，患者に安心感と信頼感を与えることになる．

3）届けること（目に見えない思いをいかに届けるか）

「相手に気持ちを届けること」

4）伝えること（気持ちや思いは，表現しないと伝わらない）

「相手に心を届けること」

「心」や「気持ち」は目に見えない．たとえ，優しい気持ちをもっていても正しく表現しなければ決して相手に伝わらない．目に見えない「心」や「気持ち」を誤解なく相手に伝えるために「言葉」「表情」「態度（身

のこなし）」に変えて表す．しかし「言葉」「表情」「態度」を使い間違えてしまうと，相手に不快な思いをさせてしまうことがあるので，医療従事者である私たちは，体だけでなく心に傷をつけてしまうことのないよう，医療人としての配慮と最低限のマナーとルールを理解し，気持ちよく来院してもらえるように心がけることが重要である．

5）意識すること（相手への配慮・心遣い）

「いつも見られている，聞かれているという意識をもつこと」＝「プロ意識」

病院の業務時間内は，スタッフは仕事中であり公私のけじめをつけることは社会人として当然のマナーである．患者との距離を適度に保ち，スタッフ間でも患者がいるいないにかかわらず，普段から馴れ合いにならない態度や言葉遣いを習慣づけておくことは重要である．そうすれば，その都度態度を変える必要もないであろう．また守秘義務，プライバシーに対する配慮は患者側の立場に立って常に考えられるように心がけること．

6）安心感を与える（不安材料を取り除く・安心してお帰りいただく）安心＝満足

「安心して来院していただく」（安心＝信頼）

病院は不幸にして体や心に病をもった方が治るために仕方なく来院するところである．相手をよく見て状況を把握して「共感」することが医療における「接遇」には非常に重要である．相手を理解せず，気持ちの入らない対応では，時に人を傷つけたり，不快感を与えたりすることになりかねない．来院時に「選んでよかった」と思ってもらうことは，次回もまた当医院を選んでもらうことにつながり，さらに口コミで広げてもらう要因にもつながる．医療従事者の日常業務における"心からの接遇"は来院された方々に気持ちよく過ごしてもらえる，よい環境づくりになると同時に自分たちの働く職場環境の向上にもつながっていくであろう．

■接遇対応の接遇基本能力向上の方法および取り組み方（言葉）

接遇対応の向上の必要性が理解でき，サービスの基本が理解できたら実際にどう表現していけばよいかということになる．ここでは，大まかなポイントを押さえていくことにする．まず，伝えるツールとして代表的なものは，言葉であるが，一般サービス業や電話交換士などは敬語を使い慣れているため，言葉のスピードが比較的速く，言葉に抑揚がないことが多い．したがって，場合によっては機械的で冷たい印象を与えることや，慇懃無礼というように逆によくない印象を与えることもある．そのようなことから，「敬語」＝「冷たい」という捉え方があるのも事実である．

このように言葉遣いが正しくても表現方法によっては，マイナスイメージを与えてしまうことがある．特に医療機関では健康を害された方や，高齢の方との対応が中心となるので，ポイントは，「ゆっくり・くっきり・はっきり」．速く話すことは，高齢者で加齢による耳の聞こえが悪い場合に，言葉が速いと言葉と言葉が重なり聞こえにくくなるので，これを防ぐという効果がある．また，耳の聞こえの悪い方には聞き返されるとつい大きな声で返しがちであるが，大きな声や高すぎるトーンの声だとかえって耳に響きすぎて聞こえにくくなることがあるので注意が必要だ．また，高齢と

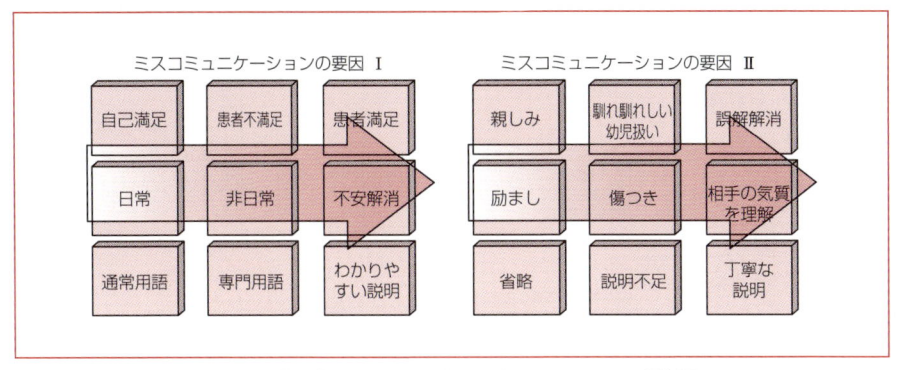

図4　医療従事者と患者とのミスコミュニケーション関係図

いっても相手の返答がテンポよく返るようであれば，そのペースに合わせるという臨機応変さも求められる．常に相手の状況をみて対応する柔軟性をもつよう心がけたい．

■ミスコミュニケーションを少なくすること

　私たちが気をつけなければならないのが，医療従事者としての院内での「常識」と，患者が感じ取る「常識」とのギャップである．医療従事者は，日々の業務の中での出来事は日常のこととして捉えることができるが，患者にとっては，慣れた日常生活とは違う世界に入るということを配慮しなければならない．患者にとって非日常であり，人によっては初めての経験を多数することになれば不安も多いであろう．そのような方には事前説明をきちんとすることで，不安を解消することが可能となる．

　また，説明の仕方についても，例えば，自分は丁寧で感じのよい，やさしい応対をしていたと思っていても，相手は単刀直入で結論を急ぐ性格の方であれば，ゆっくりした長い説明にイライラしていることもある．したがって，相手のペースや性格，日々の病状や状況に合わせた対応が不可欠

となる．同じ人でも日々心が変化するので，いつも同じ対応が適切とは限らない．その日のその時のその人に向けてどんな言葉を投げかけるのがよいを常に考え，実践することで，よりよいコミュニケーションを保つことが可能となることを忘れてはならない（図4）．

■ルール違反の患者に対して私たちがすべきこと

　医療サービスの実践の中で，現場ではさまざまな問題が出てきている．患者の主張が増え，中には言いがかりをつけてくるような人もいるようだ．さて，サービス業である私たちはそういった患者に対してどのように対応すべきなのか？　いくらサービス業であったとしても，サービスを受ける側は何でも許されるということはない．院内ルールやマナーを守っている多くの患者に対して迷惑のかかることがあってはならない．したがって一部のマナー違反・ルール違反の患者に対しては毅然とした態度で対応する必要がある．ただし，アプローチを間違えると，相手に不快感を与えてしまう可能性もあるので注意したい．

　まず，1つ目の注意点は，相手に恥を欠

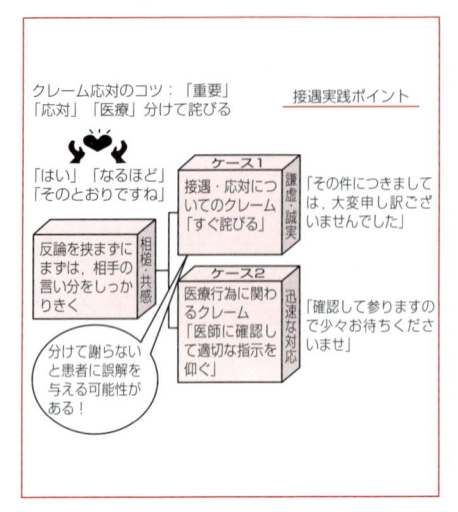

図5　医療におけるクレーム対応の注意点

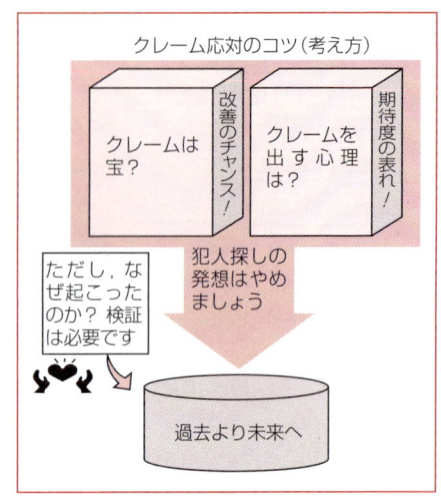

図6　クレーム対応の考え方

かせないこと．大勢の方の前で，なおかつ大声で注意することは避けること．例えば，携帯電話をしてはいけない場所でしている患者がいた場合には，静かに近づき，「大変恐れ入りますが，当院では携帯電話の使用はご遠慮いただいております」と，クッション言葉を活用しながら，申し訳なさそうに当院のルールにご協力くださいという気持ちをこめて伝えることが望ましい．注意点の2つ目はルール違反だと決めつけないことである．患者の勘違いで悪気なくルール違反が行われることもあることを考慮に入れておく必要がある．いずれにしてもいい方に注意して相手が気持ちよく応じてくれるような表現をして伝えるようにしたい．

■クレーム対応のコツ

　情報の共有化により，だいぶ防ぐことが可能となったが，まだまだ未整備のところが多い傾向にあるようだ．例えば，ある病棟で起こったクレームがまた別の違う病棟で同じように起こってしまう．これは，起きたところにしか情報がいかないため，その事例について検討策がその現場でしか生かされないためである．組織的に整備することも大事だが，個々人がどのように対応したらよいか？基礎的なポイントを押さえておくことにする．医療では，応対に関する内容と医療における内容を分けて詫びること．ここを分けないと時には誤解が生じて，トラブルの元になりかねないので注意が必要だ（図5）．

　また，クレームは前向きに捉えること．心のもちようで，対応が変わる．人はなかなか本音をいわないものである．不都合や不快に思う人も我慢していわずに去っていくことが多い．それを教えてもらえる貴重な場であることに感謝し，ありがたく謙虚に受け止める姿勢がクレームを伝えた患者の心を打つこともある．それが，クレームはチャンスといわれるゆえんである（図6）．

　クレーム対応のコツとして，相手の怒り

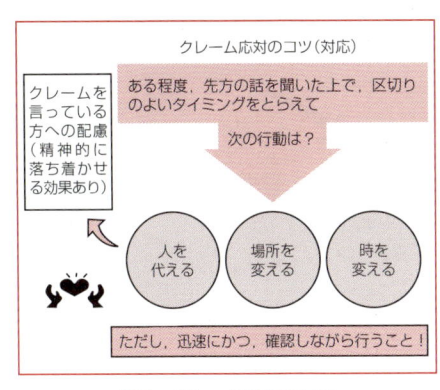

図7　クレーム対応のコツ

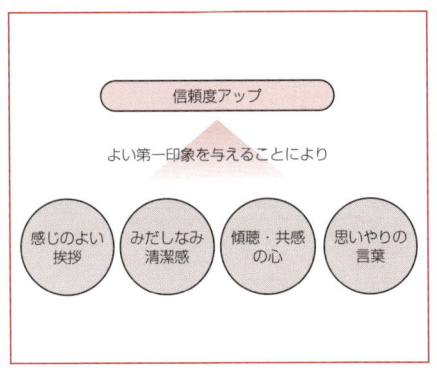

図8　信頼度アップの法則

を抑える3つのポイントを伝えておく．1つ目は人を代える．ある程度区切りのよいタイミングで「専門のものに代わります」と伝える．次の人に代わったことで，気分転換が図れて，少し落ち着いた気持ちで話ができるケースがある．2つ目は場所を変えること．落ち着いた場所で話をすることで気持ちが落ち着くことがある．その場所がきちんと確保できるかどうか確認の上で対応すること．最後に，時を変えること．確認してすぐ折り返し連絡するなど，まずは状況の確認を急ぎ，相手を納得させる材料を整えることで相手の気持ちが落ち着くことがある．これらを頭の片隅において，実践の場で状況をみながら活用していきたい（図7）．

■医療安全と接遇の関連について

　医療現場では，常に安全確保に留意することはいうまでもない．ただ，いくら注意をしても，事故やミス，トラブルは誰にでも起こりうる．また，失敗を経験しない人間はいないともいわれている（「人は誰でも間違える」Institute of Medicine, 1999. 医学ジャーナリスト協会訳，2000）．そこで，私たちは常日頃どのようなことを意識し，日常業務の中で心がけて実践していけばよいのだろうか．それは人間同士のコミュニケーションを良好に保つこと．つまり，普段から接遇をよくすることで，多くの方々と信頼関係を高めていくことである．

　信頼関係が高い人間関係では，その人があるミスをした場合「あの人はたまたまそうだったに違いない」と肯定的に受け止めてくれるであろう．ただし，普段からコミュニケーションがうまくいかず，または初対面で不信感をもたれたまま信頼関係が築かれていない人間関係においては「やっぱりあの人ならやりかねない！」「やっぱりこの病院はおかしいと思った」とミスにおいて否定的に受け止められ，ますます不信感を買うことになるのである．好きな人には「許す心」をもちやすいが，嫌いな人には「許せない心」が芽生えやすいというのは，職場に限らず普段の人間関係でも思い当たる節があるのではないだろうか．したがって，私たちは，来院されるすべての

図9 おしゃれと身だしなみの違い（誰のために表現？）

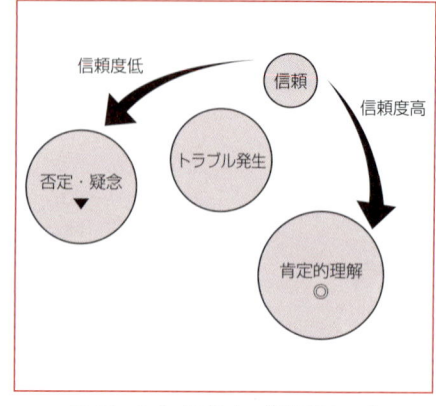

図10 トラブル防止＝信頼度アップ

方々から好印象をもたれるように配慮することが必要であり，院内での立居振舞も常に誰かに見られて人間的な評価をされていることを自覚すべきである（図8）．

人間社会はコミュニケーションでなりたっており，医療機関においても技術だけがよければなりたつものではなく，その組織の人間性が問われることを認識しておくべきである．そのコミュニケーションを良好にするために，基本的ないくつもの常識を理解しておくことが必要といえる．例えば，社会人であれば，おしゃれと身だしなみの違いである．おしゃれは自己満足のために自己表現を自由に行うもの．身だしなみは他人への配慮であり，職場環境を乱すことなく，来院される方すべてに不快感を与えないことが最低限求められる（図9）．

また，医療訴訟に関わったことのある患者団体のデータによると，納得のできる説明がほしかった，事故後の病院の態度が許せなかったという項目が上位にあがった．これは，誠意が感じられないことへの不安感・不信感が訴訟にまで至ることの現れである．逆にいえば，接遇を普段からよくして，信頼度を高めておけば，訴訟を防ぐことは十分可能ではないだろうか．このことからも，私たちは技術力を高めると同時に，接遇応対力・人間力を高め，信頼関係を上手に築くことは，いわば仕事の大半を占めており，常に心がけて意識していく必要があるのである（図10）．

■まとめ

医療現場における接遇は，心からの応対が一番大切である．相手の心の状態を感じとる力，相手の性格・気質に合わせた対応が求められる．それは，日々同じことを同じように繰り返すことでは向上していかない．日々工夫し，考え，行動を起こすことで接遇応対力，人間力が向上し，仕事がしやすい環境が自然に整うことであろう．そして，どうしてもなんらかの制約を強いられる患者に対して，可能なかぎり最大限でできることはないかを探す姿勢が，患者や周りの人達からの信頼を勝ち得ることになるのである．

ワンポイントアドバイス ―実例からみた実践ポイント―

■ 確認不足で女性が下着をつけたまま撮影を…（ワイヤーが映ってしまった）

　まだ開業まもない検診センターでの出来事．受付で看護師が問診を取り，一通り流れの説明をして，検診着に着替えてもらった．ちょうど混み始めた時間であったこともあり，撮影前の確認が不足していたことにより，起こった例であった．撮影した画像をみてあわてて説明をして，撮り直しを依頼し，このケースでは納得いただけたが，時間のロスや被ばくの問題など，大きなクレームになり得る状況であり，たまたま現場チェック（コンサルティングの仕事の中での現場を拝見する場面）で立ち会っていたことにより判明した例であったが，現場では，このような出来事はその場で終わらせてしまうこともありえるのではないだろうか？

◎　グッドポイント「このケースで大きなクレームに至らなかったプラスの要因」
　① あわてず患者に静かにやさしく説明していた…（女性技師）．
　②「こちらの確認不足で申し訳ございません」と心から詫びた．
　　場合によっては，こちらがきちんと説明したのにもかかわらず，患者の確認不足である可能性もあるが，疑うことなく，こちらの不手際だと詫びて，患者に恥を欠かせなかったことはよかった．
　③ 再度撮影の件，時間をとらせてしまうことを詫びていた．
　　「大変お時間をとらせてしまい，申し訳ございませんが，再度ご準備の上お越しいただけますか？」と着替え室に丁寧に案内をしていた．

　②の場合，「受付で説明は受けませんでしたか？」などとこちらの正当性を確認することがあるが，このような言葉をかけると「では，私が聞きそびれたということをいいたいのですか？」と患者が不快に思う可能性がある．また，他部署の「説明不足」が悪いと責任転嫁したいようなニュアンスにも受け取ることができて，連携が取れていないこと察知されてしまう恐れや，周りのスタッフからも人間性を問われることになりかねないので注意が必要である．原因を知る必要はあるが，患者に確かめる前に先にすべきことを間違えないようにする．

■ マンモグラフィー検診の際の配慮

　実際に受診した際に，非常に配慮を受けた例であるが，マンモグラフィは非常に辛い（痛みを伴う）検査である．しかし，その痛さを「共感」できずに患者（検診者）に対応する人も少なくない．よい対応だと思ったポイントを以下にあげておくので，ぜひ参考にしてもらいたい．

◎　検診の流れと言葉がけ
　① 担当部署（資格）と名前を名乗って挨拶をしたことにより「私はプロとしてきちんと対応します」という表れのように感じ，相手に対して信頼ができ安心感を覚えた．

② 胸を検査前まで隠すことができる，羽織るもの（紙で使い捨て）があり，恥ずかしさが軽減できた．
③ 着替え中でも，「失礼致します，準備のために入らせていただきます」など，無言で何かをすることはなかった…（安心）．
④ 着替えの際にも適当な言葉がけをしてもらい，リラックスできた…（無言＝緊張）．
⑤ 検査の際，かなりの力なのにも関わらず「痛いですけど少しだけ頑張ってください！」「痛いですよね」「もう少しです」「ごめんなさいね」…優しい言葉がけ＝安心感．
⑥ 終了後，「大変お疲れ様でございました」と心からのねぎらいの言葉が嬉しく思えた．

「○○さんが，ご協力くださったので，きちんとした写真がとれました」
「ありがとうございました」「お疲れさまでございました」と笑顔で対応．

◎ グッドポイント「辛い検診なのに気持ちよく受診できたポイント」

　上記の②の場合，「検診でマンモグラフィーなんだから，肌が見えるのは当たり前」という態度ではないことがうれしい．医療従事者＝日常，患者（検診者）＝非日常．③の場合，着替え中の配慮＝患者の空間に対しての配慮：不安を軽減・配慮を欠かさない．④の場合，検査中痛がっている患者（検診者）に対して，「こっちだって力仕事で大変なんだから！」という反応をせず，「痛い気持ちはよくわかります」と「共感」の気持ちをもって接していた．

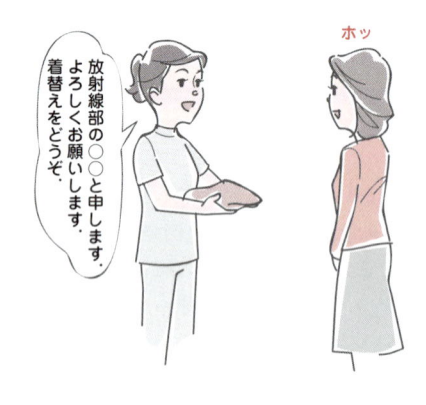

VI. 診療放射線技師に必要な接遇とは

検査説明の上手な方法と技師が行う
インフォームドコンセント

佐野幹夫

―〈理解のためのエッセンス〉――
- インフォームドコンセントの基本理念.
- 患者との良好な関係がインフォームドコンセントの構築を生む.
- 十分なインフォームドコンセントはリスク回避に通じる.
- 診療放射線技師は日常業務である検査・治療において患者へ説明責任がある.
- 検査説明をうまく行うにはコミュニケーション能力を磨くことである.

■はじめに

　医学の発達により各分野が細分化され,高度医療の成長とともに医療が多様化してきた.そして,高度先進医療が進んできた現在では,遺伝子レベルのオーダーメイド医療までが選択できる時代になってきている.このため,患者が受けようとする医療の方法が1つの選択肢だけでなく,複数かつ複雑になっているのが現状である.

　従来から存在する医療理念である「ヒポクラテスの誓い」精神のパターナリズム(paternalism)の考え方だけでは現代医療への対応は不十分になってきた.しかし,選択肢が複数であっても,患者は1つを選択しなければならず,必然的に患者側の医療に対する接し方,考え方が大きく変化してきた.この選択肢の複雑な多様化に伴い,現代の医療にインフォームドコンセント(informed consent)の必要性が問われるようになった.

■インフォームドコンセントの理念

　患者が医師やほかの医療スタッフから診療内容やその必要性,治療方針,検査,診療による結果など医療に関係する事項について十分な説明(informed)を受けた上で,患者は治療法の自己決定権が尊重され,理解・納得そして同意することである.

■インフォームドコンセントにおける双方の関係

　インフォームドコンセントとは,①医療従事者側からの十分な説明と,②患者側の理解,納得,同意,選択という2つのフェーズがある.すなわちインフォームドコンセントとは,単に医療従事者が形式的な説明をすることでもなければ,患者のサインを求めるものでもないということである.したがって,検査や治療についていろいろと十分に説明を受けて,疑問点などを解消し,十分に納得してその検査なり,治療を受けることに同意することである.

　そして,医師から診察時に説明されていても必ずしも受け手(患者)が十分に理解されていない場合もあり,その場になって治療や検査が成立しないこともある.実

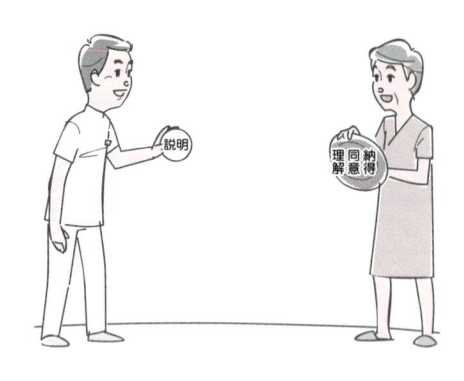

際，「3分診療」という現実の中では，十分な説明とそれに対する理解は難しい．患者は病気の性質と治療方針をしっかり理解してこそ，自分なりの前向きの生き方を選ぶことができると思う．そして医療従事者は患者の積極的な協力を得てこそ，最善の医療を実践することができるのである．

インフォームドコンセントとは，より良い医療と生き方を追求するのに必要な手段であり，医療の中核をなすものとしてとらえるべきなのである．そして，インフォームドコンセントはディスクロージャー（情報公開の一部）であり，十分に確立されている医療機関では，医療従事者と患者・家族の間に信頼関係や医療における共有意識が保たれ，開かれた医療環境が構築されているといえる．

だから，常に患者と接する業務現場にいる診療放射線技師にとって，行為への説明はとても重要となる．

■インフォームドコンセントとリスクマネジメント

リスクマネジメントの基本は，さまざまな放射線検査においてどのようなリスクが潜んでいるか十分に理解をしておくことである．そして，それぞれの事象に対して手順書が必要である．また，われわれの日常業務において密接な行為のなかでX線被ばくによるリスクも忘れてはならない．それ以外にも放射線エリア内には造影剤使用のさまざまな検査やMRI検査，そして放射線治療における過剰照射などリスクは多岐にわたる．リスクマネジメントとは起こりうるリスクを予知し，それに対する対策をあらかじめ立ててマニュアルあるいはガイドラインなどを策定しておくことが重要である．そして，リスクが伴う検査を行う場合には，事前にインフォームドコンセントである説明と同意を得るとともに，リスクに関する十分な説明も必要となる．

■現代の医療の中で医師だけのインフォームドコンセントでは不十分

患者へのインフォームドコンセントにおいて医師だけではなかなか伝えきれないことも多い．長年，医療界では医師からの一方的な説明を，患者はただ聞く側だけの存在であり，このような風潮の中で医師は知識や経験から，相手への思いを十分受け取

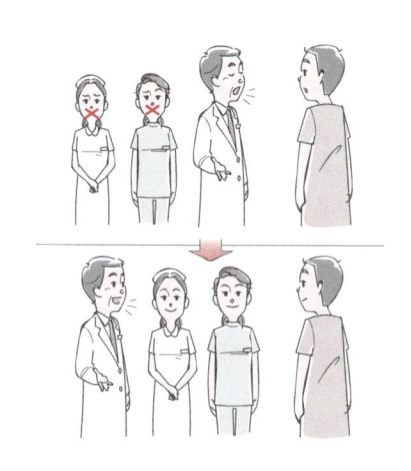

るだけの姿勢に乏しかった．しかし近年，医師もコミュニケーション技術などを学ぶようになった．だが，診察における時間的制約の中で，とても十分とはいえず，ほかの医療従事者がチーム医療として，インフォームドコンセントへ取り組まなければならない状況にある．

たとえば，看護師が医師の言葉を補充や補足して，あるいはわかりやすい具体的な例を通して，患者の理解をさらに高めることが必要である．状況によってはMSWが入るとか，疾患によってさまざまなコメディカルが加わることでインフォームドコンセントがより充実したものになる．従来，意見（説明や治療方針）が食い違うと，患者への不信感を生むという理由から医師一人に説明責任があって，医師以外はあまり喋らない方がよいというような風潮にあった．

しかし，現代の医療においてチーム医療の必要性が叫ばれているなかで，医師が患者と話す際にほかの専門職が同席することで，患者はより充実した説明を受けたと感じる．医療の急速な発展とともに専門性が問われる昨今，医師だけでは十分なインフォームドコンセントが取れない環境にあり，患者本人はもちろんであるが，家族の悲しみや動揺など心の変化にチームで対応し，支えてあげるのも重要なことである．

治療の現場だけが患者の人権を守る場ではない．説明の場での専門スタッフの存在は，患者の権利を守るとともに，さまざまな目線からの対応が可能となり，きめ細かな医療が患者へ提供できる．専門職である診療放射線技師も積極的に患者への関わりをもつ姿勢が必要であろう．

■診療放射線技師によるインフォームドコンセントの現状

筆者の病院では，診療放射線技師が行うインフォームドコンセントの1つに「ラジオサージャリー」の説明がある．ラジオサージャリーなど定位放射線照射は事前の準備も含めると3～5時間という長時間，患者を拘束させてしまうため，患者の精神状態を危惧し，治療開始当初から患者への説明を始めた．

手順として，放射線科医師により事前にスライドを使用し，「検査の手順」「副作用」について説明をすませてもらう．そして診療放射線技師は治療前日に病棟へ出向き，受け持ち患者担当の看護師にも可能な限り立ち会ってもらい同席の上で説明をするのである．

説明の内容としては，①担当する診療放射線技師の自己紹介，②診療放射線科医師の説明補足，③使用するヘットリングの使用方法，装着性，④検査のスケジュール，⑤ヘットリング装着時の安楽な姿勢などである．初回の治療前日の訪問だけであるが，相手への精神的配慮をしながら不安感を取り除くとともに安心や親近感を感じてもらうように努め，とても重要な治療方法

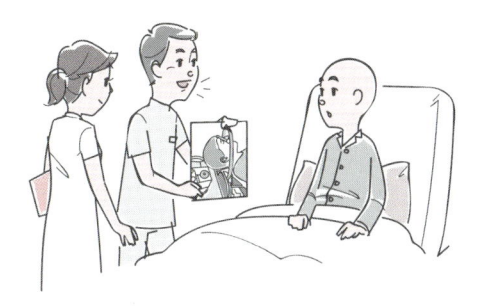

であることを伝える．患者に担当技師や治療内容を十分理解してもらうことが治療成功の鍵なのである．

では，ラジオサージャリーなどのように訪問説明だけがインフォームドコンセントであるのかとの疑問が生じる．その答えは「ノー」である．例えば，一般撮影において「撮影部位の確認」「症状の確認」も説明と同意に当たるであろうし，ほかのサービス業のように自分の名前を名乗るのが時代の流れであるのかもしれない．われわれが患者と接する一挙一動がインフォームドコンセントなのである．したがって，その行動に裏づけが必要であることを十分に理解していなければならない．

■診療放射線技師が行うインフォームドコンセントの留意点

診療放射線技師が行うインフォームドコンセントにおいて以下のようなことを考慮し，撮影・検査に臨むとより効果的である．

1）初回時に十分に時間をとって説明することや，検査の目的や内容について不必要な恐怖感を取り除くような柔らかい話し方など，説明の内容や時期の工夫．

2）医学用語や外来語を用いない平易な言葉・表現による説明の工夫．特に必要な場合には日や場所を変えて行うなどの説明時間確保の工夫．

3）プライバシーの配慮のため，撮影室内および治療室内そして部屋の明るさなど環境への工夫．

4）患者が質問しやすい雰囲気作りの工夫．

5）必要に応じ，平易なわかりやすい説明文を示し，その上で口頭説明を加えるなど説明方法の工夫．

6）撮影時に位置および範囲の確認を行う際，患者の体に触れる場合には必ず，口頭で相手の同意を得てから業務行為に移るようにする．特に異性には十分な配慮が必要となる．

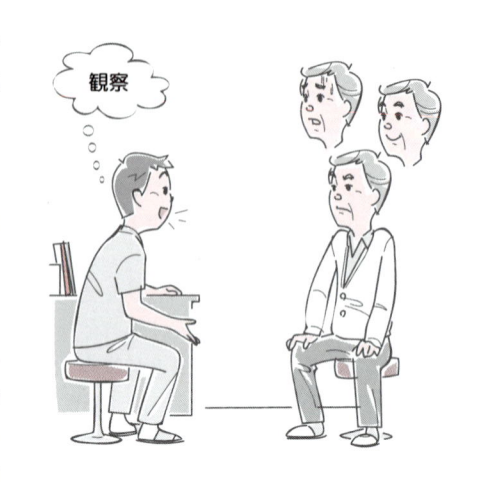

7）特殊撮影・検査や特に造影剤使用の検査においては，依頼医師から同意書や承諾書を事前に得ている．しかし当日，十分な理解がされているか確認も勘案しながら，そして業務をスムーズに行うため，診療放射線技師が患者へ理解と納得をしているのか再度，確認が必要な場合も多い．

8）説明を行う際は，相手への観察を怠ってはいけない．ましてや目線を合わせないような態度から同意は得られない．顔や目の表情は言葉以上に表現されることがある．これから行う検査や治療などの行為に対し十分な納得がされているか常に患者の観察が必要である．

9）業務行為に対し，相手への説明がこちらからの一方的な押しつけであってはならない．どんなに業務が忙しくても相手からの訴えに耳を傾ける姿勢が重要である．

10）インフォームドコンセントとは患者の権利を保証する行為であることを忘れてはならない．決して医療側だけのものではない．

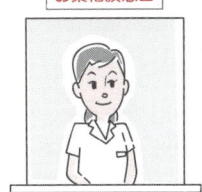

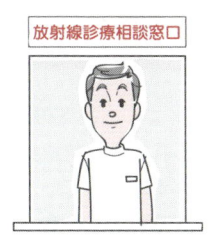

メモ　検査説明書作成の意義

放射線科内では日々，さまざまな検査や治療が行われている．そして不特定多数の患者を限られた時間（検査予約枠）の中で行っているのが実情である．患者の検査・治療に対する理解や心理的不安を少しでも軽減させるためにも，検査説明書は作成するべきである．検査に対する説明書は，事前にわたす場合や短時間で検査前に見読できるような簡単な説明表などさまざまなものがあるが，インフォームドコンセントおよびリスクマネジメントの観点からも必要不可欠なものである．

■診療放射線技師はコミュニケーション能力を磨こう

われわれ診療放射線技師は，患者と常に接する業務に携わっている専門職種であり，業務を安全に行うには，相手（患者）とうまくコミュニケーションを取るように努力するべきである．インフォームドコンセントを十分なものにするにはコミュニケーション能力を磨くことである．そのためにも医療現場において専門職として技術習得はもちろんであるが，接遇を含めた技師教育システムの構築が必要不可欠なのである．その意味で，コミュニケーションとはその人間の生き方そのものであり，スキル向上は生き方を教えるということである．そしてその根底となるのは精神的な接遇教育にあるといえる．接遇は機器管理・リスク管理とともに医療事故を防ぐ重要な手段にもなる．また，学校教育やわれわれの職能団体である放射線技師会の活動・教育においても実践に即した，医療現場において患者から求められるコミュニケーションスキルを向上させる教育の整備が急務である．

さて近年，医療施設においてさまざまな相談窓口が開設されている．筆者の施設でも総合窓口や医療相談室そして薬相談窓口などがあり，各疾患においてもさまざまなサークルが開かれている．

われわれ診療放射線技師が，患者とのインフォームドコンセントに携わる上で，特に忘れてはならないことは日々，自分たちが行う業務には医療被ばくが伴うことを意識し，国民の医療被ばく低減に向けて積極的に取り組むことであろう．日常業務の行為に対し，医療被ばくに関する説明は専門職種としての責務であり，近い将来，科内に相談窓口が設置され，コミュニケーション能力を身につけた診療放射線技師が患者に対し，インフォームドコンセントを行う姿が全国の各施設で見られることだろう．

■文献

1) （社）日本内科学会：より良いインフォームド・コンセント（IC）のために，2003.
2) 村上陽一郎，他：リスクマネジメント，医療科学社，2002.
3) 貞岡俊一，福田国彦：造影検査とインフォームドコンセント．日獨医報（増刊号：放射線診療におけるリスクマネジメント）49, 2004.
4) 佐野幹夫：病院における診療放射線技師教育を考える，病院 65(4), 2006.

ワンポイントアドバイス　―ミスから学ぶ，ベストから学ぶ―

■日常業務において技師が行うインフォームドコンセントの実態

　医療費抑制政策が厳しさを増すなか，われわれ診療放射線技師が，日常業務において患者から求められる事例にこのようなことが発生している．それは，撮影行為を行う寸前に撮影枚数を減らしてほしいとか，特殊造影検査の拒否など金銭的に不安をもつ患者が増えてきていることだ．以前よりアイソトープ検査については検査薬が高価であると同時に使用期間が限られる（ほとんどが当日使用）ため，依頼医への啓蒙を徹底しており，患者への金銭的負担（検査費用）および突然の中止の場合，経費的費用（病院負担）が発生することを事前に患者へ伝え，同意を得るよう促してきた．しかし，ほかの放射線検査に関しての費用を十分に依頼医から説明されておらず，当日，金銭的不安からの検査拒否が，現場で表面化する場合もある．

　インフォームドコンセントとは，治療方針を医師が患者へ十分な説明を行い，時には複数の治療方針を選択して決定する．それに基づいて，患者から十分な同意を得て治療を行っていくのが基本的な従来の考え方である．しかし，多岐にわたる患者の要求は，現在の医療においてさまざまな場面でのインフォームドコンセントが求められる．それに対応するには，チーム医療を前提に専門職種の役割は重要である．

　インフォームドコンセントにおける放射線技師の役割は日常業務の中で説明責任を十分自覚し患者に対応しなければならない．それが専門職としての使命である．

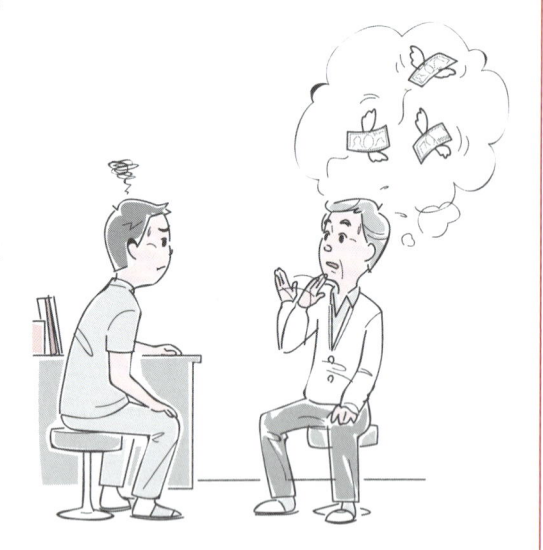

VI. 診療放射線技師に必要な接遇とは
守秘義務とは

太田原美郎

> 〈理解のためのエッセンス〉
> - ●患者の秘密を守ることは医療人としての義務である．
> - ●患者は自分の秘密は守られるものと信じ込んでいる．
> - ●守秘義務の履行は，人としての道徳感，医療人としての医療倫理のもとになりたっている．

■守秘義務ってなに？

　守秘義務，それは秘密を守る義務のことである．われわれは，業務上知りえたある人の情報や秘密をほかの人に漏らすことを禁じられている．厚生労働省では，「守秘義務規定とは，個人の秘密の保護を目的とすると同時に，医療関係者が患者の秘密を漏泄するおそれがあれば，患者が安心して情報を提供できなくなり，結果として有効・適切な医療が行われなくなることから，患者の医療関係者に対する信頼を確保することを目的としている」と述べている．

　守秘義務は，国家および地方公務員はもちろんのこと，医療従事者をはじめ多くの職業で規定されている．われわれ放射線技師も「診療放射線技師法」[1)]のなかで秘密保持義務が規定されており，これに違反すると50万円以下の罰金に処せられることになる．

　一般的に，あることを内密（守秘的）に話すということは，「相手がその情報をほかの誰かに繰り返し話したりはしない」ということを意味する．医療においては，「医療従事者が，患者から入手した情報を患者の治療やケアに直接関わらない人間に開示することはない」という医療従事者と患者間の合意が守秘義務であると理解されている．

> **メモ**「診療放射線技師法」における守秘義務
>
> 　診療放射線技師法では，診療放射線技師の守秘義務について次のように規定している．
> - 診療放射線技師法第29条（秘密を守る業務）
>
> 　診療放射線技師は，正当な理由がなく，その業務上知りえた人の秘密を漏らしてはならない．診療放射線技師でなくなった後においても，同様とする．
> - 診療放射線技師法第35条
>
> 　第29条の規定に違反して，業務上知り得た人の秘密を漏らした者は，50万円以下の罰金に処する．
> 　2　前項の罪は，告訴がなければ公訴を提起することができない

■医療における守秘義務の必要性

　医療における守秘義務の歴史は，紀元前のヒポクラテスの誓いにまでさかのぼる．ヒポクラテスの原典の誓いでは，「治療の途中で，あるいは治療とは関係のないときに，人々の生活に関して私が見たり聞いたりすることで，よそには決して知らせてはならないものは，語るに恥ずべきことと考

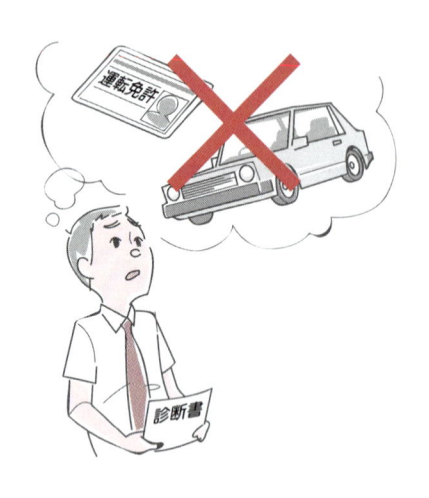

え，他人に口外はしない」と述べられている[2])．

患者は診療に活かされることを前提に，できる限り多くの自己の情報を提供しようとするが，当然そこには他人には知られたくない情報も含まれる．ある特定の病気を患っていることが判明すると，例えば，就業や免許取得に影響を与える可能性があるなど，患者は情報漏洩のもたらす不利益を恐れ情報の守秘を求める．したがって，患者は自己の提供した情報が守秘されないのであれば，素直に体調や症状を打ち明けることができないことになる．つまり，患者は仮に自分の医療情報が関係者の間で共有されることになっても，それが一定の期間であり正当な理由をもつ限定された関係者のみということで容認し，患者はよりよい医療を受けるためにも情報の守秘を望んでいるのである．

1997年の医療法改正では，「医療は，患者の状況や立場を十分尊重しながら，患者との信頼関係に基づき提供されることが基本」としている．現代の医療は，守秘義務をはじめ医療の担い手と医療を受ける者との信頼関係に基づき，患者の状況に応じて実施されることが基本となっている．

メモ　秘密漏洩とは何をさすのか

漏洩の要件とは「非公知性（一般に広く知られていないこと）」「秘匿の意思（秘密をもつ人が，それを隠したいと思っていること）」「秘匿の利益（秘密をもつ人が，それを隠すことによって利益がある）」であり，これらが侵された場合に秘密漏洩ということになる．

■医療の現場では患者の秘密は守られているのか？

医療の現場において，守秘義務が厳密に守られているかというと一概にそうとはいえない．例えば，スタッフ間で患者の前で別の患者の話をする．あるいは，患者に検査内容を説明するのに，別の患者の例をあげて説明するといったことである．このようなケースでは，本人が守秘義務違反になることを自覚しないまま，つい口にしてしまっている場合が多いようである．また，患者が著名人であったり，あるいは同僚，知人などであった場合，不用意にうわさ話に出たり，第三者に知られてしまうという危険性がある．このような場合，これを聞いた患者は，「もしかしたら，自分の情報

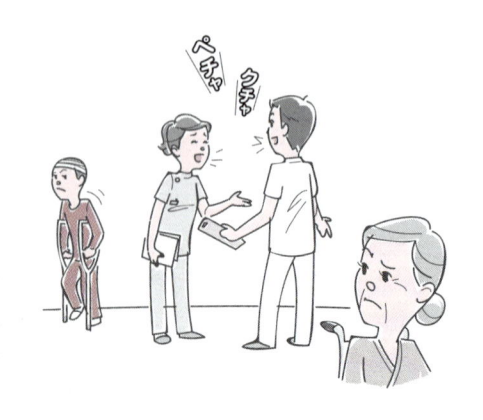

もどこかで誰かがほかの人に話しているのではないだろうか」と，疑心暗鬼になり不信感をもつことになる．

■患者の秘密を漏らすと本当に罰せられるのか

私の知る範囲では，これまでに放射線技師が29条違反で逮捕され，裁判で争われたという例はないようである．刑事罰という制裁は，まさに犯罪であるということを示すため，秘密を漏らしたすべての事例で適用されるわけではなく，慎重に運用されているようである．

診療放射線技師法第29条に示されている規定のなかに，「正当な理由がなく」という条文がついている．ここで問題となるのは「正当な理由」とは何かということである．患者の秘密を漏らした場合，直ちに秘密漏洩罪に問われるかというとそうではなく，正当な理由がある場合には罪に問われることはない．では「正当な理由」とはいかなるものを指すのか，主なものをあげると，①本人の承諾がある場合，②裁判所で証人として証言する場合，③法令により届出の義務がある場合，④患者の秘密保護による利益よりも第三者の利益が上まわる場合，などとなる．

秘密漏洩罪は親告罪といって被害者が告訴しないと裁判にかけることができない．告訴は，本人または代理人でもできるが，犯人を知ったときから6ヵ月以内に行わなければならず，また，起訴までに取り消すことはできるが，一度取り消した事件は再び告訴することができないことになっている．しかし，刑事罰はなくとも不法行為を行えば民事罰（損害賠償）を課せられることがあるため，刑法的に罰則制度がないからといって他人に秘密を漏らしても大丈夫ということにはならない．

■守秘義務を遂行するには

われわれは，個々の患者に対し適切な医療を提供するために，患者の身体面，精神面，社会面にわたる個人的な情報を知ることとなる．その際患者に対し，その情報の利用目的について説明し，業務上知りえた情報について守秘義務を遵守するという意思表示が大切である．診療録をはじめ，検査データや画像情報など個人情報の取り扱いには細心の注意を払い，情報の漏出を防止するための対策を講じる必要がある．

医療施設では，医師，看護師をはじめ，学生に至るまで多数の関係者が個人情報に関わっている．質の高い医療を提供しチーム医療を円滑に行う上でも個人情報の共有は必要であるが，適切な判断に基づいて行うべきであり，常に医療人としての自覚が求められる．

また医療倫理の面から，院内カンファレンスや学会，論文発表においても患者の症例などを利用する場合には基本的に患者の同意が必要となる．特に臨床研究において

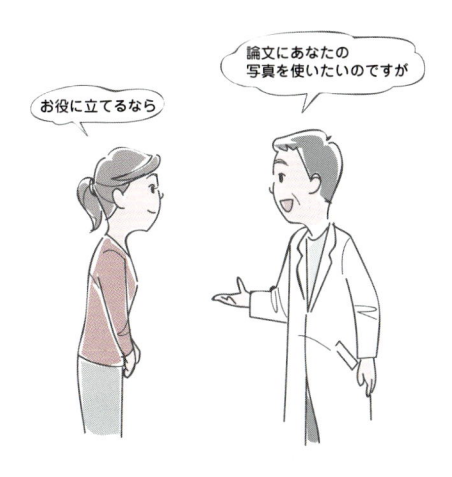

は注意が必要で，各施設において「研究倫理審査規定」などが設けられているはずであるので，これに順じ倫理委員会の審査を受ける必要がある．

■守秘義務と個人情報保護

2005年4月より「個人情報保護法」が施行され，病院，診療者，薬局，介護サービス事業者らは，個人情報を取り扱う事業者としての義務を負うことになった．以前より医療従事者には守秘義務があったが，守秘義務の概念と個人情報保護法の概念は全く異なっている．個人情報保護法は秘密が守られるための法律ではなく，患者自身が自らの個人情報をコントロールできるという権利を示したものである（個人情報保護法第3条：個人情報保護法は「個人の人格尊重の理念のもとに患者の権利利益を保護する」）．また，医療従事者の守秘義務は刑法や関係資格法で決められているが，資格を必要としない職種，例えば，医療事務員には，就労規則で守秘義務があったとしても法律的には守秘義務も罰則もない．この「個人情報保護法」では，事業者はこれらの従事者や委託先の監督も行うことになっている．

医療機関における個人情報とは，「生存する個人に関する情報」で，診療録，処方せんをはじめ検体やX線フィルムなども対象となり，事業者は個人情報を収集する際には利用目的を伝え，第三者への提供の制限，本人などの求めに応じた情報開示・訂正・利用停止などの責務がある．

メモ　個人情報とは

- 個人情報保護法第2条

この法律で示されている「個人情報」とは，生存する個人に関する情報であり，その情報に含まれる氏名，生年月日その他の記述などにより特定の個人を識別することができるもの（ほかの情報と容易に照合することができ，それにより特定の個人を識別できるものを含む）をいう．

個人情報保護法は，①IT技術の発展に伴い，大量の個人情報が容易に漏洩する事態を想定し，従来の法律ではカバーできない部分を包括するため，②大量の個人情報を秘匿することで生じる不利益（例えば，研究目的の場合など）も考慮し，適正な個人情報の活用を図るというのが主な立法趣旨である．

■医療における個人情報保護

医療の効率化，コスト削減などを目的に医療の現場にコンピュータシステムが導入され，電子化された個人情報を管理するようになった．これにより，数多くの職種の医療従事者が容易に個人情報にアクセス可能となっている．これはアクセス権限を与えられた守秘義務のある職員であり，情報漏洩がない場合には問題ない．しかし，以前よりも広い範囲の医療従事者に個人情報がアクセスされ，意図せず情報を入手する人が増えてしまっているという現状があり，このことは守秘義務が破られ漏洩される危険性を含んでいる．医療機関がどれだけ患者の情報を守秘できるかは，情報を管理するシステムと医療従事者の意識に大きく依存する．

個人情報保護法が全面施行され，医療界

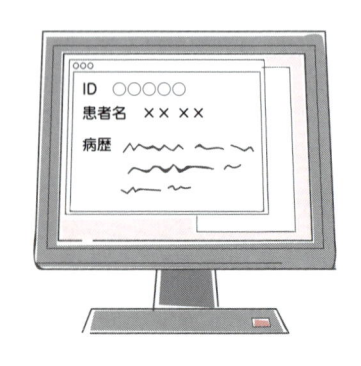

に限らず世間の個人情報に対する関心は非常に高まっている。われわれ診療放射線技師も患者の身体的な情報を扱う以上，人格（個人情報）を単に手段としてではなく目的として尊重するという立場から，患者の個人情報を保護・管理する一層の努力が必要である．

■まとめ

目の前で診療が行われている患者が，自分の父母，子，身内であったとき，ほかの患者にも同様に接しているだろうか．患者の生活にはさまざまな人々が関わり，それぞれに大切に思う人思われる人がおり，日々を健やかに過ごしたいと願っている．そのような患者やその家族の心を理解し，自分の身内と同様に診療できるようになりたいものである．この項で述べた守秘義務に限らず医療行為を行うにあたっては，まずは人と接するときの思いやりややさしさが基本である．今日，医療人に対して，人としての道徳心や医療における倫理観が医療・保健現場や研究活動のなかで求められている．人として，医療人としてわきまえるべきことを身につけ，患者から信頼される診療放射線技師でありたい．

■もっと詳しく知りたい人は…

1) 基本医療六法編纂委員会編：「基本医療六法」（平成18年版），中央法規出版．
2) Gregory E. Pense 著，宮田道夫，長岡成夫訳：医療倫理1，p.126，みすず書房，2000．
3) 個人情報保護法関連のホームページ
「個人情報の保護」
http://www5.cao.go.jp/seikatsu/kojin/
「医療・介護関係事業者における個人情報の適切な取り扱いのためのガイドライン」に関するQ&A（事例集）．
http://www.mhlw.go.jp/topics/bukyoku/seisaku/kojin/dl/170805 iryou-kaigoqa.pdf
「医療情報システムの安全管理に関するガイドライン」
http://www.mhlw.go.jp/shingi/2007/03/s0301-12.html

ワンポイントアドバイス　—ミスから学ぶ，ベストから学ぶ—

■検査後，患者やその家族から結果について教えてほしいといわれた場合の対応

検査後，患者やその家族から，結果について教えてほしいと問われることは経験するところである．われわれがそれに答えることは診療放射線技師の範疇を超える．しかし患者にとって確定診断のための各種の検査中，また，後の結果待ちまでの時間の経過に伴う不安は計り知れないものがある．そこで，診療放射線技師がそこにかかわるとき，「この検査は，無事終了いたしました．しかし，ひとつの検査だけで病気の正しい診断はできません．ほかのいろいろな検査結果と合わせて主治医のほうから説明がありますので，もうしばらくお待ちください」などと答えるのがよいでしょう．また家族であっても検査データそのものは患者自身のものであること，基本的には患者の同意がなくてはその内容を知らせるべきではない．ただ，患者やその家族の気持ちを楽にして納得してもらうことは，医療人としてなすべき努力である．短い検査時間のなかでふれあい，なごみの時間を作り出すことも医療行為であり，コミュニケーション技術である．

■**検査室や受付で患者の名前を呼ぶのは,「プライバシー保護違反?」**

　例えば,「○○○○さん,第1検査室にお入りください」といったフルネームでの呼び出し.大勢の前で自分の名前を呼ばれることを嫌う患者もいることでしょう.院内での呼び出しや本人確認は患者取り違え防止など医療安全の面からも必須のことである.厚生労働省医政局総務課も「安全を配慮すると,呼び出しを一切行わないことは現実的ではない」ことは認めている.したがって,本人をフルネームで呼び出す行為はプライバシー保護違反とはならない.ただし,厚生労働省のガイドラインでは,「医療におけるプライバシー保護の重要性にかんがみ,患者の希望に応じて一定の配慮をすることが望ましい」としている.患者の見やすい場所に「お名前を呼ばれることが不都合な方はお申し出ください」などの掲示物をするなどの配慮は必要である.

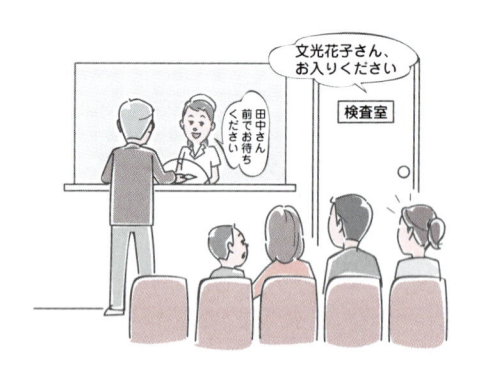

VI. 診療放射線技師に必要な接遇とは
言葉の不自由な患者との接遇の基本的なこと

市川秀男

〈理解のためのエッセンス〉

- ●言葉の不自由な患者とは．
- ●言葉の不自由な「患者の心理」を理解する．
- ●非言語的な「コミュニケーション」の手段での接遇．
- ●「インフォームドコンセント」での接遇．
- ●撮影・検査現場での接遇．

■言葉の不自由な患者とはどんな人か

　話す声が聞き取りにくい難聴者から，しゃべりにくい患者，呼吸障害で酸素マスク，挿管用具装着者，さらに幻覚，妄想，対人恐怖症，精神分裂症などの精神障害者，てんかん，痴呆，認知症などの患者，また，外傷や脳梗塞，脳出血，脳腫瘍や後遺症による意識障害，失語症などの脳障害者ら，さまざまの患者である．

メモ

　失語症のメカニズム，神経症状としての言語障害は，失語と構音障害に分類される．大脳損傷によって生じた言語によるコミュニケーションの障害の失語であり，主に脳幹や末梢神経の障害などによる発声器官の機能障害を構音障害と呼ぶ．
　言語機能は，左大脳半球のブローカ領域（運動性言語中枢），ウェルニッケ領域（感覚性言語中枢）で主に営まれ，この両者は，図1のごとく，白質内連絡線維（弓状束）により連絡し機能している．この脳の特定機能領域や連絡網の障害によって起こる．

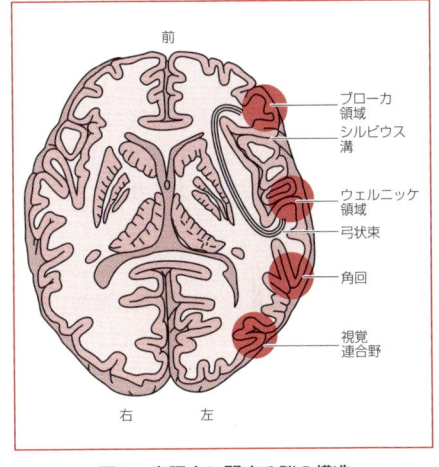

図1　失語症に関する脳の構造
(田村綾子編．脳神経・感覚機能障害，ナーシング・グラフィカ13，健康の回復と看護，p.14，MCメディカ出版，2005．より)

■なぜ言葉の不自由な患者との接遇で，患者の心理を理解することが重要なのか？

　「接遇」とは，相手の人格を認めることから出発しなければならない．また，身だしなみにも注意して，あくまでも相手の気持ちを汲み取りながら接していかなければならない．患者は，肉体的苦痛のほかに，病気に対する不安，悩みや死の不安，さらに，病院や医療スタッフらへの疑問，不

平，不満など多くの精神的苦痛で一杯である．言葉の不自由な患者では，なをさら，自分のいいたいことがいえず自分の思いや意志決定が伝えにくく，普通の患者よりも不安やストレスが多く，神経質になっている．また，接遇の3要素の1つである言葉において最も基本である丁寧な敬語の手段が当てはまらなく，端的にわかりやすい必要最小限の言葉を使うコミュニケーションである．

プロである診療放射線技師は，このことを十分理解し，積極的に声かけをし，患者の表情や態度によく注意し，相手の心を傷つけないように配慮し，患者の撮影協力により，円滑なコミュニケーションをとりながら撮影・検査を遂行する．そして誠意ある言葉や態度，例えば，何かいいたいことありませんか，痛いことありませんか，よく頑張れましたね，お疲れさまでした，お大事に，などを用いて患者を勇気づけることが大切である．

メモ 「接遇の3要素」とは，「言葉」「態度」「身だしなみ」である

接遇とは，相手を受け止め応じることで，気配りや心配り，目配りを具体的に表すことをいう．患者に接する際には，先手で心配りや声かけができるように心がける必要がある．

メモ 「プロの診療放射線技師に必要な2つの条件」

1つ目は，専門的知識（専門的分野の質），テクニカルスキル．これは，診療放射線技師として必要な専門的医学知識，放射線知識および技術習得などである．

2つ目は，態度能力（人間性の質），ヒューマンスキルで，病院で仕事をしていく以上，必ず相手（患者）がいる．患者とよりよいコミュニケーションをとり円滑に仕事を遂行するために必要な能力である．

この「態度能力」の基本は，「相手の立場に立つ」

気配りで，相手のニーズを理解し，的確に対応することが求められる．相手に対する気遣い，心遣いをもった上で，具体的に形に表す「接遇」こそが，態度能力の本質といえる．

1. 言葉の不自由な患者の心理を理解する

言葉の不自由な患者の心理は，相手の話すことは理解できるが自分が感じていること，考えていること，いいたいことが自由にいえないで非常につらい状態で神経質になっている．言葉が不自由なために，自分の存在を無視されたり，ぞんざい，いい加減や手抜き扱いされていると感じたり，ややもすれば馬鹿にされているのではないかと感じ，非常なストレス状態に置かれている．このような患者の心理状態を理解し，接遇を考える必要がある．例えば，患者への優しさ，思いやり，いたわり，あたたかさや愛情をもち，患者の人格を尊重した立居振舞が求められる．もし，このような患

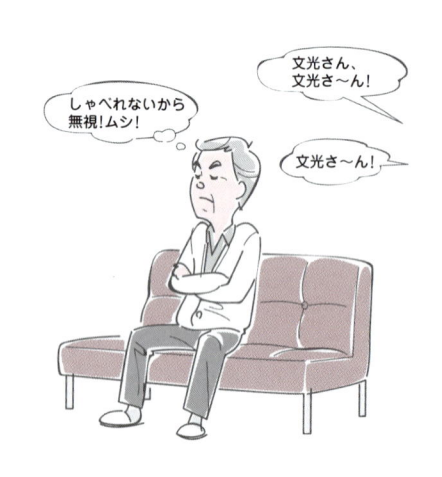

者の心理が理解できないで，いかにもめんどうな横柄な態度や相手の人格を無視すれば，円滑な撮影ができないばかりか，撮影拒否，医療訴訟の可能性が出てくる．

2. 非言語的なコミュニケーション手段での接遇

言葉の不自由な患者とのコミュニケーションでは，言葉で丁寧な敬語のコミュニケーションが取れない．まず，「おはようございます．これから〇〇検査を致します」などと患者に声かけし，患者が理解できたかどうか，患者の態度，様子をあわてずゆっくりと観察しながらコミュニケーションの手段を探す必要がある．すなわち，診療放射線技師が患者に一方的にベラベラと話すのではなく，ゆっくりと患者に合わせ，わかりやすい言葉で簡潔明瞭な表現で，話は切って，内容を理解できたか，一つ一つ確認していく必要がある．例えば，理解できたら，手足や首をあげたり，振ってもらう．親指と小指でのOKサインや手を握ってもらう，また，目をパチパチと開いたり，閉じたりなどの動作をしてもらって確認する．普通の患者より，思いやりと人格を尊重したサポート接遇を行う．このようなコミュニケーションの手段を事前に聞いたり，確認してから検査をする．

メモ コミュニケーションの種類

「コミュニケーション」には，①言葉のコミュニケーションと，②非言語的なコミュニケーション（動作，表情など）がある．言葉のコミュニケーションでは，患者と言葉で自由に話し合うことができるが，非言語的なコミュニュケーションでは，患者とは言葉で自由に話し合うことができずに相手が黙っているのと同じ状態で，動作や表情などからコミュニケーションを取る方法である．

メモ 非言語的な接遇と対応

非言語的コミュニケーションとは，言語以外の態度やしぐさによるもので，例えば，顔の表情では，明るい，暗い，険しい，硬い，生気ないなどがある．しぐさでは，髪や物をいじっている，腕を組んでいる，貧乏ゆすりをしている．沈黙は，憤りや敵意か共感などで，自分から話し出すのではなく待つことが大切．傾聴は，相手への関心と理解．身体接触では，手を握る，頭や足，背中をなでるなどといろいろな非言語的コミュニケーションの手段がある．

3. インフォームドコンセントでの接遇

言葉の不自由な患者のインフォームドコンセント（説明と同意）は，言葉のコミュニケーションではなく非言語的コミュニケーションで検査の説明と同意を得なければならない．普通の患者以上に時間をかけて，親切で，丁寧に接する必要がある．患者にとって，いろいろな検査や，造影剤の使用は大変な苦痛を伴い，辛く，苦しいことであり，医療スタッフへの怒りと非難の気持ちをもっているので接遇（患者へのマイナス対応）を誤れば，検査拒否もありうる．

あらかじめ，マジックで紙やボードに検査方法の説明を簡潔明瞭に書いておき，一

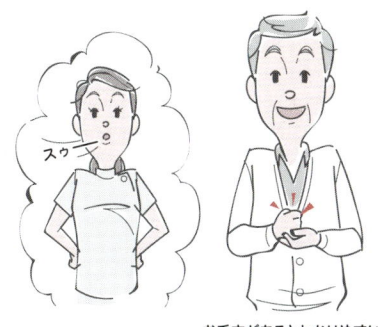

お手本があるとわかりやすいネ！

つ一つ丁寧に説明し，同意（例えば，手足や首をあげたり，振ったり，手を握ったりしてもらう）を得る必要がある．また，造影剤の副作用でも，同様な方法で，発疹，掻痒感，悪心から嘔吐，血圧低下，呼吸困難，胸内苦悶と重篤なショックもあることを説明し，同意を得る必要がある．もし，このような症状が出たらすぐ手をあげてもらい，速やかに対応処置する（検査時，プロテクターを着用し検査室で副作用に対応する，医師，看護師の立会いが必要）．

メモ 「検査拒否」への対応

いろいろな検査は患者にとって大変辛いことである．我慢してもらうには，しっかりとしたインフォームドコンセントが必要なのである．患者に検査の必要性を説明する．例えば，少しでも早く病気の原因を見つけなければならない，早く病気を治す方法を考えなければならないとか，手術など治療方針を決定しなければならないなど検査の目的意識をもたせ検査の必要理由を十分説明し，同意してもらうように説得する．言葉の不自由な患者では，黙っているのであらかじめ，簡潔明瞭に検査の必要理由を紙やボードに書いておき，一つ一つ丁寧に説明し，患者の動作や態度で同意を確認するようにする．

メモ 「患者へのマイナス対応」とは

①手抜き，ぞんざい，いい加減とみられ不快感を抱かせる，②存在を無視されたのではないかという不信感を与える，③いかにも，めんどくさそうで横柄な態度，④笑顔もなく相手の立場を理解しない立居振舞などがあり，相手の人格を無視したり，悪い人間関係では検査拒否や医療訴訟に発展することがあるのでマイナス対応をしないようにくれぐれも注意する必要がある．

4．撮影・検査現場での接遇

言葉の不自由な患者の撮影・検査での接遇には以下のような対応が必要である．

「挨拶」では，言葉が不自由ではあるが，しっかりと患者の人格を認め，相手と心からふれあい，あくまでも相手の気持ちを汲み取りながら，相手の身になり，特に，よい人間関係を築くためには，赤ちゃんのような素晴らしい笑顔で挨拶する．赤ちゃんの笑顔は，相手に安心と安らぎをもたらす．

「検査」では，出入り口付近に立ち，車椅子，ストレッチャーなどの患者には，自ら扉を開き，優しく迎え，患者の撮影台への誘導は積極的に支援する．

撮影終了後には，「よく頑張られましたね」と患者にねぎらいの言葉をかける．また，送るときには，「お大事になさいませ」と誠意をもった言葉で勇気づけする．患者との会話は非言語的コミュニケーション（態度，動作）手段で，言語は，簡潔明瞭でわかりやすい最小限の言葉で，言葉は一つ一つ切って説明し，同意を確認する．

一般撮影室では，撮影装置に付随して表示してある撮影合図（文字による目での合図：息を大きく吸って，止めて，楽にして下さい，など）を利用するか，あらかじめ撮影で必要な言葉の内容を簡潔明瞭に紙やボードに書いておく（例えば，息を大きく吸ってを1，息を止めてを2とし，楽にしてくださいを3，とする）．また，マイクの声が聞きにくい患者もいるのでいきなり撮影せずに，実際に撮影タイミングの練習を行い，良好な撮影タイミングで，できるだけスピーディで上手に撮影を遂行する．

メモ 「患者満足度」の3要素

患者の満足度には，①スマイル（smile）：笑顔，②スピーディ（speedy）：迅速，③シンセリーティー（sincerity）：誠意，の3つがある．

■ まとめ

言葉の不自由な患者の接遇で最も基本的

なことは，患者の立場や心理状態を理解することである．普通の患者に比べて，相手のいうことは理解できるが，自分が感じていることや，考えていること，いいたいことがいえないで非常につらい状態で，神経質になっている．言葉が不自由なので自分の存在を無視されたり，ぞんざいにされ，いい加減や手抜き扱いされていると思い，ややもすれば馬鹿されていると感じるなど，非常なストレス状態におかれている．もし理解しないで撮影・検査すれば，患者の協力が得られず，円滑な撮影ができないばかりか，接遇を誤れば，撮影拒否，医療訴訟の可能が出てくる．

プロの診療放射線技師は，笑顔で優しく患者に声かけし，相手の人格や立場を十分理解し，非言語的コミュニュケーション（動作，表情）の手段を模索し，簡潔明瞭な最小限の言葉をあらかじめマジックで書いておいた紙やボードで丁寧に説明し，同意を得て撮影・検査を実行する．検査終了後は「よく頑張りましたね」とか「お疲れさまでしたね」などのねぎらいの言葉や「お大事になさいませ」と誠意ある言葉，さらに，闘病意欲をかき立てるように「一緒に頑張りましょう」などと患者を勇気づけることも忘れてはいけない．

■ **もっと詳しく知りたい人は…**

1) 水口錠二：病院ではたらく人のマナー接遇，水口医療システム研究所，2005．
2) 稲岡文昭：看護における対応の技術，メヂカルフレンド社，1988．
3) 西川美枝：ナースのための接遇対応，日総研出版，1988．
4) 深堀幸次：患者対応のマナーBOOK，医学通信社，2007．

ワンポイントアドバイス　—ミスから学ぶ，ベストから学ぶ—

● 意外と診療放射線技師の気づいていない患者プライバシーの配慮に，排泄の問題がある．生理的な不快な感情，不安，恥辱心，屈辱感，他人からのプライバシーの侵害で患者の心を傷つけないように，少し撮影・検査に時間がかかるときは，必ず，検査前に，「トイレは大丈夫ですか」と聞き，検査前にすませるように指示，確認する配慮が必要である．
　言葉の不自由な患者の場合は，自分でいい出せないことがあり，なおさら確認する配慮が必要である．

● 接遇での注意：命令的で，一方的ないい方や子供をあやすような口調の，行き過ぎた親切・丁寧語　また，上から見下したような態度は禁物である．これらは，マイナス対応で検査拒否，医療訴訟の可能性があり注意を用する．表情，言葉遣い，態度に注意し，患者がリラックスできる雰囲気を作ることが必要である．

●言葉の不自由な患者の一般撮影例

「挨拶」：撮影室の出入り付近に立ち，扉を開いて，優しい言葉で，「おはようございます」または，「こんにちは」と声かけし迎える．

「会話」：「私は，○○と申します」．次に一般的には，患者本人に名前や，生年月日をいってもらい確認するが，言葉の不自由な患者では，「あなたは，○○○○さん（フルネーム）ですか」と聞き，患者とは，非言語的コミュニケーションの手段（手足をあげる，振る，手を握るなどの動作，態度）を使って確認する．

「検査の了解」：次に，「今から○○撮影させていただきます．宜しいでしょうか」．ここで，先ほど確認できた非言語的コミュニケーションの手段で撮影の同意を得る．

「検査の実行」：胸腹部の撮影では，撮影タイミングを合わせる必要がある．

撮影装置に，呼吸方法を目での合図（息を大きく吸って，止めて，楽にして下さい，などが掲示される）が表示されていればこれに従うが，表示のない装置では，あらかじめマジックで，紙やボードに，息を大きく吸ってを1，吐いてを2，ハイ止めてを3，楽にしてくだ下さいを4，とするなど患者にわかりやすい方法で示し，いきなり撮影するのではなく，撮影タイミングを合わせる練習をしてから実行する．予測される事項はできるだけ伝え，安心してもらうことが大切である．

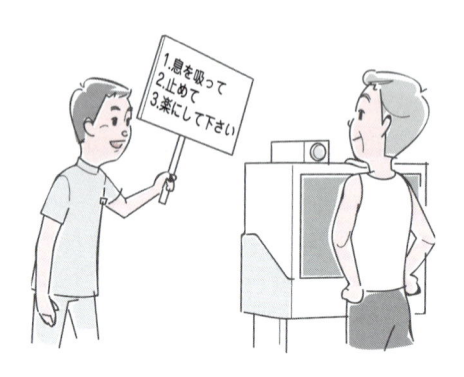

「検査終了」：撮影が終了したら説明し，「よく頑張りました」とか「お疲れさまでした」とかねぎらいの言葉をかける．撮影結果は，「○○へ後日送ります」と書いて見せる．最後に，患者を送るとき，誠意を持って，「お大事になさいませ」の言葉で患者を勇気づける．

VI. 診療放射線技師に必要な接遇とは

基礎疾患をもつ患者（感染症・精神疾患など）の対応

平野浩志

―〈理解のためのエッセンス〉―
- 挨拶と笑顔が第一歩．
- 情報共有の重要性．
- 身体に障害をもつ方への心遣いを大切に．
- 場の空気を読むことの重要性．
- 患者に対する思いやり．
- あなたは患者，自分を感染から守っていますか．
- 親身な対応とは，自分自身や自分の家族に置き換えて考えること．

■接遇の基本は「優しさ」と「想像力」．接遇の第一歩は挨拶と笑顔

接遇に関する留意点はたくさんあるが，その基本は優しさと想像力であると筆者は思う．接遇の技術が完璧であっても，患者に対する優しさがなければ，それは表面的なものに留まってしまう．たとえ優しさがあっても，患者がどんな気持ちでいるか想像できなければ，その場にあった適切な対応は難しいであろう．

誰もが始めることができるのが挨拶と笑顔である．患者に限らず，気持ちのいい挨拶，優しさに満ちた笑顔で対応されて，悪い気がする人はいないと思う．さらに挨拶と笑顔の効用は患者だけに留まらない．挨拶と笑顔を送った本人がなんともいえず良い気持ちになれることである．そうすれば自然と相手に対する優しさが生まれ，相手の気持ちを素早くつかみやすくなる．

メモ　患者の訴えに耳を傾ける
患者の訴えはとことん聞く姿勢が大事である．途中で口を挟んで会話を止めてはいけない．聞き役に回っていればいつしか不満も減って，コミュニケーションに入っていける．

■患者の情報の共有

また，患者の身体的な情報，感染症の有無，血液検査のデータなどの情報を入手すること（共有すること）は必要不可欠である．

■視力・聴力に障害のある方への対応

視力に障害のある方を撮影室へ呼び入れるときは，名前の確認後，優しく自分が誘導することを告げる．力で引っ張るのではなく，体の支えになるように安全を確保して導くこと．足元への注意の声かけを行うことが重要である．車椅子の場合，段差があれば「ガタガタします」などと事前に声かけをする．車椅子から降りるときは，ブ

レーキをかけ，手を添えて足載せから足を床に下ろす．必ず患者の前に立ち，いつでも体を支えられる体勢にして「ゆっくり立ってください」と手を添えながら立ってもらう．物につかまるときは，必ず手を添えて誘導していく．

> **メモ** 患者の了解
> 更衣の手伝いは，患者に了解を取ってから行うこと．

聴力に障害のある方は，今呼ばれているのは自分ではないか，もう呼ばれてしまったのではないかと常に神経を張り詰め，緊張している．撮影室に呼び入れるときは，受付の係りと連携をとり，事前にどの方なのか把握しておくことが大切である．付き添いの人がいない場合，担当技師が直接コミュニケーションを取らなければならない．このようなときは，笑顔で近づいていき挨拶するのが一番である．

聴力に障害のある方のコミュニケーションの方法は，手話，筆談，指文字，口話法がある．この中で訓練しなくても可能なのは筆談である．実際，筆談でコミュニケーションを図って検査ができるだろうか？ 胃透視を思い浮かべてみればわかるように，指示を伝えることは簡単ではない．この場合は，技師が検査室に入って患者を動かしながら，肩を叩くなどして息を止めてもらい撮影する．場面にあったコミュニケーションが必要である．

胸部撮影の場合などは，肩を叩いて合図を送ったり，部屋の電気を消すことで合図にしたりしている．

ありがちなのは，手話通訳者が同席した場合など，とかく手話通訳者に説明しがちであるが，本来は患者に向かって（患者を見て）説明すべきことである．可能な限り，手話通訳者には技師側に立って通訳をしてもらう．

高齢化により難聴になった方の，呼び入れ時の患者取り違いに注意をしなければならない．中には，別の患者の名前でも，自分が呼ばれたと勘違いして入って来る方もいる．

再度名前を確認してもすでに自分だと思い込んでいるので，「はい」と返事をしてくる．実際，筆者自身苦い経験をしている．すべての検査において，技師側から名前を呼ぶのではなく，必ず本人に名乗ってもらうことで，患者誤認のリスクを避けることが必要である．

■ **感染症患者から医療従事者を介して起こる，他の患者への交差感染を防ぐことが最も重要**

- 基本：医療従事者は患者から感染しない．患者に交差感染させない．
- 対応：標準予防策（スタンダードプレコーション）の実施．
- 感染経路別予防策：接触，飛沫，空気感染対策．
- 環境，器具などへの感染リスクに応じた対策．

■ **感染症患者の対応**

1. 感染症の患者と接する場合の注意点

a. 結核疑いの患者の場合（空気感染）
・患者はサージカルマスクを着用する（図1）．
・マスクは外さないように指示をする．
・撮影する技師は，N95マスクを着用する（図2）．
・外来患者は，できるだけほかの患者の

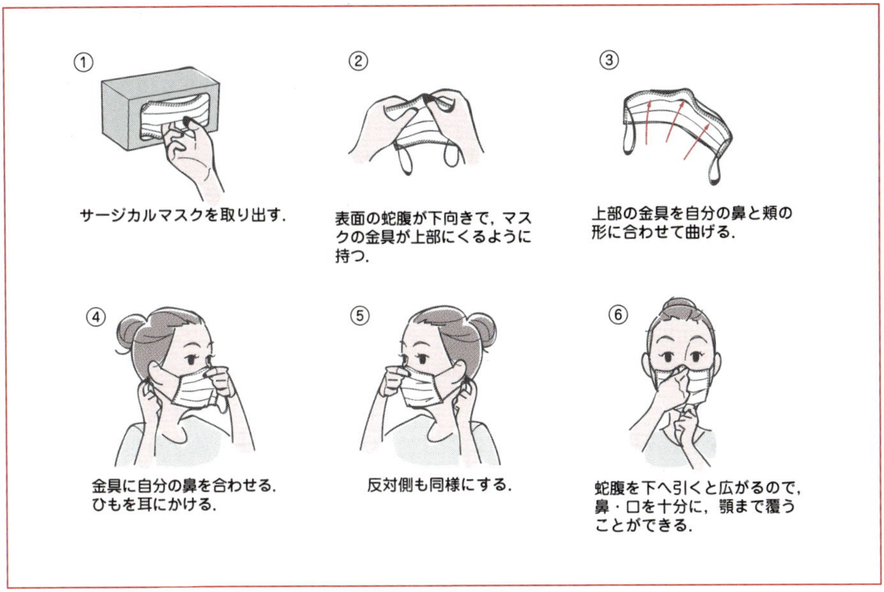

基礎疾患をもつ患者(感染症・精神疾患など)の対応　207

① サージカルマスクを取り出す．
② 表面の蛇腹が下向きで，マスクの金具が上部にくるように持つ．
③ 上部の金具を自分の鼻と頬の形に合わせて曲げる．
④ 金具に自分の鼻を合わせる．ひもを耳にかける．
⑤ 反対側も同様にする．
⑥ 蛇腹を下へ引くと広がるので，鼻・口を十分に，顎まで覆うことができる．

図1　サージカルマスクの着用法
(新・院内感染予防対策ハンドブックより)

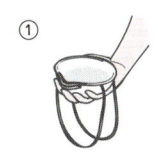

① N95マスクの鼻あてを指のほうにして，ゴムバンドが下にたれるように，カップ状に持つ．
② 鼻あてを上にしてマスクがあごを包むようにかぶせる．
③ 上側のゴムバンドを頭頂部近くにかける．
④ 下側のゴムバンドを首の後ろにかける．
⑤ 両手で鼻あてを押さえながら指先で押さえつけるようにして鼻あてを鼻の形にあわせる．
⑥ 両手でマスク全体をおおい息を強くはき出し空気が漏れていないかチェックする．

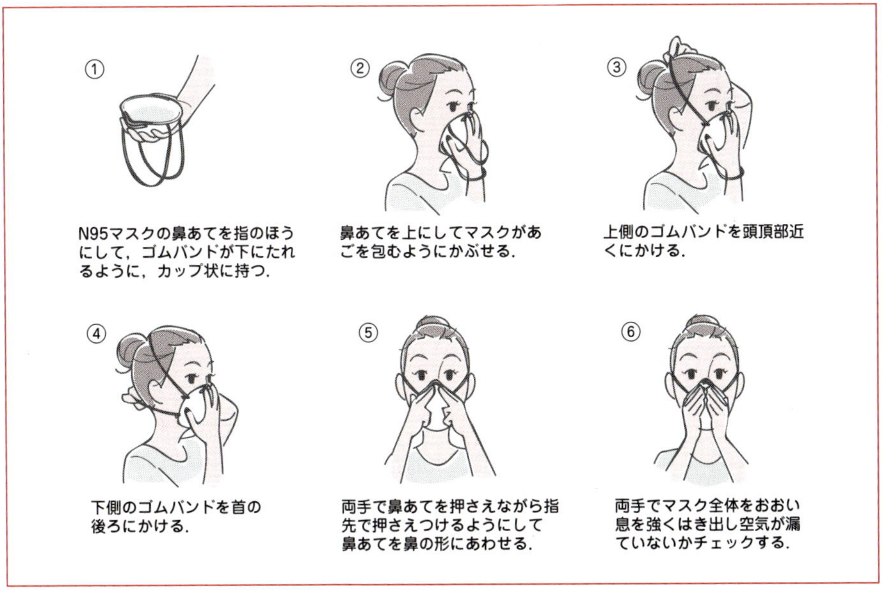

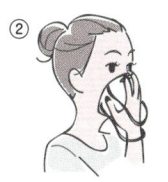

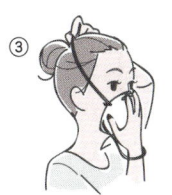

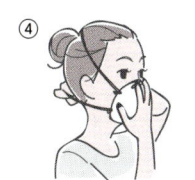

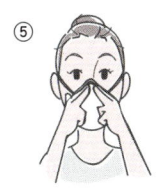

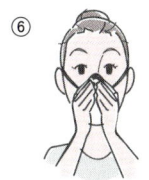

図2　N95 1860 着用法
〔スリーエムヘルスケア(株)資料より〕

少ない時間帯に撮影する.
・入院患者は,可能な限り最後に撮影する.
・撮影後その部屋は使用せず,翌日まで開放しておくことが望ましいが,できなければ,最低1時間はその部屋は使用しないで,できるだけ換気を行う.

b. MRSA（メチシリン耐性黄色ブドウ球菌）の患者の場合（接触感染）
・接触にて感染が広がるため,接触後の手洗いが一番重要である.
・ドレーンチューブなどに触れるときは,ディスポ手袋を着用する.
・患者が触れたところをアルコール拭きをする.

c. インフルエンザの患者の場合（飛沫感染）
・撮影する技師は,サージカルマスクを着用する.
・撮影後は十分な手洗いを行う.

d. ノロウイルス感染性腸炎の患者の場合（接触感染）
・撮影する技師は,サージカルマスクやディスポ手袋を着用する.
・撮影室で嘔吐した場合は,速やかに嘔吐物を片づける.
・ノロウイルスを疑う場合は,嘔吐物処理は次亜塩素酸ナトリウム液（ハイターなど）で消毒する.
・嘔吐物処理は,サージカルマスクやディスポ手袋を着用する.
・嘔吐があった撮影室は,連続して使用せず換気すること.
・患者が触れたところは,次亜塩素酸ナトリウム液（ハイターなど）で拭き取り清掃をする.

e. 接触感染患者のポータブル撮影（個室）
・撮影する技師は,サージカルマスクやディスポ手袋を着用する.
・病室入り口にあるアルコール消毒液で手洗いを行う.
・カセッテを透明なポリ袋に入れ,直接カセッテが患者と触れないようにして撮影をする.
・撮影後は手洗いをして次の撮影に移動する.
・ポータブル装置の手が触れるところはアルコールで拭くこと.
・ポータブル装置のタイヤの消毒は不要である.

f. 高病原性鳥インフルエンザ,新型インフルエンザ,重症急性肺炎症候群（SARS）疑いの患者の場合
・人と交差しない順路で,感染症外来診察室に案内する.
・会話は最小限にし,可能な限りものに触らせない.
・患者はサージカルマスクを着用する.
・撮影する技師は,N95マスクやディスポ手袋を着用する.
・ゴーグル,キャップ,使い捨てシャツ,ズボン,予防衣,ガウン,シューズカバーを着用する.
・カセッテを透明なポリ袋に入れ,直接カセッテが患者と触れないようにして撮影をする.
・ポータブル装置には触らせない.
・患者が接触した部分は,アルコールで消毒する

2. 標準予防策

すべての患者の血液,体液,分泌液,排泄物,損傷皮膚,粘膜は感染性があるものとして取り扱う.疾患で区別しない感染管理法である.

a. 手洗い（図3）

すべてのケア,行為の前後で手洗いをする.手袋を外したあとや患者への接触前後に

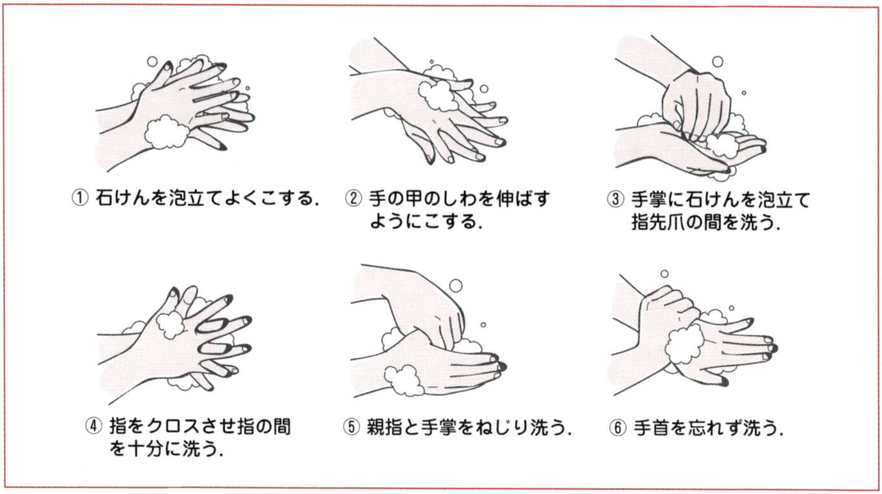

① 石けんを泡立てよくこする．　② 手の甲のしわを伸ばすようにこする．　③ 手掌に石けんを泡立て指先爪の間を洗う．

④ 指をクロスさせ指の間を十分に洗う．　⑤ 親指と手掌をねじり洗う．　⑥ 手首を忘れず洗う．

図3　手の洗い方
（大阪大学病院感染制御部感染管理マニュアルより）

手洗いをする．

b. 手袋
血液，体液，排泄物に接触する可能性のあるとき，傷のある皮膚，粘膜に接触するときに着用する．

手袋をはずしたあとは必ず手洗いをする．

c. マスク，ゴーグル
血液，体液，排泄物が眼，鼻，口を汚染する可能性のあるときに着用する．

d. ガウン
血液，体液，排泄物で衣服が汚染する可能性があるときに着用する．

清潔な非滅菌ガウンでよいが，汚染量の多いときはビニールエプロンを使用する．

e. 器具，器材
可能な限り使い捨てのものを使用する．

使用後の注射器や鋭利な器具の取り扱いには細心の注意を払う．

注射針のリキャップはしない．

f. リネン
血液，体液，排泄物で汚染された場合，洗浄処理されるまではほかへの汚染を防ぐように注意する．

汚染がひどい場合は破棄する．

g. 患者の配置
環境汚染のある場合は個室に入れる．

■感染経路

感染経路別の予防策（表1）

a. 空気感染：結核，麻疹，水痘（接触感染もあり）
微生物を含んだ飛沫の水分が気化し，5μm以下の粒子が空中を浮遊して伝播し感染する．

陰圧換気のできる個室で管理する．

医療者はN95マスク使用し，抗体陽性者が対応する．

b. 飛沫感染：髄膜炎，肺炎，ウイルス感染症（インフルエンザ，流行性耳下腺炎，風疹）
咳，くしゃみにより微生物を含んだ飛沫（5μm以上の粒子）が飛び，粘膜に付着し

表1　感染症の患者を検査するときの対応法

感染症患者の種類	患者	診療放射線技師
空気感染	サージカルマスク着用	N95マスク着用 手洗い 標準予防策実施
飛沫感染	サージカルマスク着用	サージカルマスク着用 手袋 手洗い 標準予防策実施
接触感染	特になし	手袋 手洗い 標準予防策実施
血液感染	特になし	手袋着用（血液に触れる可能性ある場合） 手洗い 標準予防策実施 ワクチンの接種（HBワクチン）
一般担体感染	特になし	手袋 手洗い 標準予防策実施
媒体生物による感染	特になし	特になし

て感染する．飛沫は浮遊せず1m以内に落下する．

原則として個室隔離とし，患者には外出時サージカルマスクを着用させる．

患者から1m以内で医療行為を行う場合は，サージカルマスクを着用する．

c. **接触感染**：耐性菌による感染（MRSA，VRE，多剤耐性緑膿菌など），出血性大腸菌感染症（O157），急性ウイルス性（出血性）結膜炎，ノロウイルス感染性腸炎

患者に直接接触，患者が使用した物品と間接的に接触して伝播し感染する．

排菌患者と接触する前後の手洗い，擦式消毒手洗いを行う．手荒れがひどい場合は手袋を着用する．

排菌患者に直接接触する場合は，ガウン，エプロンを着用する．

d. **血液感染**：AIDS（後天性免疫不全症候群），HIV（ヒト免疫不全ウイルス），HBV，HCV（B型，C型肝炎）

針刺し事故などにより血液を介して感染する．CT，MRIの造影剤注入に使用した針はリキャップしない．血管造影検査後のガイドワイヤー，カテーテル，シースの片づけをするときは手袋を着用する．手洗いを励行する．

血液は，感染因子を含む可能性があり危険性が高いものである．年1回の健康診断は必ず受診して血液検査を実施する．HBワクチンを接種して免疫をつくる．

e. **一般担体感染**：食中毒（ノロウイルス）

汚染された食品，水，薬剤，器具によっ

● **ワンポイント／感染予防に限らず業務中に注意する点（ヨーロッパの教育）**

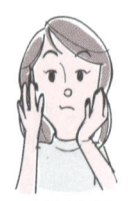

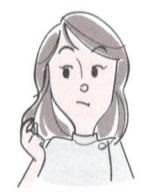

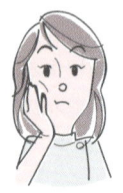

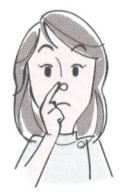

手を首から上にあげない．　　髪をさわらない．　　頬杖をつかない．　　鼻をさわらない．

f. **媒体生物による感染：マラリア，日本脳炎**

蚊，ハエ，ネズミ，害虫などによる伝播．
（参考：院内感染対策の手引き．信州大学医学部附属病院感染制御室）

メモ 衛生学的手洗い（2002 CDC ガイドライン）
目に見える汚染がある場合：
・液体石けんと流水による手洗い
・ペーパータオルで拭き取る
・速乾性アルコールローションで手もみ洗い
目に見える汚染がない場合：
・速乾性アルコールローションで手もみ洗い

■精神疾患の患者の対応

1. 基本的な対応のしかた

医療保護入院というシステムがあり，患者が同意しなくても家族の同意があれば入院を強制することができることをいう．このような患者は検査などに協力する余裕がない場合がある．患者の精神状態を感じとり，本人の嫌がることはしないように配慮すること．

オーダーに関して患者が拒否した場合などは，主治医の名前を出すことでトラブル回避ができる場合がある（主治医と患者との信頼関係を利用する）．

どのような患者であろうと接遇の基本に変わりはないが，精神疾患の患者への対応では一般的に以下のことがいわれている．

・話を聞く態度で臨む．
・頑張れなどの励ます言葉は言わない．
・否定しない．
・肯定しない．
・怒らない．

2. 場の空気を読み，患者との適切な距離感をもつ

初対面なのに妙に馴れ馴れしい患者や，異性を強調するようなタイプの患者の場合は，視線を外すようにする．

また危険を感じたら1人にならない，1人にさせない．おかしいと思ったら，複数で対応し主治医へ連絡する．家族や看護師の協力を得ることも必要である．同性が対応したほうがよい場合もある．

メモ かわすテクニック
否定も肯定もしないいい回し
～ああそうですか
～そう思われますか
という感じで対応する．

■ワンポイントレッスン

①**挨拶**：自己紹介
技師：「担当させてもらう診療放射線技師の○○です．よろしくお願いします」
技師：「お名前を教えてください」
患者：「○○○○○です」
技師：「○○○○○さんですね」とフルネームで再度確認する．

②**声がけ**：患者が安心して撮影が受けられるような声がけをする
技師：「レントゲン（CT，MRI）を撮るのは初めてですか？」
初めての場合は，安心感を与える声かけをする．
「痛くないですし，すぐに終わります」
「心配はないですよ」
など，優しく声かけする．
（CT，MRI の場合）
検査に対する時間や安静の必要性を説明する際，患者が緊張している場合があるので，気持ちを楽にするために深呼吸させた

り，MRIの場合は「音楽に耳を傾けてリラックスして下さい」と声をかける．

説明する際は，相手の反応を見ながらゆっくり丁寧に説明する．必要以上に目を見ない

③**観察**：不安そうな表情，態度を察する

表情を見て不安そうであったり，落ち着かない様子であったら「何か心配事がありますか」と声をかける．

④**傾聴**：患者の気持ちになって聴く

患者の訴えに対して丁寧に対応する．

終了時「はい，終わりました．お疲れさまでした」などねぎらいの言葉を忘れずにかける．

パニックを起こした患者に対しては，主治医に連絡をし来てもらう．

■まとめ

基礎疾患をもつ患者であろうと接遇の基本に変わりはない．

患者の協力がなければ，放射線部のすべての検査，治療はなりたたない．患者に安心で安全な医療を提供するには，信頼関係を築くことが重要である．そのためには，相手に対する優しさと思いやりが大切である．相手からもわれわれが観察するのと同様に観察されていることを忘れてはいけない．

電話での問い合わせは，相手の顔が見えないだけに，特に，注意が必要である．

■もっと詳しく知りたい人は…

1) 国立病院機構大阪医療センター感染対策委員会ICHG研究会：新・院内感染予防対策ハンドブック，南江堂，2006．

ワンポイントアドバイス —ミスから学ぶ，ベストから学ぶ—

ツ反強陽性で結核疑いがあり，当院に気管支鏡の検査を受けに来た患者からの投書である．

「気管支鏡の検査を受けに来たんですが，CTも撮影するようにとのことで，午前中の患者さんが全員終わった後なので，正午頃になってしまうといわれました．どこで待てばいいのかの指示もなかったので，放射線部受付でCT受付をすませ，CT室前で待っていたところ，年配の診療放射線技師が出てきて『どうしてここで待っているのか』『自分の病状について医師からちゃんと話を聴いているのか』『ここで待たれると困るんだけど』とまでいわれました．確

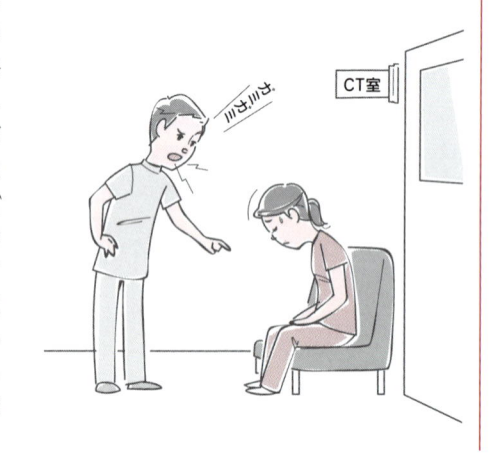

かに結核の疑いもある身なのでしょうがないとは思いますが，ほかの患者さんもいる中で大声であんなことを言われるのプライバシーの侵害だと思います」．

　この接遇事例は，院内の連絡不備が元で生じた，技師本人の困惑をそのまま患者にぶつけている．そこには患者への思いやりはみられない．他の患者への2次感染や，病院の安全管理に配慮があったのであろう．だからといってこの対応はいただけない．自分がそうされたらと考えれば，安全管理と感染者への配慮との両立はさほど難しくないと思われる．

■患者からの一言

　診察室，レントゲン室では病人として対応してくれるが，他の場所では病人として対応してくれず思いやりがない．私は心臓に持病をもっていて長い距離を歩くことを制限されているが，私服を着て病院の廊下を歩いていても病人としてみられていない．

　病院に来ている人のほとんどが，病人であることを忘れずに対応してほしい．

■手話通訳者の一言

　「自分自身がCT検査を受けたときは，呼吸の仕方などかなり細かな指示が出て練習までしたけど，聴力に障害のある方のCT検査に手話通訳者として立ち会ったときには，この患者に呼吸の指示がなかったが，これは差別ではないか」といわれびっくりしたことがある．「今の装置はお腹の検査でしたら静かに呼吸していれば，問題ない画像を得られるので大丈夫です」と答えたことがある．

　現在，装置によっては，呼吸の合図がランプで表示される機能も搭載されつつある．コミュニケーションを密にして，患者に協力してもらうことで質の高い検査ができる．

VI. 診療放射線技師に必要な接遇とは

セクシャルハラスメント―具体的な予防策について―

西村健司

> ─〈理解のためのエッセンス〉─
> ● ハラスメントとは何だろうか.
> ● セクシャルハラスメントとはどのようなことが問題となるのか.
> ● 悪意のある事例とない事例における, 具体的方策について.

■ハラスメント harassment とは？

　ハラスメントの和訳は「嫌がらせ」である. 嫌がらせを防止するためには, 嫌がらせとはどのような行為をする (される) と嫌がらせになるのか？ を把握しておく必要がある. しかし, どの程度のラインを超えると嫌がらせになるのか？ を具体的に説明しようとすると, なかなか説明しにくい現実がある. 恐らく, 嫌がらせという行為に対し定量的な基準が存在していないからだろうと考えられる. 簡単にいえば当人がそのつもりはなかったとしても, 相手がそう思えばそうなのだという相手次第の曖昧さが避けられない.

　ハラスメントには代表的なセクシャルハラスメント以外にもいくつかの種類があり (**表1**) ある程度の定義づけがされている. 単発で発生するものもあるが, 何種類かがオーバーラップして発生することもある. 相手が恣意的な場合や複数のハラスメントが重なっているとその対策を述べることは非常に複雑となる. 紙面の限りもあるのでここではセクシャルハラスメント (セクハラ) に的を絞り具体的な予防策について述べていく.

■セクシャルハラスメントの背景

　1970年代にアメリカで作られた造語. 日本では1989年流行語大賞新語部門金賞に選ばれ, 身近な言葉として定着してきたセクハラであるが, 法律的・公的には1999年改正の男女雇用機会均等法でセクハラの防止規定やポジティブアクションが初めて設けられた. 2007年4月改正の同法[注1]では, 女性だけでなく男性へのセクハラも対象となる. 具体的には「男女双方への差別の禁止」「間接差別の禁止」「妊娠・出産などを理由にした不利益な取扱いの禁止」「セクハラ防止への事業主の措置義務の追加」が新しく定められた. これを受けた厚生労働大臣が定めた指針 (**表2**) では, 対価型セクハラとして「職場において性的

注1) 平成18年法律第82号より
　第二節　事業主の講ずべき措置
　職場における性的な言動に起因する問題に関する雇用管理上の措置
　　第11条
　「事業主は, 職場において行われる性的な言動に対するその雇用する労働者の対応により当該労働者がその労働条件につき不利益を受け, 又は当該性的な言動により当該労働者の就業環境が害されることのないよう, 当該労働者からの相談に応じ, 適切に対応するために必要な体制の整備その他の雇用管理上必要な措置を講じなければならない」

表1 主なハラスメントの種類

モラルハラスメント：モラハラ
フランスの精神科医イルゴイエンヌが提唱した．肉体的な暴力は外傷として顕在化しやすいが，精神的な暴力は潜在化しやすい．自分自身が孤高の存在であると思い込んでいる自己愛性人格障害では加害者になりやすいとされている．自分が危害を加えているという認識が欠如していると是正に苦慮する．

ドクターハラスメント：ドクハラ
医師（コメディカルスタッフも含まれる）から患者に対する言動，雰囲気など悪意の有無に関わらず患者が不快に思えばドクハラとなる．ドクハラは医師-患者としての特殊な関係から時として精神的に深く追い込むこともあり，心的外傷後ストレス障害（PTSD）に繋がる可能性も否定できない．和製英語．

パワーハラスメント：パワハラ
会社などで職権力差（パワー）を背景に業務の範疇を超えて暴行・陵辱などの言動をし，就労者の職場環境を悪化させる行為．加害者が公務員では特別公務員暴行陵辱罪（7年以下の懲役または禁固）に該当する可能性も否定できない．和製英語．

アカデミックハラスメント：アカハラ
研究教育機関において上位権力保持者（例えば，教授など）が職員や学生に対して嫌がらせの行為をすること．パワハラの類型．閉鎖的な環境から未だ隠蔽されることも多いが，一方では大学教授が学生に対し「ちゃんづけ」で呼ぶことが不快であったと学内相談室に訴え，懲戒処分にされるなど取り組みの積極性は機関によってバラバラである．和製英語．

アルコールハラスメント：アルハラ
アルコール飲料に関わる嫌がらせについてすべての行為が含まれる．アルコール薬物全国市民協会での規定では，①イッキ飲み，②飲酒強要，③意図的な酔いつぶし，④飲めない人への配慮を欠く，⑤酔ったうえでの迷惑行為の5つが上げられている．和製英語．

表2 厚生労働省指針に基づく対価型と環境型セクハラの事例

対価型
・歓送迎会の2次会で医師が以前の医療ミスについて黙認を交換条件に性的関係を強要した．
・上司が日頃から性的な事柄について公然と発言していたが，抗議されたため当該労働者を不利益な配置転換や降格すること．
・上司が部下を個別に食事やデートに誘ったり，業務にかこつけて個人面談する．
・上司が部下と恋愛関係にあり，仕事のシフトや人事面で何かと優遇すること．
・職場や学校で昇進・単位を人質に取った性行為の強要．
・取引先との売買契約を人質に取った性行為や愛人契約の強要．
・女子校の胸部検診でTシャツを着用しているにもかかわらず，一部の検診者に障害になるので検診結果が担保できないと半裸を強要した．

環境型
・上司が肩を揉んだりやたらと接触してくるため，苦痛に感じ就業意欲が低下している．
・男性職員が公用パソコンの壁紙をアイドルの水着写真にした．
・独身の職員が公然と不倫を行いあちらこちらで噂になった．
・職場や学校などで，性的な冗談，容姿，恋愛経験などについての会話．
・慰安旅行での女性への浴衣などの着用の強要，酌の強要．
・性的魅力をアピールするような服装やふるまいを要求すること．
・頻繁に，女性に対して結婚，出産のことを尋ねること．
・職場における男性・女性ランキングをつくって公開することで不快にさせる．
・男性に対して「男のくせに根性がない」という．
・男性をソープランドなどの風俗店にむりやり誘う．

な言動に対しその対応によって労働者が労働条件について不利益を受けるもの」と，環境型セクハラとして「性的な言動により労働者の就業環境が害されるもの」とが示されている．

また，法的な整備は未だできていないが，近年社会的認知がなされてきた性同一性障害（GID）者への配慮も必要と考えられる．

セクハラに対してはある意味メリハリのある対応が必要で，ボーダーラインでは相手がセクハラだと主張すればセクハラになってしまう．セクハラの概念を拡大解釈し逆手にとることで，気に入らない相手を陥れようという悪意のある訴えもあり，冤罪を証明することが困難なケースもある．

■セクシャルハラスメントの定義

セクハラの定義は前述の厚労省の指針がわかりやすいが，さらに簡単にいうと「悪意の有無に関わらず相手（異性・同姓・年齢を問わない）が不快に思う性的な言動や環境をつくりだすこと」となる．病院や会社などある集団の中で，性的な価値観の違いから快不快が曖昧な言動をすることも含まれている．

■セクシャルハラスメントの臨床現場での具体的事例と対策

セクハラは，職場において上司から部下へもしくは同僚が行う嫌がらせとしての定義が始まりであるが，われわれの職場環境では患者に対する場合も考慮しなければならない．題名から期待されているのは職場内というよりは対象者であると思われるので事例はそこに絞って述べていく．臨床現場において悪意をもってセクハラを行うことについては論外（セクハラというより強制猥褻罪：刑法176条）であるが，悪意のある事例（犯罪に分類される）と少なくとも悪意はないと判断された事例を紹介する．すべてノンフィクションではあるがプライバシーに配慮し若干の脚色を加えていることを了承してもらいたい．

悪意のある事例1
救急搬入された意識レベルの低い女性患者が頭部CT検査を行う際，不必要に着衣を脱がせ胸を触るなどした．

悪意のある事例2
定年退職後の嘱託技師が重度の障害をもつ女性入院患者に対し，撮影室で猥褻な行為を行った．

悪意のある事例3
撮影室で検査のため更衣中の患者に対しカメラつき携帯電話で盗撮を行った．

悪意のある事例4
院内の電子カルテやPACSにアクセスし若い女性の個人情報や画像を抜き出した．

悪意のない事例1
ヨーロッパ系女子留学生の検診胸部撮影であった．技師経験5年目のA男性診療放射線技師はいつものように氏名確認をしながら撮影室へ誘導した．日本語は流暢で会話には支障がないと思われた．ボタンつきのシャツを着ていたので脱衣しなければならないことを説明し，売店で検査着が販売されていることも説明したが購入はしないとのこと．それでは上半身裸での撮影になることを伝えたところ，怪訝な表情ではあったものの特に訴えもなく了承したととらえた．暫くして，更衣が終了したかどうか鉛窓のカーテンを少し開けて確認すると脱衣直後であった．撮影室へ入り障害陰影になりそうな物を着用していないか最終確認し上半身裸で胸部撮影を行った．A男性

技師にとっては日常業務であったが，数日後弁護士から証拠保全のため，1時間後来院するとの連絡が入る．全く把握できないまま理由を尋ねるとセクハラを受けたとする女子留学生のからの依頼であった．訴えの主な内容は以下の通りである．

1) 着替えを覗き見された．
2) 不必要にじろじろ裸を見られ非常に恥ずかしい思いをした．
3) なぜ裸にならなければならないか納得できる説明がなかった．

セクハラを行ったつもりは全くないことを説明し時間と労力を掛けて和解となった．解決金は20万円であった．

悪意のない事例1の問題点と対策

① 更衣室がなかったこと：単純撮影室に限らず構造的に設置が不可能な場合でも，衝立などでしっかりと仕切られた更衣スペースは必須である．またカーテンだけで仕切られていた場合，それを開けて確認するような行為は覗き見だと訴えられても仕方がない．更衣終了後に合図をしてもらうなど工夫が必要である．

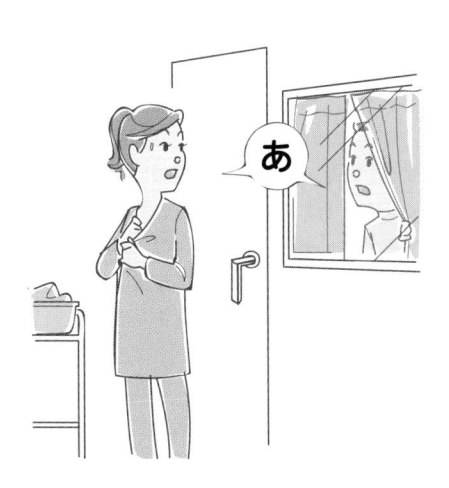

② 更衣しなければならないことが伝わり切れていなかった：ただ単に「レントゲンに写ってしまうので下着は外してください」だけでは本意は伝わりにくい．外すことの説明よりなぜ外さなくてはならないかに重点を置いて説明をする．図などを使用して説明することはわかりやすいだけでなく言葉の行き違いも起こりにくく推奨できる（図1）．

③ 検診の胸部撮影で上半身裸にする必要があったのか？：胸部に限らずどのような撮影でも裸にすることが必要なのかを考えなければならない．検査着[注2]は必要ならば購入せよというより，いつでも使用できるように用意することが患者の視点に立ったサービスではないだろうか？また前掛けのように着用するタイプは検査着を着用したという安心感が薄く注意が必要である．

悪意のない事例2

マンモグラフィの撮影現場はデリケートな部分が多く，Aクリニックでも気を配っていた．担当女性診療放射線技師は検査着に着替えさせた後，インプラントの有無を含め撮影の協力など再確認のつもりで説明を行った．インプラントの説明でやや表情がこわばったので丁寧に追加説明をしたところ納得したと思われた．片半身裸で撮影をしていると次の撮影依頼シートを女性事務員が持って入ってきた．このとき一瞬で

注2）検査着の材質は紙製（ディスポ）のものが最も障害陰影を起こしにくいといわれているが，1枚あたりのコストを考えると布製となるだろうか．しかしここでコストだけで比較するのではなく，生地の違いによるメリット・デメリットを総じて比較する必要がある．洗濯の手間やそれにかかるコスト，清潔感，耐用年数，患者が受ける印象などを考慮し，自施設で最適なものを選択する必要がある．

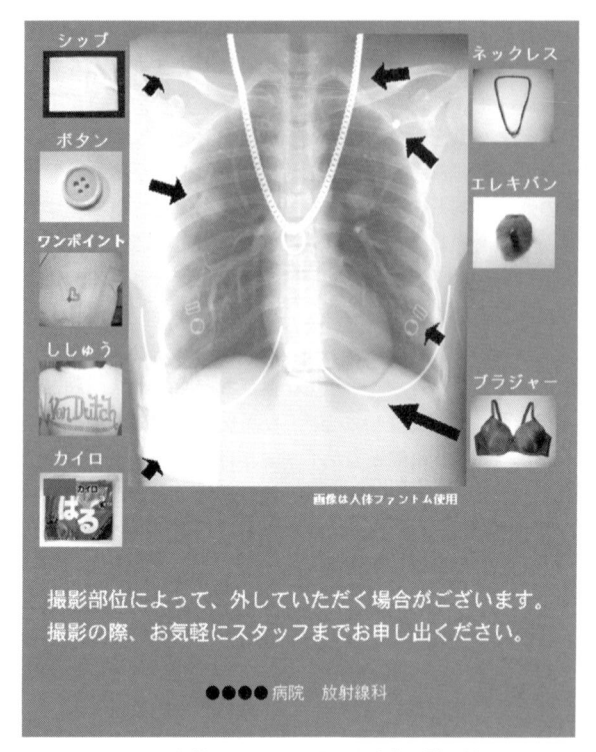

図1　胸部ファントムを用いた障害陰影の例

はあるがたまたま廊下を歩いていた男性事務員と撮影室内の鏡を通して視線が合ってしまった．撮影途中であったが覗き見された，セクハラだと騒ぎ始め撮影は中断した．院長と話がしたいとのことで，診察終了まで待ってもらい，話し合いがもたれた．

患者の訴えは以下の通りである．

1) 相手が同性であってもインプラントの挿入はプライバシーに関わることで何回も聞かれたくはない．

2) 撮影中に女性事務員が入ってきたこと．

3) 外で男性事務員が覗き見をしていたこと．

時間を掛けて説明し謝罪するも結果的には納得できていなかったらしく，セクハラ相談窓口に訴えマスコミにも知られるところとなった．セクハラクリニックとの風評被害は想像以上であり女性技師を含め事務員も退職せざるを得なくなった．

悪意のない事例2の問題点と対策

① インプラントの確認方法：昨今の医療現場では同性同士でもセクハラあるいはドクハラといわれかねない．プライバシーに関わるデリケートな部分は個人によってその寛容度が異なる．再確認することが医療事故防止のためであっても不快と捉えら

れることもある．ハラスメントは前述の通りで「不快だった・嫌だった」ことで成立してしまうため，信頼関係こそが命綱であるといえる．インプラントなどの再確認は，あらかじめ配布した説明用紙に対し「よく読んでいただけましたか？」「何かわからなかったことはありませんか？」と聞くなど相手から話をさせる工夫が必要である．

② **覗き見をしていたとの誤解**：鏡でなくても花瓶など反射するものがあれば，それに写り込んだ影を覗き見だとされる可能性もある．ドアの開け閉めの音だけで，誰かがいたのでは？ 覗き見ではないのか？ と疑われることも懸念される．

原因はそれを置いていたことではなく，撮影中にほかのスタッフが出入りできたことと考えられる．撮影室だけでなく操作室があればそのドアにも鍵を掛けておくか，撮影中であることを示す札を掛けておくなど患者がいることをわからせる工夫が必要である．また撮影中は次の患者が来ても患者以外と接触することのないようなシステムの構築か仕組みを作ることも推奨される．

■まとめ

事例はレアケースと思われるかもしれないが，仮に同じような環境であれば対策しないことは起こりうる可能性があるということである．悪意のある事例では対象が患者ではなくスタッフに置き換えられ職場内でも起こる可能性もある．対策としては，よく目立つところへ「セクハラ110番」などの相談窓口連絡先を明記して張り出しておく．就業規則にも明記することが定められたが，周知徹底させる活動を定期的に行う．われわれの職場ではセクハラは絶対に許さない！ という決意を明確に出すことが必要である．さらに，相談されたからといって嫌がらせなどの二次被害を封じ込める仕組みを作っておかなければならない．

悪意のない事例では前述のように第三者に判断してもらっても，それはセクハラではないといってもらえるくらいの準備が必要になる．コミュニケーションスキルの向上は対患者へのセクハラ防止にも十分役立つであろうが，ただ単に話しかけることでは解決しない．コミュニケーションの内容についてルールやマニュアルは必須であるし諸刃の剣であることも理解しておかなければならない．信頼関係を構築することが前提で，接遇（コミュニケーション）は重要なキーワードであろう．単純撮影している傍でスタッフ同士が雑談していたり大きな声で笑っていては，患者にとって決してよい印象はもたれない．そこから信頼関係が崩れ，少しのエピソードからセクハラへと発展することも考えられる．撮影者個人はもちろんのこと組織としての風土を醸成させる取り組みが必要である．

■もっと詳しく知りたい人は…

1) フリー百科事典「ウィキペディア（Wikipedia）」HP：http：//ja.wikipedia.org/wiki/
2) 厚生労働省HP：主な制度紹介．組織制度概要．http：//www.mhlw.go.jp/general/seido/koyou/kaiseidanjo/index.html

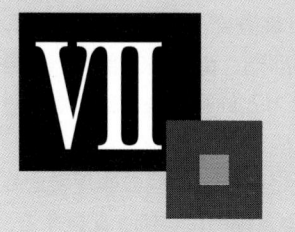

VII 診療放射線技師における組織とは

VII. 診療放射線技師における組織とは
放射線技術部門のありかた

冨吉 司

〈理解のためのエッセンス〉

- ●臨床技術部（診療支援部）：病院の技術職部門（検査部，輸血部，病理部，放射線部，リハビリテーション部門，臨床工学部門，歯科技工部門，歯科衛生部門）を統合し，薬剤部・看護部・事務部などと同列の技術部門が新設された．
- ●臨床技術部長（診療支援部長）：技術職部門部長として，病院の管理職として新設された．技術職の人事管理を担当し，診療各部門に技師を配置する．
- ●ワークアウトとは：その仕事にかかわる主な人たちが組織の壁を越えて話し合い，効率のよい仕事の進め方を見出す問題解決の方法である．
- ●医療機器安全管理責任者：医療機器安全管理責任者は，医師，歯科医師，薬剤師，看護師，臨床検査技師，診療放射線技師，臨床工学士，歯科衛生士などの資格をもつなかから専任される必要がある．

診療支援部設置と放射線部の関わり

■はじめに

　診療放射線技師の教育は，専修学校から短期大学，大学，大学院へと移行し，高等教育を受けた技師が誕生するとともに，教育の高度化に伴いより高度の専門技師制度や認定技師制度が発足している．さらに，従来の診療放射線技師集団で組織されていた放射線部から技術職を統合した診療支援部が組織されている．このことは，中間管理職であった技師長から，管理職としての技術部長が認められ，病院の経営・運営に参加できる体制ができつつある．鹿児島大学においてこの技術部設立に関与した立場から，従来の放射線部から支援部への移行の経過と今後の支援部組織への取り組みを述べ，利点・問題点などを解説し，技術職集団のあり方を述べる．

　鹿児島大学において，2001年12月に医学部附属病院と歯学部附属病院の統合を目指して，新構想病院推進委員会が設置された．この委員会は，外来・病棟診療部門専門部会，中央診療部門専門部会，医療情報部門専門部会，薬剤部門専門部会，看護部門専門部会，事務部門専門部会で構成され，統合のメリット・デメリットが検討された．この中央診療部門専門部会において，技術職員の統合組織設置を提案し，具体的検討が開始された．

　このような技術職の組織統合を進めている段階で，「国立大学付属病院の医療提供機能強化を目指したマネジメント改革について（提言）」が国立大学医学部付属病院長

会議から提言され，2003年度に国立大学医学部附属病院および歯学部附属病院の統合が7大学（北海道大学，新潟大学，岡山大学，広島大学，徳島大学，九州大学，鹿児島大学）で実現した．両病院の統合に伴い診療科を再編成すると同時に，診療支援部を新設し技術職の支援部長が誕生した．鹿児島大学においては，統合組織を「臨床技術部」とした．

臨床技術部の設置提案理由

1. 中央診療施設としての運営

検査部，放射線部，輸血部など中央診療施設として独自に運営されており，臨床検査技師，診療放射線技師，臨床工学技士などは，業務上密接に関連があるにも関わらず，部門ごとに運営されている．部門間では，相互に対応できる業務もあることから，たとえば以下のような柔軟な運用が可能となる組織を整備する必要がある．

> ①輸血部で医師および検査技師が実施している血液照射について，診療放射線技師でも対応が可能である．
> ②磁気共鳴画像診断装置や超音波診断装置，眼底写真撮影装置（散瞳薬を投与した者の眼底を撮影するためのものを除く）については，臨床検査技師および診療放射線技師いずれも取り扱いが可能である．

2. 臨床技術部の意義

中央診療施設部門における各技師の相互補完が可能となる新たな技術組織を設立し，患者本位の医療の実践，診療スタッフとしての技術職員の有効利用と資質の向上を図り，診療における職務権限と責任を明確にし，研究・教育の向上を図れる「臨床技術部」を設置する必要がある．

3. 臨床技術部設置の利点

臨床技術部は，各部門の枠を取り払った組織形態となることから，患者中心のチーム医療と患者サービスを考慮した医療の提供ができる適正な人員配置が可能となり，安全性や効率性，経済性を考慮した中央診療施設部門を構築できる．

臨床技術部設置の利点

①診療センターの要望に応じ，各部門の配置人員の見直しを含めた技術職員の配置が可能となり，診療体制の変化に対応できるとともに，日々の業務状況に臨機応変に対応できる．
②現状の各部門に連携する業務について，相互補完できる体制ができることから，効率的な運営が可能となり診療の質の向上が期待できる．
③臨床技術部長が病院の最高意思決議機関に参画することにより，病院全体の諸施策を通じ直接業務に反映できる．
④各部門に実施されてきた教育・研究が画一され，独自のプログラムによる研修体制が確立でき，技術職員の意識改革や研究体制の充実が図れる．
⑤放射線部・検査部で構築した画像ネットワークシステムを共用運用することで，効率的かつ経済的なメリットが期待できる．
⑥病院中央施設などが統合されることで，医科・歯科双方の技術職員の適正配置が可能となり，臨床面で相互の補完体制が確立される．

■臨床技術部の構成

統合部門は，検査部，輸血部，病理部，放射線部，リハビリテーション部門，臨床工学部門，歯科技工部門，歯科衛生部門で，総計104名の技術職員である（図1）．

VII. 診療放射線技師における組織とは

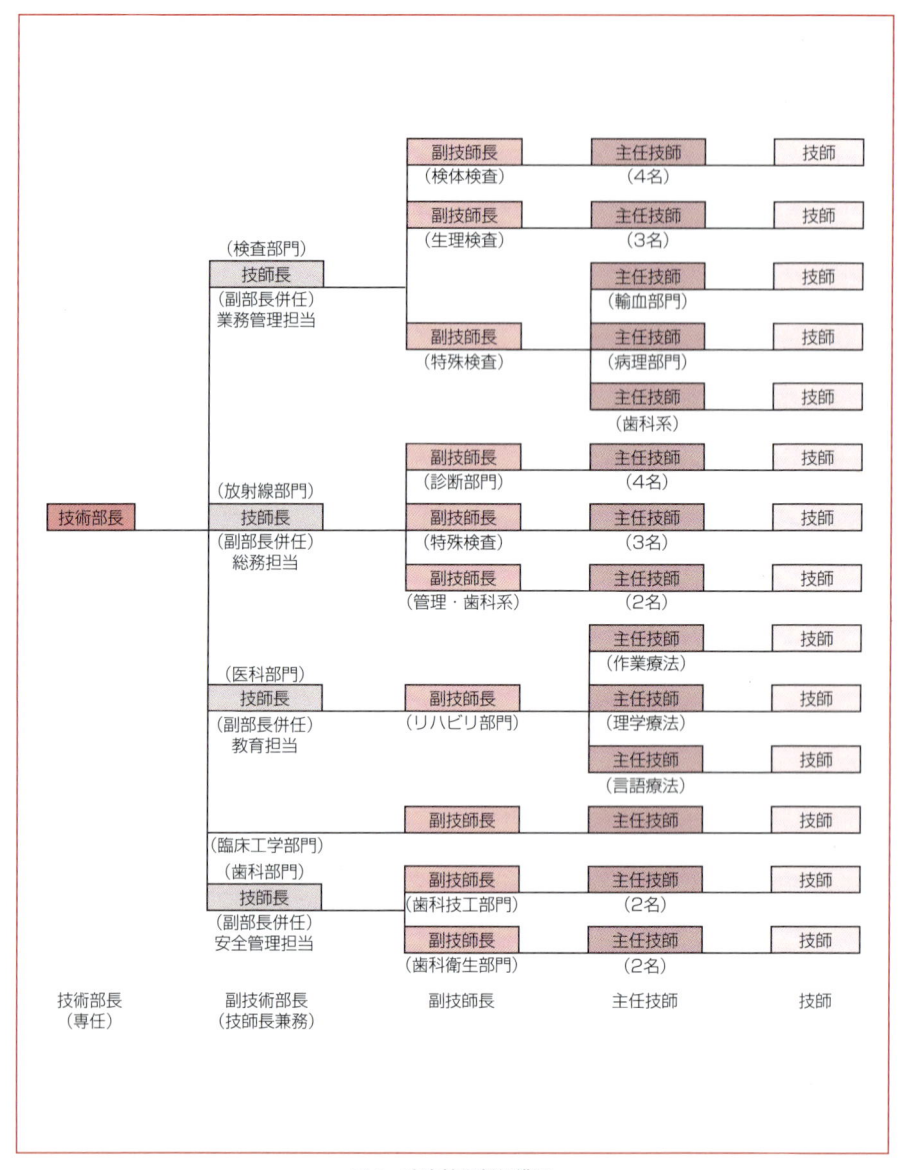

図1 臨床技術部組織図

技術部長（専任）	副技術部長（技師長兼務）	副技師長	主任技師	技師
技術部長	技師長（副部長併任）業務管理担当（検査部門）	副技師長（検体検査）	主任技師（4名）	技師
		副技師長（生理検査）	主任技師（3名）	技師
			主任技師（輸血部門）	技師
		副技師長（特殊検査）	主任技師（病理部門）	技師
			主任技師（歯科系）	技師
	技師長（副部長併任）総務担当（放射線部門）	副技師長（診断部門）	主任技師（4名）	技師
		副技師長（特殊検査）	主任技師（3名）	技師
		副技師長（管理・歯科系）	主任技師（2名）	技師
	技師長（副部長併任）教育担当（医科部門）		主任技師（作業療法）	技師
		副技師長（リハビリ部門）	主任技師（理学療法）	技師
			主任技師（言語療法）	技師
		副技師長（臨床工学部門）	主任技師	技師
	技師長（副部長併任）安全管理担当（歯科部門）	副技師長（歯科技工部門）	主任技師（2名）	技師
		副技師長（歯科衛生部門）	主任技師（2名）	技師

　臨床技術部長は技術職の中から専任部長を選考し，副臨床技術部長は技師長併任で4名体制とした．

中央診療部門部長と臨床技術部長との関係および業務上の指揮命令系統が問題となった．臨床技術部設置後は，業務体制は

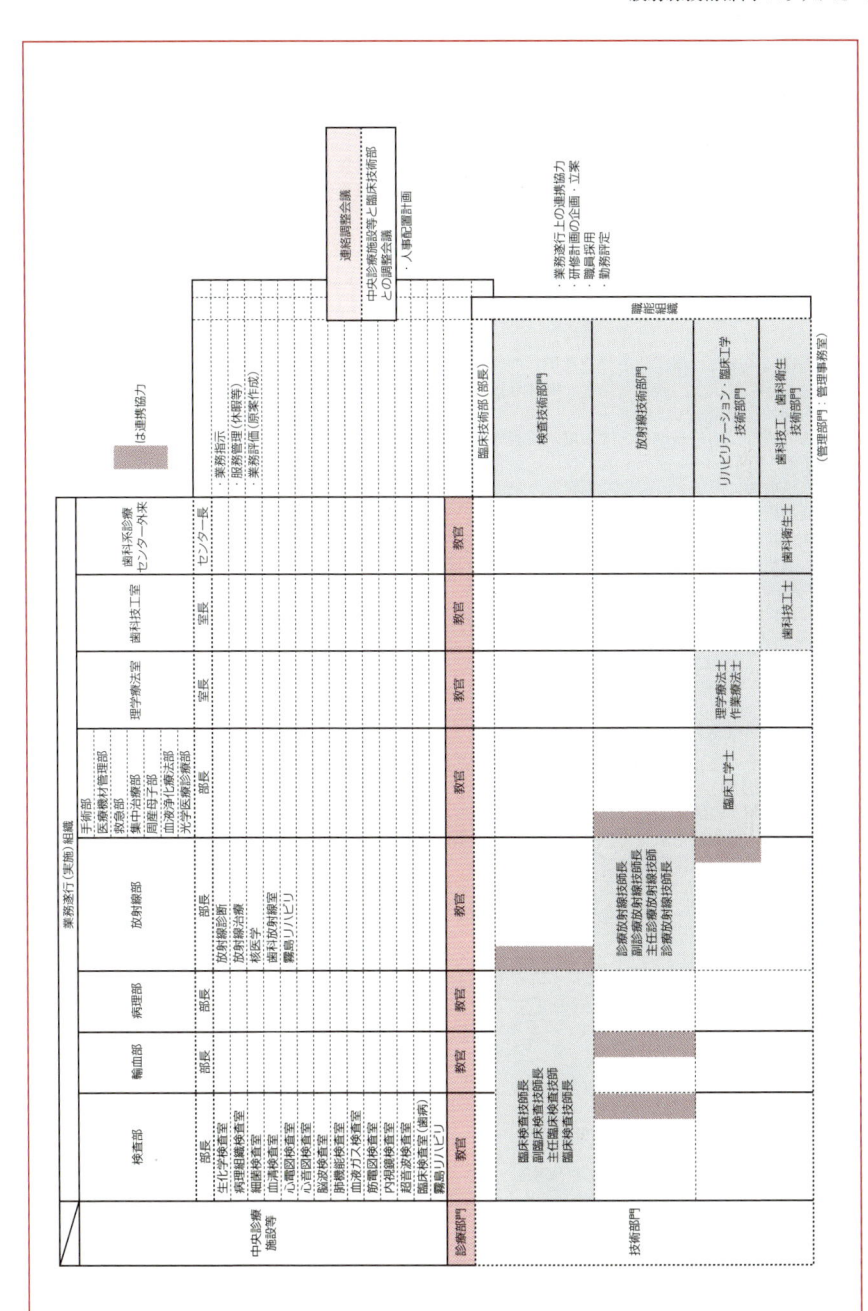

放射線技術部門のありかた 225

図 2 技術職員と中央診療施設との関係

表1

【鹿児島大学病院規則】
（臨床技術部）
- 病院に臨床技術部を置く．
- 臨床技術部に臨床技術部長及び副臨床技術部長を置き，技術職員をもって充てる．
- 臨床技術部長は，病院長の監督の下に，臨床技術部に関する業務を掌握する．
- 副臨床技術部長は，臨床技術部長を補佐し，臨床技術部長不在のときは，その職務を代行する．

【鹿児島大学病院臨床技術部規定】
- 目的
  臨床技術部は，技術職員の効率的かつ適切な配置を行い，もって効率的な病院運営と患者への医療サービスの向上を図ることを目的とする．
- 組織
  臨床技術部に，本院に属する医療技術職員のうち，臨床検査技師，診療放射線技師，臨床工学技士，理学療法士，作業療法士，言語聴覚士，歯科衛生士，歯科技工士を所属させる．
- 臨床技術部長及び副臨床技術部長
  臨床技術部長は，病院長が指名する副病院長の監督のもと，次に掲げる職務を行い，臨床技術部の業務を統括する．
  一　臨床技術部に所属する医療技術職員の定員管理等人事に関すること．
  二　医療技術の向上等に関すること．
  三　臨床技術部に所属する医療技術職員の医療事故等に関すること．
  四　臨床技術部に所属する医療技術職員の研修等に関すること．
  副臨床技術部長は，総務・業務・安全・教育担当の4名とする．
- 臨床技術部に次の核号に掲げる部門を置き，当該核号に掲げる医療技術職員を所属させる．
  1. 臨床検査部門　臨床検査技師，衛生検査技師
  2. 放射線部門　診療放射線技師
  3. リハビリテーション部門　理学療法士，作業療法士，言語聴覚士
  4. 臨床工学部門　臨床工学技士
  5. 歯科部門　歯科衛生士，歯科技工士
- 臨床技術部にその運営に関する重要事項を審議するため，臨床技術部運営委員会（以下「運営委員会」という）を置く（図3）．
- 中央診療施設等との関係
  臨床技術部は，医療技術職員を一元的に所属させるための組織であり，現行の中央診療施設などの管理及び運営は，当該中央診療施設などが行う．
  医療技術職員の定員は，臨床技術部において一括管理するが，中央施設などに配置される医療技術職員は，当該中央診療施設等の長の命を受け，当該施設などに関する業務を行う．

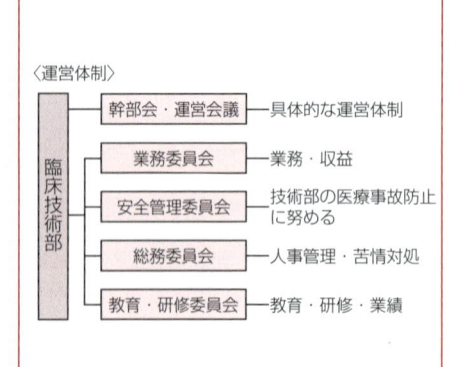

図3　臨床技術部運営組織

従前通りの診療部長のもとで業務を行う．組織的には，技術職員は臨床技術部に属し，臨床技術部から各診療部門に配置することとした（図2）．

■「鹿児島大学病院規則」および「鹿児島大学病院臨床技術部規定」

表1を参照．

■臨床技術部の理念・目標

1. 理念

専門職として診療支援の質の向上を図

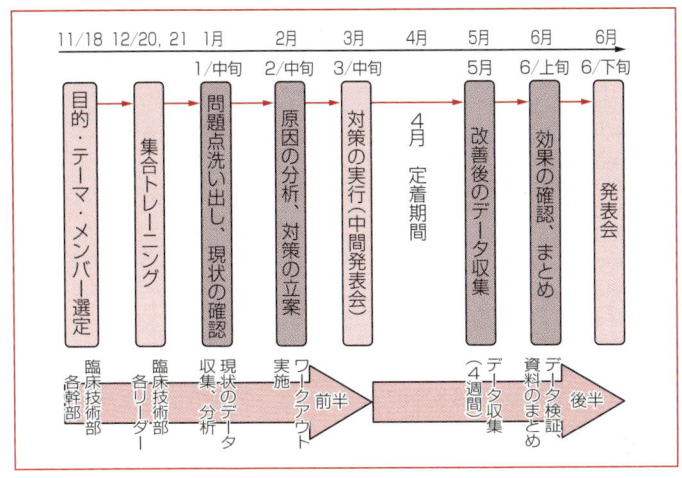

図4 リーダー育成トレーニング

り，診療部門との密接な協力体制を確立する．

2. 目標
- 患者本位の診療に徹し，診療部門への迅速な診療情報の提供に努める．
- 優秀な職員の確保と育成を行うとともに，環境を整備し働きやすい職場とする．
- 部門の交流を促進し，相互の技術水準の向上を図る．
- 各部門の業務整理を行い，技術職員の再配置を検討する．
- 臨床における専門的研究に取り組み，研鑽を推進し，各種学会・研究会の参加の促進と論文化を図る．

3. 臨床技術部の課題
- 技術集団の資質の向上を図る．
- 部門の待遇格差の是正を図る．
- 職種の垣根を超えた協力関係を構築する．
- 指示待ち集団から提案できる集団への転換を図る．
- チーム医療への意識改革を図る．
- 技師の接遇教育を徹底し，患者に優しい業務体制を図る．
- 自ら経営効率や収支分析の視点をもつ集団に育てる．

■「リーダー育成トレーニング」

職種を超えた協力関係を築くために「リーダーシップ育成トレーニング」を実施した．「リーダーシップ育成トレーニング」とは，リーダー自身が日常の業務から問題点を把握分析し，リーダーシップを発揮して解決していくトレーニング方法であり，2003年12月，主任以上の幹部職員35名を職種が混ざり合った4グループのプロジェクト「包括医療における各部門収支の把握」「安全管理体制の確立」「目標管理方法の作成と確立」「患者サービス改善」をテーマにチーム検討をスタートさせた．

これらは，現状のデータを収集・分析して問題点を洗い出し，改善案を立案・実行し，効果を確認するシックスシグマの手法

表2

① 接遇教育を徹底する．患者対応（接客態度・言葉遣い・挨拶）を見直し，接遇講習会を定期的に開催し，細かく指導する．
② 異業種間の相互交流を図る．
　MR検査室：診療放射線技師と臨床検査技師
　核医学検査室：診療放射線技師と臨床検査技師
　機器管理：各部門と臨床工学部門の連携
　リハビリテーション：言語聴覚士と歯科衛生士の連携
③ 臨床技術部内での内部監査
　安全管理，人事配置，業務効率など他部門の視点で改善勧告を行う．
④ MEセンターを設置し，臨床工学士による一元管理を行う．
　安全管理上，多機種機器の統一を図る．
　機器導入時から機種の統一を働きかける．
⑤ フレックス勤務体制の具体化
　放射線部におけるCT・MR検査の検査件数増を図る．
　検査部における検体検査の迅速化
　血液採血室の迅速検査体制へ対応する．
⑥ 臨床教育の徹底
　各部門ともミーティング・勉強会・研修会を週1回程度実施する．
⑦ 設備・備品の効率的運営管理を推進する．
　歯科技工室の技巧製作物の一括管理・発注体制を構築する．
　医療情報ネットワーク関係の統一および共同予算化（放射線部，検査部，情報部）
⑧ 各部門事務職員の統合・再配置を検討する．
⑨ 本院（医学部・歯学部）とリハビリセンター（霧島）のバックアップ体制を確立する．
　放射線部，検査部，理学療法室のローテーションを行う．
⑩ 医師不足部門の業務カバーに対応できるよう技術部門の体制を強化する．
　採血室の検査技師対応
　CT検査における3次元画像作成
　超音波検査の臨床検査技師，放射線技師による対応

によるものである．スケジュールを図4に示す．

1. ワークアウトトレーニングの進め方

① 講義だけのトレーニングでなく，改善活動を通じて，他部署のメンバーと協力して課題を解決していく．
② テーマを解決するため，チームを編成し，行動計画を立てる．
③ 改善を行う途中で，さまざまな障害特に人間関係（意見をいわない・協力しない・反対の立場をとるなど）の問題を解決する手法を学ぶ．

2. トレーニングの検討項目

表2を参照．

このようなトレーニング・研修を行うことなしに職員の意識改革・臨床技術部の円滑な運営は達成できない．時間・労力・経費負担が発生するが，必要なことである．

その後診療支援部は，2005年4月に大阪大学，愛媛大学，長崎大学に，2006年4月に名古屋大学，熊本大学，2006年度10月に大分大学に設置され14大学となった．2007年9月に新潟大学で開催された第4回国立大学法人診療支援部（技術部）長会議において，設置準備中の大学が，神戸大学，福井大学，金沢大学，設置検討中の大学は，合計21大学に広がりつつある．

医療機器安全管理責任者の設置と放射線機器安全管理

2007年4月,医療法の一部改正により,医薬品および医療機器の安全使用のため,医薬品安全管理責任者および医療機器安全管理責任者を置くことが義務づけられた.

この安全管理体制は,放射線部の医療機器とも関連するため,鹿児島大学病院の安全管理規則・細則の関係個所を抜粋して紹介する.

■医薬品および医療機器に関する安全管理規則

安全管理責任者等とその業務

病院長は,医薬品および医療機器の安全使用のため,医薬品安全管理責任者および医療機器安全管理責任者を置き,医療機器安全管理責任者は,臨床技術部長をもって充て,次に掲げる業務を行うものとする.
1) 医療従事者に対する医療機器の安全使用のための研修の実施
2) 医療機器の保守点検に関する計画書の策定および保守点検の適切な実施
3) 医療機器の安全使用のために必要となる情報の収集そのほかの医療機器の安全使用を目的とした改善のための方策の実施

病院長は,医薬品および医療機器の安全使用のため,医療従事者に対する研修を実施するものとする.医療機器に関わる研修は,新しい医療機器の導入時,および安全使用に際し技術の習熟が必要と考えられる医療機器に関し,定期的に実施し記録するものとする.
1) 有効性・安全性に関する事項
2) 使用方法に関する事項
3) 保守点検に関する事項
4) 医療機器の不具合などが発生した場合の対応に関する事項
5) 使用に関して特に法令上遵守すべき事項

研修は,本院が行うほかの医療安全に関わる研修と併せて実施することを妨げない.

■医療機器に関する安全管理細則

1. 安全管理補助責任者等(図5)

医薬品等安全管理規則に基づき,医療機器安全管理補助責任者を次のとおり定める.
1) 検査機器安全管理責任者
2) 放射線機器安全管理責任者
3) リハ機器安全管理責任者
4) ME機器安全管理責任者(医科系,歯科系,各1名)

前項各号に定める者を補助するために,安全管理担当者を置く.

前2項に定める者のほか,医療機器の不具合情報および安全情報などの必要な情報を製造販売業者らの医療機関外部より一元的に収集するため,医療機器情報担当者を置く.

前3項に定める者は,医療機器安全管理者が指名するものとする.

2. 安全管理検討委員会

●委員会の構成
1) 医療機器安全管理責任者
2) 医療器材管理部長
3) 内科系・外科系・歯科系の教員,各1名
4) ゼネラルリスクマネージャー,1名
5) 副看護部長(安全管理担当)
6) 放射線取扱主任者
7) 医療機器安全管理補助責任者
8) 医療機器情報担当者
9) 管理課長

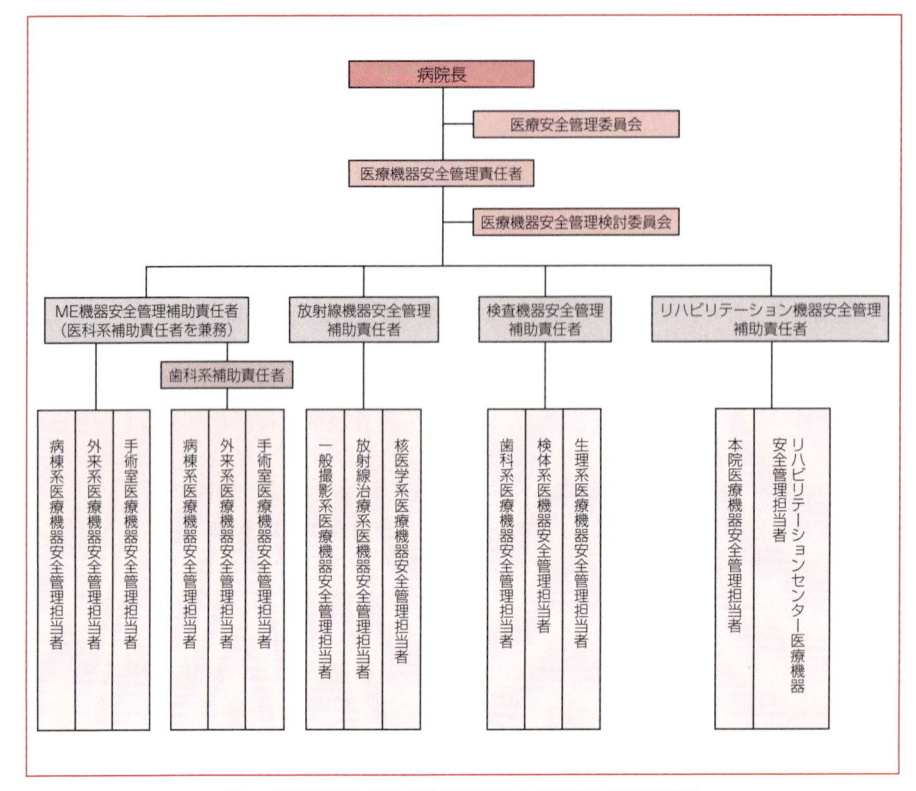

図5 医療機器と画像技術評価委員会機器安全管理組織図

●安全管理検討委員会の検討事項
1) 医薬品など安全管理規則の改廃に関すること.
2) 医薬品など安全管理規則に定める研修の計画および実施に関すること.
3) 医薬品など安全管理規則に定める保守点検の計画および実施に関すること.
4) 医薬品など安全管理規則に定める情報の収集に関すること.
5) 医薬品など安全管理規則に定める改善の実施に関すること.
6) そのほか医療機器の安全管理に関すること.

今後,医療機器の安全管理が病院のなかで非常に重要となってくると思われる.
特に,取り扱い説明書,点検簿,不具合情報などを一元管理し,研修体制を整えることが求められている.放射線部においても,病院全体の安全管理に,積極的に取り組む必要がある.

ワンポイントアドバイス　―ミスから学ぶ，ベストから学ぶ―

■臨床技術部の中で，技術職の連携がうまく取れる秘訣は？

　臨床技術部は，単一職種の看護部とは異なり，5～6職種（国家資格）を統合した部門となるため，統合時およびその後の運営において意見調整が困難である．現在14大学に設置されている診療支援部においても，順調に運営されている大学は半数ほどで，残り半数は，統合のメリットである人事配置の見直しまでは実行されていない．

　意見調整が順調に進むことのポイントは，統合時に各職種間でメリット・デメリットについて，十分に話し合いがなされたかによる．病院長・事務部指導で設置された診療支援部においては，お互いの信頼関係が取れないまま設置されてしまい，設置後の業務調整がうまくいかないと思われる．

　特に，病院の中で人数が多い放射線部・検査部で統合のメリット・デメリットについて，十分な事前協議がなされることが必要である．この2部門での意見調整を行い，他職種を説得することで，診療支援部設置に前進できる．

■医療機器安全管理責任者は，技術職責任者が務める努力を

　医薬品および医療機器の安全使用のため，医薬品安全管理責任者および医療機器安全管理責任者を置くことが義務づけられた．

　2007年9月に医療機器安全管理責任者の選任の職種をアンケートにて調査した結果，医師が80％，技術職20％であった．現場で実際の機器管理を行っているのは，臨床工学士をはじめとした技術職であり，取り扱い説明書，安全管理情報，不具合情報の一元管理など機器管理安全管理に日常関わっており，的確に指導できる技術職が管理者になれるよう働きかけが必要である．

医療機器安全管理責任者の現状

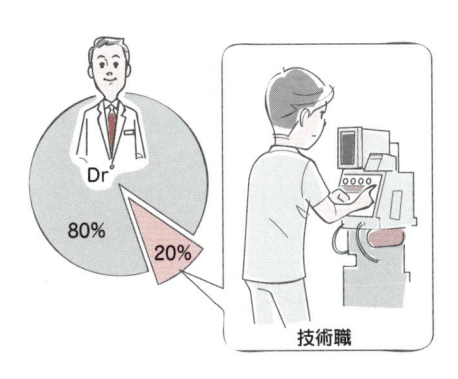

VII. 診療放射線技師における組織とは
医療スタッフ間での連携（チーム医療）

佐野幹夫

―〈理解のためのエッセンス〉――
- チーム医療は現代医療に必要な医療環境モデルである．
- チーム医療において放射線技師は重要な役割を担っている．
- チーム医療の重要性は患者・家族に理解されることにより最大限に発揮できる．
- 効果的なチーム医療はリスクマネジメントにつながる．

■なぜチーム医療が必要なのか？

　従来，医師が中心となって医療業務を形成していたが，現在，医療は一専門職だけでは不十分な時代を迎え，それぞれの専門職がその専門性を安全かつ効率よく反映させ，質の高い医療の提供に繋げていく必要がある．従来の医療業務では，医療従事者がすべて医師の配下に入ってしまって主体性が発揮されなかったり，関わる科の対立や職種間でのセクト意識が強く，結果として最善の医療が実現できなくなることがあるという欠点があった．チーム医療とは，この従来型の医師が中心となって形成された医療業務から，医療従事者がお互い対等に連携することで成立する患者中心の医療である．

　したがって，チーム医療では構造の中心には患者が位置し，チームの一員として捉えられ，周囲に位置する医療従事者の関係は水平とし，科の壁を完全に取り去り，それぞれの立場からの提言を互いにフィードバックしながら医療を行うという方法である．

　例えば，ただ手術や放射線治療の依頼のために，患者を外科や放射線科に紹介するだけがチーム医療ではない．最終的な治療は外科的な治療になったとしても，内科，外科，放射線科，検査部門，そのほか医療従事者などが情報を収集・共有しながら議論し合い，知恵を絞って，治療やケアの方針を決める場・雰囲気が大切である．要は，医療従事者が気持ちよく働く場が保証されていれば，医療の質が下がることなく，恩恵を受けているのは最終的に患者・家族だということである．

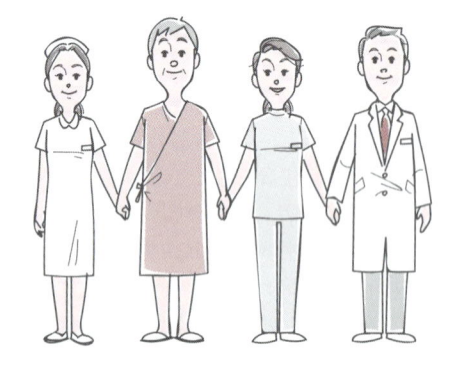

　チーム医療は「協力医療」ともいえる．

つまり「患者・家族に協力してもらう」「患者・家族に協力する」という両方の視点が中心に存在する．チーム医療の意義と内容を，患者・家族に丁寧に伝えることが重要である．

■ 関連法令とチーム医療

診療放射線技師は，「医師または歯科医師の指示の下に，放射線を人体に照射することを業とする者をいう」と規定されており，医師，歯科医師と診療放射線技師のみが人体に放射線を照射できる．また，世界放射線技師会(ISRRT)によると，画像診断もしくは放射線治療部門の重要分野(ペイシェントケア，技術の利用，線量の最適化，臨床責任，組織化，品質保証，教育・訓練の7分野)を統合する専門家とされている．放射線は医療現場にとって不可欠な存在である．放射線技師法第27条には「放射線技師はその業務を行うに当たっては，医師そのほかの医療関係者と緊密な連携を図り，適切な医療の確保に努めなければならない」と規定されている．

このように法令においても，診療放射線技師に対して，チーム医療に貢献できる技術・知識などの自己研鑽と協働・役割などの責任性が求められている．

■ チーム医療における診療放射線技師の位置づけ

診療放射線技師はこれまでは医師以外との職種の直接的関わりが比較的希薄なため，医療チームの一員として周囲から意識されにくかった．そして，われわれ自身にも専門性を重んじるがあまり医療チームとしての十分な意識を持ち合わせていなかったのではないだろうか？しかし，現実には医師の指示による診断の撮影はもとより，透視下で実施される各種治療や，放射線治療を行う医師とともに働く，高度な知識と照射技術を有する専門技術者，つまり医療チームの一員として直接患者やスタッフと関わっている．病室におけるポータブル撮影などのために病棟を訪問することもあり，予防・検診活動に参加する機会は多いので，実際には看護職や検査技師など医師以外との協働も日常的に行われている．医療行為が高度・複雑化していくなかにあって「チーム医療」の実践は不可欠である．医療現場の中で診療放射線技師の関与は非常に多方面にわたる．しかし，われわれ自身が医療を支える一専門職として甘んじることなく，その専門性と役割分担を常に意識し，医療の中で求められる部門(職種)として位置づけられるように努力しなければならない．

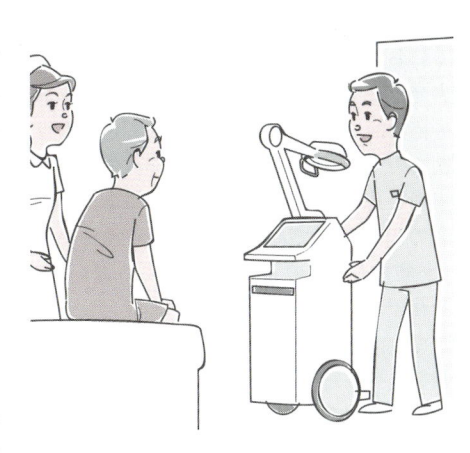

■ チームの中での医療従事者，患者，患者家族の役割

協働的なチームでは患者を中心として各専門職が，専門職種内や専門職種間だけでなく，患者との間で，情報交換やヘルスケ

アの授受を行う．患者中心の協働的なチームにおいて医療専門職と患者との出会いが出発点となる．患者と密な関係にある家族も協働的なチームメンバーとして重要な役割を担う．協働的なチームにおける医療従事者と患者（家族）の理想的な関係は，両者の相互参加であり，医療従事者と患者（家族）は共通の目標を達成するために，それぞれの役割に従う必要がある．

では，医療従事者，患者，患者家族の役割を述べる．

1. 医療従事者

① **情報収集**：ヘルスケアを行うために基礎となる情報の収集は主に医療従事者によって行われ，その医療従事者と患者の二者間の連携に始まる．患者へのインタビューや患者の状態からいかに効果的に患者の医学的，個人的な情報を集めるかが重要であり，質問の仕方や患者の非言語的なサインを解釈するための十分なトレーニング（コミュニケーションスキル）が必要である．

② **情報伝達と共有化**：医療従事者によって集められた情報を，さらにチーム内のメンバーによって共有化する．患者へのヘルスケアの提供は，それぞれのメンバーの関係の連続であるため，その関係の崩壊，情報伝達の失敗は患者のケアの質に影響を及ぼす．よりよいチーム医療の提供はメンバー間の情報伝達が正確であることが重要である．

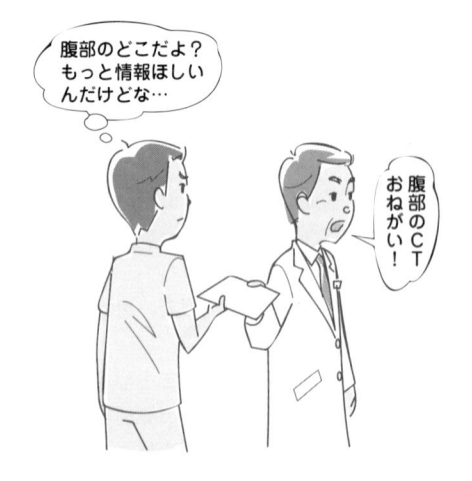

③ **話しやすい環境整備**：患者から収集可能な情報，あるいは，患者の話しやすさの程度は医療従事者の専門性や役割の違いによって異なる．患者が打ち明けようと思う話の内容は，その医療従事者の役割や期待によって異なるからである．また，接触の機会が多いことは患者にとって，家族のことや病気に対する思いなど心理的な側面や，本当に心配なことなどの感情的な問題やニーズを，話しやすくする場の提供としての第一歩となる．したがって，患者は治療やケアのために必要な情報であっても，会う機会がなければもちろん，忙しそうにしている医療従事者を目の前にして，遠慮したり，あるいは話す必要はないと思い込んでしまうこともある．医療従事者は個人のコミュニケーションスキルの改善だけでなく，話をしやすい場の提供を忘れてはならない．

④ **チーム内の調整役の必要性**：チーム医療は多くの専門職によるさまざまな視点を提供し，患者の問題点の理解を高め，包括的なサービスを提供できる反面，関わる医療従事者の責任の分散・拡散を招きやすいという問題点も含んでいる．1人の患者に多くの専門家が関わることは，患者にとって大切な医療従事者との親密な関係を築く可能性を減らすという負の側面もある．ただのもてあそびに終わってしまう．患者とほかの医療従事者との関係をサポートし，チーム医療の欠点を分析し埋めるメ

ンバーの存在も必要である．

2. 患者の役割

積極的な診療への参加：診断・治療の多くは，患者が医師やそのほかの医療従事者に伝えたことをもとにして行われる．したがって，患者は医療従事者と十分接し，情報交換を行うことが必要である．患者は，自分がどんな健康問題を抱え心配しているのか，それに対する気持ちや価値観に関するすべての情報を伝えることが必要である．さらに，勧められる治療がどのようなものであるのか，自分が十分に理解できるまで質問するということも，患者の役割として重要である．より積極的に診療に参加した患者は，ヘルスケアに対する満足感が高まり，ヘルスケアの提供者からより多くの情報やサポートを提供されることにより，気持ちの安定から，本来の目的である健康への意識も高揚する．

3. 患者家族の役割

① 患者の代理人・患者への動機づけ：患者が子どもである場合や，認知機能に問題がある場合には家族は患者にかわって情報を提供し，治療法の決定をする．また，健康に関する信念や喫煙・食事・運動などの行動は家族の枠組みの中で決定，発展，維持されることによる．患者の家族との関係は精神的・生物学的な健康状態にも大きな影響を及ぼすため，強力な支援者となる．

② 患者と医療従事者の仲介役：例えば，がんやそのほかの生命を脅かすような疾患であることを知らせる，あるいは，予後が不良であることを伝えるというような重要な医学情報が患者に伝えられるときに，家族の存在は重要である．家族はこのような高いストレス状況下で，患者にとって有用な頼れるサポート源となりうるからである．さらに，伝えられる内容が非常に精神的なダメージを受けるものであると，伝えられた内容を誤解してしまう可能性が高いため，家族が付き添うことにより，誤解を正すことが可能である．

③ 患者を支える負担者：患者同様に苦しみ，病のもたらす状況を経験するため，患者の高いストレスは家族にとっても精神的なダメージを受けるものである．患者の支えになることは家族に心身の負担を強要することになることを医療従事者は十分心得ておくことが必要である．

■チーム医療構築の考え方

チーム医療は以下の要点を踏まえて形成することが望ましい．

1) 患者を中心に据えた医療チーム体制作りをする．
2) チーム成員の役割と職責を確認する．
3) チームにおける医療従事者間のコーディネーター（全体を通覧し，連携をとる役割）を決定する．
4) チーム内の症例検討や治療計画作成に当たって，基本的に患者や家族を除外しない．
5) チーム成員はチーム内の他職種の専門用語に精通し，また，一方では患者の要望・願望を汲み上げ，得た情報をほかのメンバーと共有する．

チームの構造は縦型ではなく，できるだけ平らな形態を保つ必要がある．また，お互いに対等な関係にあるべきことを成員すべてが自覚していなければならない．

メモ 理想的なチーム医療とは

医療現場においてさまざまな職種の領域を理解するとともに，チームメンバー間における役割と職務を明確にすることが重要である．またチーム

内において医師はコーディネーター的役割を果たすとともに目標の共有化が重要であり，基本的には重層構造のないフラットな位置関係において患者ニーズに対応する共同体としてのチームが理想といえる．

■患者とのコミュニケーションで気をつけること

　患者-医療者間のコミュニケーションにおいて，患者の参加を妨げる要因の1つとして医療者のインタビュースタイルがある．患者の発言を遮り，患者の発言を減らすことは，患者からの情報収集の妨げになっている可能性が高い．質問をリードすること，身体的に焦点をあてた質問の多用，アドバイスや単に励まして安心させるような言葉かけは，患者の発言を阻害する．また，否定的な発言も同様に患者の参加を阻害する．開示的な質問，心理社会的な側面に焦点を当てること，明確化を図ること，共感的な言葉かけ，内容をまとめること，根拠に基づいた推察を行うことなどは患者の発言を促進するためには効果的で，コミュニケーションスキルの向上が求められるゆえんである．

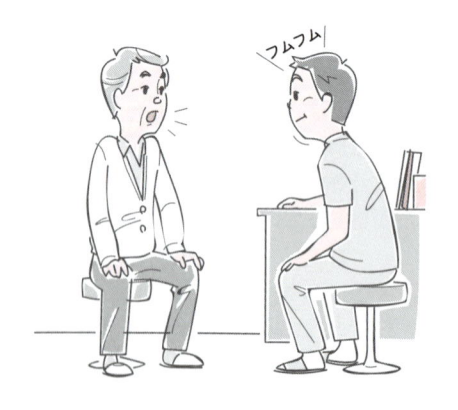

■チーム医療はリスク回避に繋がる

　医療現場において理想的なチーム医療を構築すればリスク回避に繋がる．このことに誰もが異論はないだろう．チーム医療において重要なことは，院内において専門職種が，お互いの関係をフラットに保ち，患者のために目的を共有することである．そこでチーム連携がうまく行われないとリスクの発生頻度は高まる．

　近年，病院環境において，高度な医療技術の到来とともに診断技術や治療技術が著しく向上した．また，その反面，医療業務が多忙化し，また，情報化時代を迎えて，患者と医療従事者との意識関係も変化してきた．このような状況下のなかで，医療事故に対する紛争が年々増加の傾向にあり，マスコミやメディアに取り上げられる機会も多くなってきた．この背景には，患者の医療に対する意識の向上と医療に対する過度の期待，日々高度化される手術，検査，処置などの危険性の増加，マスコミ報道による影響，医療トラブルによる病院側の不適切な対応などがあげられる．

　放射線業務においても，高度医療の最先端に位置づけされており，より質の高い医療を効率的に提供するための技術の修得が求められ，患者の安全管理を十分に配慮した業務を行わなければならない．しかし，医療事故は不可抗力だけではなく，医療機器の保守不良，技量の未熟さ，不注意などの多くの人的要因（ヒューマンエラー），機器的要因，組織システム不具合など，多くの問題が絡み合って発生する．また，日常の放射線業務において，患者への危害のみならず，物損や患者からの苦情など病院のイメージダウンを引き起こす要因も潜んでいる．われわれ放射線技師も患者の安全・安心はもちろんのこと，医療現場にお

いて病院の不利益因子や経済的損失に繋がる医療事故や紛争を回避するべき努力を日々行うことが望まれる．そのためにも職種間の相互のコミュニケーションを充実させ，患者情報の共有化や他職種の専門性を正当に評価し，チーム医療の一員として機能してこそ患者の安全は守れるのである．また，患者へ良質な医療を提供するために，リスク回避への教育は積極的な取り組みが必要がある．

■科内のリスク教育はチーム医療には必要不可欠

1) 医療に起因するすべての危険の頻度をできるだけ軽減させ，患者の安全確保を最大の目的とする．

2) 損失を予防することは医療事故そのものを防止することを意味し，事故に繋がる原因を調査究明し，科内での教育を通してスタッフの意識を常に高め，継続させることが最大の防止対策となる．

3) 医療事故のリスク評価・分析を行い，その正確性，程度を検討し，病院経営への影響度を予測する．その過程において，業務分担や権限の委譲などを明確化した組織を確立させることが重要である．関係者へのリスク状況の伝達やリスク処理の指導を実施し，さらにその経過や結果を記録として保管する．

4) 診療放射線技師のインフォームドコンセントとして，患者に対し医師の説明不十分な点を補い，専門職としての当然の業務である各検査内容の説明・放射線被ばくに関する質問を説明し，患者の不安感（医療被ばく・検査）や疑問・誤解などを払拭することにより，撮影および検査がより円滑に遂行されるよう努める．

5) 放射線技師は業務上知り得る，医療情報に触れる機会が多く，法律によって，情報の漏洩について厳しく制限されている．このため内部教育を定期的に行い，技師の教育による再認識・啓蒙を積極的に促すよう努力する必要がある．

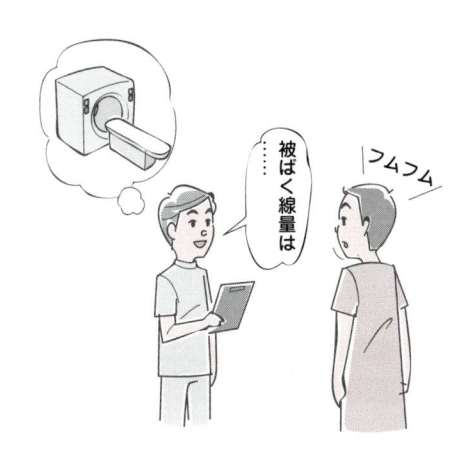

■チーム医療の効果

チーム医療は患者に利益をもたらすだけでなく，複数の職種が協働してケアに関わるため，異なった視点から患者ニーズを捉え，異なる知識や技術を提供することが可能となる．そしてより包括的なサービスを提供できることが期待できる．また，チーム医療を行っていく上での協働過程では，各メンバーがお互いの職種の役割を尊重してケアにあたり，さらに患者が傾聴や共感の姿勢をとり，親切な扱いをしてくれるような医療従事者との友好な関係があると認識したときに，概して，患者は医療により満足している傾向がある．また，患者や家族は提供される治療の技術的な側面よりもどのような扱いを受けたのかという情緒的な側面をより評価し，また医療過誤が起きた際に，法的に訴えられることが少ない．したがって，チーム医療が効果的に運用さ

れる場合，最大のリスクマネジメントとなりうるのである．

■文献

1) 石川俊一：行動目標達成のための「チーム医療」ポイント50，日本医療企画，2004．
2) 鷹野和美編著：チーム医療論，医歯薬出版，2002．
3) 佐野幹夫：チーム医療と診療放射線技師．愛知県放射線技師会雑誌 19（2），2007．
4) 世界放射線技師会（ISRRT）：診療放射線技師の役割．放射線技師の専門職のための教育基準，1993．

ワンポイントアドバイス　―ミスから学ぶ，ベストから学ぶ―

■放射線技師とチーム医療

　医療現場において診療放射線技師がチーム医療へ参画していると実感するのは，治療分野に携わる技師や慢性疾患患者の頻繁な放射線検査に携わる技師などであろう．また，クリニカルパスへ関与している技師や各科のカンファレンスに積極的に参加し，専門性を高める努力をしている技師も同様であろう．どちらかといえば治療分野のように時間的背景や他職種の介在しやすい状況下では意識や認識が保たれやすいともいえる．診断分野においては時間的背景とともに放射線医師とのオーバーラップする部分もあり，チーム医療における位置づけを確立するには難しい面もあるが，個々の専門性を高め，相互の職域の領域を認識しつつ，患者中心の医療に変革する社会のなかでチーム医療に参画するためにも診療放射線技師は，コミュニケーション能力を身につけるべきである．

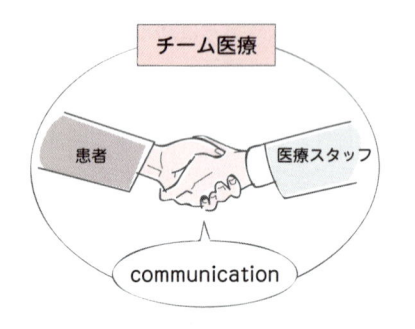

VII. 診療放射線技師における組織とは

第三者評価による管理とは
（ISO9001：2000に基づく）

渡邊喜二

〈理解のためのエッセンス〉

- 医療サービスの質の保証の重要なポイントは業務手順と資源利用である．
- 「品質目標管理」は，放射線科の目標を達成することにより病院の方針が達成できる．
- 「顧客（患者）満足」は医療機関の生き残りの目安になる．
- 「文書管理」は最新版のマニュアル管理が重要となる．
- 「力量」は，業務の均一化および安全管理のためにも重要である．
- 「インフラストラクチャー」「監視機器および測定機器の管理」は，診療放射線技師の重要な業務の1つである．
- 「医療サービスの監視および測定」．誰があなたの撮影した画像の「合否判定」をしていますか．
- 「不適合処置」は，あなたの立場を守る．
- 「データ分析」は，ヒューマンエラーを低減できる1つのツールである．
- 「改善」は，「医療事故の再発防止のための是正処置と発生させないための予防処置」で医療サービスの質を高める．
- 「内部監査」は，各業務および部署の弱点を発見し，改善する仕組みである．

■ 医療サービスの質を維持および向上するには何が必要か

医療サービスの質を保証するには，品質マネジメントシステムの8原則がある．この中でも重要なことは患者重視である．今までは，医師や医療従事者が優位に立っていたが，近年は患者が優位であり第1位であることを認識する必要がある．また，トップマネジメント（経営者）は，医療機関の今後の経営や医療サービスの質の向上を含めて組織の方向性を示し，その方向性を満たすために職員が一丸となって医療機関の便益の向上に参画しなければならない．その参画の概要を図1に示す．

■ 目標設定はなぜ必要か

ISO9001マネジメントシステムは，トップダウンで組織の方向性を統一するために目標設定は必要となり，この目標を達成することで医療サービスの質の向上や医療機関の便益の向上になる仕組みである．この目標は，組織の方針と整合性がなければならない．いわゆる，部署や部門の目標が達成できれば必然的に組織の方針が達成でき

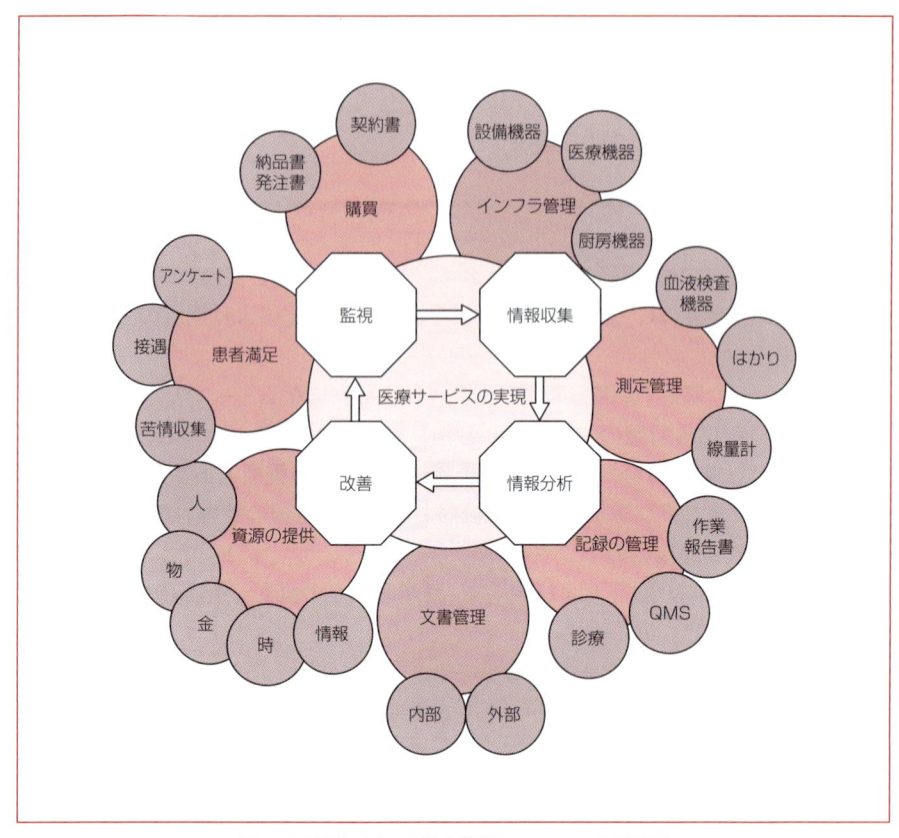

図1 医療サービスの質の保証とISO9001の関係図

るわけである．それには，職員個人が目標達成に積極的に参加し，どのように貢献するのかを認識することが重要なことである（図2）．

■**患者満足度を向上させるには，あなたはどのようにするか？**

医療機関が生き残るために患者の集客を高めることが必須である．そのために，アンケート調査を実施し職員の接遇や施設，設備の改善に繋げている医療機関も少なくない．また最近は，各部署ごとのアンケート調査を実施しているところも多くなってきた．この現象は，今までの医療機関や医療従事者は診てやっているという考え方があり，十分な対応がされていなかった．しかし昨今は，診させてもらっているという感覚で検査しないと，患者の苦情が多くなり，患者の減少にも繋がるため十分な配慮が必要となる．

配慮の注意点
・普段着での作業（ジーパンなど）
・清潔度
・履きもの（緊急時に対応できる物…サ

ワンポイントアドバイス

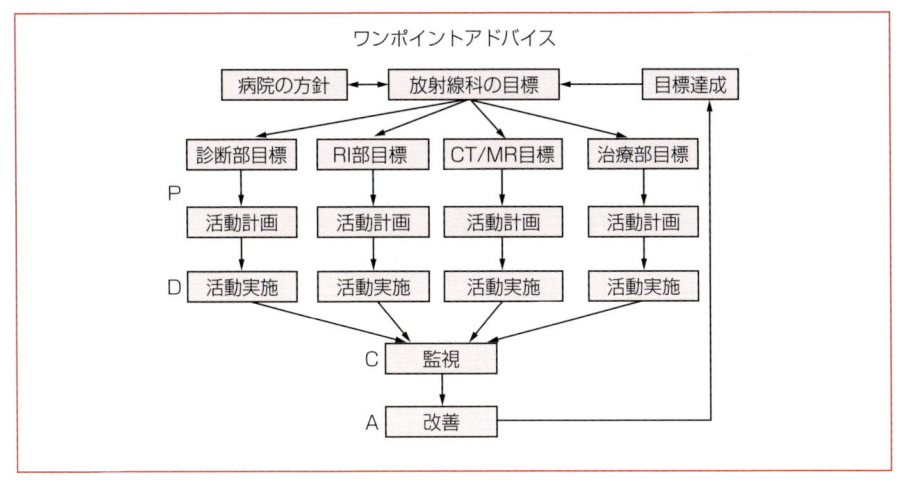

```
                    ┌─────────┐   ┌───────────┐   ┌─────────┐
                    │病院の方針│──▶│放射線科の目標│◀──│目標達成 │
                    └─────────┘   └───────────┘   └─────────┘
                            ┌──────┬─────┴──┬──────┐
                    ┌────────┐┌─────┐┌──────┐┌────────┐
                    │診断部目標││RI部目標││CT/MR目標││治療部目標│
                    └────────┘└─────┘└──────┘└────────┘
            P            │      │       │       │
                    ┌────────┐┌────────┐┌────────┐┌────────┐
                    │活動計画││活動計画││活動計画││活動計画│
                    └────────┘└────────┘└────────┘└────────┘
            D            │      │       │       │
                    ┌────────┐┌────────┐┌────────┐┌────────┐
                    │活動実施││活動実施││活動実施││活動実施│
                    └────────┘└────────┘└────────┘└────────┘
                             └──────┬─┴──────┘
            C                   ┌──────┐
                                │ 監視 │
                                └──────┘
            A                   ┌──────┐
                                │ 改善 │
                                └──────┘
```

図2　目標達成のフロー図

ンダルは不可）
・言葉遣い
・検査へのインフォームドコンセント

■**文書管理はなぜ必要か？**

　放射線業務に必要な文書には，各部署が作成した業務マニュアルや医療機器などの取扱説明書があり，重要な手順が記載されている．これらの文書は最新版でなければならない．その理由は，手順が変わっているにも関わらず間違った古いマニュアルを使用したことで，ヒューマン・エラーを起こす可能性がある．また，取扱説明書の引き渡しは，受領書により行われているが，これには理由がある．取扱説明書には，禁忌事項，注意事項の添付文書や保守点検（使用前点検など）の手順が記載されている．したがって，その中身を読もうとも・読まないとも，どちらにせよサインした段階で医療機関側が責任をもつことになり，添付文書を守らないで医療事故を起こした場合は，医療機関の責任になるため，管理する必要がある．また，放射線業務にも医療事故はある．たとえば，放射線治療の線量間違えによる消化管出血や胃透視検査などでの逆傾斜による転落が実例としてある．このような事故を発生させないためにも機器点検マニュアルが重要になり，点検も手順が変更されたことを常に把握するためにも最新版が管理される必要がある．その管理の方法を**表1**に示す．

■**力量とは，診療放射線技師免許証があれば業務に従事することができるか？**

　ISO9001では人的資源として，「医療サービスの質に影響がある仕事に従事する要員は，関連する教育，訓練，技能および経験を判断の根拠として力量があること」とされている．当然のことではあるが，新卒者や他部署からのローテーション者には力量があるわけではない．また，この力量には，業務に対する力量と個人の能力に対する力量があり，両方の力量が合致して適切な検査ができることはいうまでもない．

表1 文書管理の一例

手順書	文書番号	起案者	承認者	保管場所	原本保管場所	制定日	改訂日	版
情報管理手順	放-手順-1			各部署	技師長室	○年○月○日		第1版
危機管理手順	放-手順-2					○年○月○日		
医療材料管理手順	放-手順-3					○年○月○日		
一般撮影業務マニュアル	放-手順-4			一般撮影室		○年○月○日		
一般撮影機器整備点検手順	放-手順-5					○年○月○日		
透視撮影業務マニュアル	放-手順-6		技師長	X-TV室		○年○月○日		
X-TV機器整備点検手順	放-手順-7					○年○月○日		
CT撮影業務マニュアル	放-手順-8			CT室		○年○月○日		
CT機器整備点検手順	放-手順-9					○年○月○日		
血管撮影撮影業務マニュアル	放-手順-10			血管撮影室		○年○月○日		
DSA機器整備点検手順	放-手順-11					○年○月○日		

したがって,院内研修や院外研修に積極的に参加し,日々努力する必要がある.また研修に参加した結果を教育訓練記録として残し,上司に教育訓練の有効性を評価してもらうことも重要なポイントである.

■ **インフラストラクチャーの管理は,なぜ必要か?**

インフラストラクチャーとは,一般的にインフラといわれている.この管理には,ハードウェアやソフトウェアを含んだ医療機器を維持管理しなければ診療放射線技師業務に支障をきたし,しいては,患者にも迷惑がかかり顧客不満足に繋がる可能性がある.また2007年4月1日に医療法の一部改正があり,医療安全管理に医療機器の安全管理の措置が追加された.その内容を下記に示す.

1) 医療機器の安全使用のための責任者
2) 従業者に対する医療機器の安全使用のための研修
3) 医療機器の保守点検に関する計画の策定および保守点検
4) 医療機器の安全使用のために必要となる情報の収集その他医療機器の安全使用を目的とした改善の方策

上記でいう保守点検とは,医療法で清掃,校正(キャリブレーション),消耗品の交換などをいうものであり,故障の有無に関わらず,解体の上,点検し,必要に応じて劣化部品の交換を行う,オーバーホールを含まないものであると規定されており,点検方法に関しては,添付文書(取扱説明書内に記載)を参照することになっている.この保守点検には,使用前点検,使用後点検,定期点検方法が明確にされている.また,これらの点検記録,修理報告書などを残すことも今回の改正に規定されているため,重要な記録となる.点検計画書の一例を**表2**に示す.

■ **「医療サービスの監視」は,放射線業務の保証になる.**

診療放射線技師は,何に基づいて検査をしているかを考えると,担当医師からの検査依頼によることはいうまでもないが,その依頼書には当然のこととして医師の署名がなければならないが,技師のサインが必須ではない.しかし,ほとんどの医療機関では照射録に撮影者のサインをしている.

表2 医療機器管理計画書の一例

保管場所	装置名	型式	管理者	日常点検			定期点検期間			故障時	
				点検期間	点検者	記録類	点検期間	点検者	記録類	修理者	記録類
撮影室	一般撮影装置	ADR-100 A	放射線課責任者	使用前	放射線技師	点検表	1回/6ヵ月	放射線技師	点検実施表	メーカー	修理報告書
		DH-158 HM									
X-TV室	透視撮影装置	Winscope 6000					1回/6ヵ月				
		ADR-1000 A									
		ドライピックス4000					1回/6ヵ月				
CT室	全身用CTスキャナ	Aseion/4 S		使用前		点検表	1回/3ヵ月				
		ドライピックス4000									
		インジェクタ					1回/年	メーカー	点検報告書		
カテ室	血管造影X線診断装置	CAS-8000 V		使用前		使用前	1回/年	東芝	点検報告書		
		DFP-2000 A									
		インジェクタ					1回/年	メーカー	点検報告書		
リカバリー室	ポータブル装置	KCD-10 M-7									

このサインの意味はどこにあるのだろうか？ ISO9001では，「製品（医療サービスの提供）の監視は，患者個々の治療計画に従って適切な段階で実施すること，合否判定基準への適合の証拠の記録を維持すること，また，記録には，次工程への引き渡しを正式に許可した人を明記すること」を規定している．

この意味は，患者個々の治療を提供する医療サービスの大きな流れからいうと，放射線業務も一つの段階であり，また各科から検査や放射線治療を依頼され，実施しその結果（フィルム・画像）を依頼科に引き渡すことになる．この検査結果が診断に有効な画像（合否判定基準）なのか誰が判断しているのかを明確にしなければならない．したがって，照射録などの診療放射線技師のサインは，誰が撮影者したのかトレーサビリティ（追跡調査）をする場合の重要なサインにもなるが，それ以上に撮影した画像が診断可能と判断をした証拠にもなる．そのためにも業務の力量が求められ，また力量がない人には教育・訓練が必要となる．

■ 不適合処置は，あなたの立場を守る

ヒヤリ・ハットという言葉を聴いたことがあると思う．一般的にヒヤリ・ハットとは，「未遂か，事故が起こったが，患者に変化がない」もの，アクシデントは患者に「傷害，後遺症，死亡」いわゆる医療事故になった事例を指している．では，診療放射線技師業務において医療事故とは，撮影中の転倒・転落，胃透視撮影時の造影剤の誤嚥，放射線治療の線量間違えなどが考えられるが，これらは事故報告書を提出しなければならない．しかし，患者間違え，部位間違えなどヒューマン・エラーによって引き起こされる再撮影は，ヒヤリ・ハット報告書を提出するだけでいいのだろうか？

再撮影は，放射線技師会でも医療被ばく低減を問題視しているように，患者にとっ

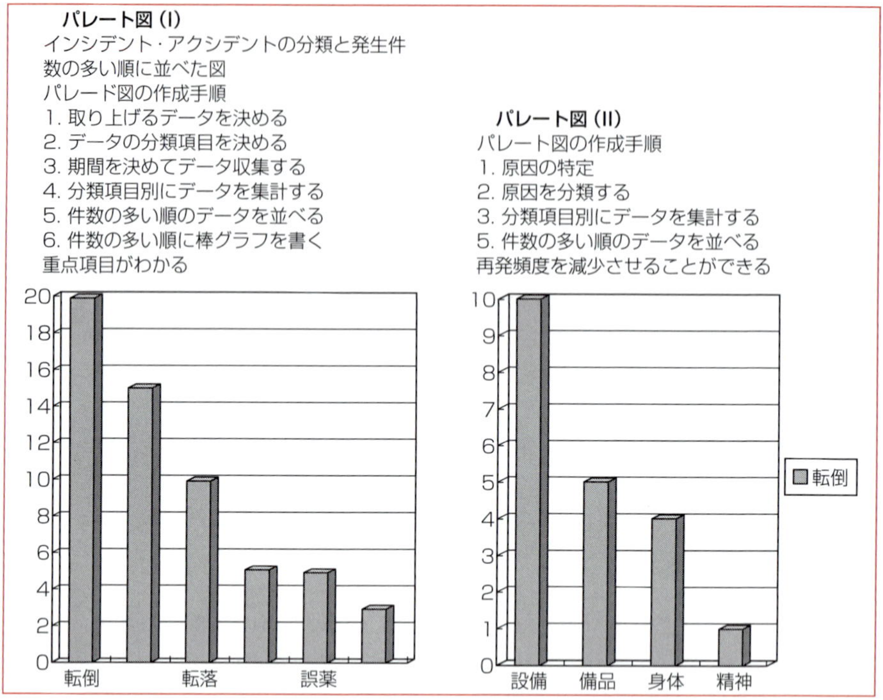
パレート図 (I)
インシデント・アクシデントの分類と発生件数の多い順に並べた図
パレード図の作成手順
1. 取り上げるデータを決める
2. データの分類項目を決める
3. 期間を決めてデータ収集する
4. 分類項目別にデータを集計する
5. 件数の多い順のデータを並べる
6. 件数の多い順に棒グラフを書く
重点項目がわかる
20
18
16
14
12
10
8
6
4
2
0
転倒
転落
誤薬
パレート図 (II)
パレート図の作成手順
1. 原因の特定
2. 原因を分類する
3. 分類項目別にデータを集計する
5. 件数の多い順のデータを並べる
再発頻度を減少させることができる
10
9
8
7
6
5
4
3
2
1
0
設備
備品
身体
精神
転倒

図 3　パレート図

ては不適合と考える．したがって，1 事例ごとの再撮影の原因，対処した内容，その確認者，再撮影の決定者らの責任と権限を明確にし，適切な処置を記録に残すことが必要であり，その記録を残すことで撮影者自身のミスはミスとして認めざるを得ないが，適切に担当責任者に報告した証となり，自分自身を守ることにもなる．また，この記録を基に真の原因を分析し，再撮影の防止に役立てることが重要である．

■「データ分析」は，ヒューマン・エラーを低減できる 1 つのツールである

インシデントやアクシデント報告書などの情報収集は，医療サービスの質管理の有効性を，継続的な改善の可能性を評価するために欠かすことのできない情報である．この情報を基に原因分析をし，ヒューマン・エラーなどのアクシデントを防止するために活用することが求められる．このデータを分析する手法として QC（品質管理）の 7 つ道具があり，その方法を下記に示す．

1) チェックシート
2) グラフ
3) パレート図
4) 特性要因図
5) 散布図
6) ヒストグラム
7) 管理図

上記の中でもパレート図（図3）は，アクシデントの発生状況の対策としての重点項目（パレート図Ⅰ）と対策順位がよくわかる．また重点項目の原因を特定（パレート図Ⅱ）することで改善順位がわかり，その項目を対策することで再発頻度を減少させることが可能になる．

■「継続的改善」は，医療サービスの質や職員の質を高める

改善の仕組みとして，PDCAサイクルという言葉を聴いたことがあると思うが，その意味は〔P〕計画を立て，〔D〕実行し，〔C〕チェックを入れ，〔A〕改善することである．このAの活動がISO9001では再発防止と起こりえる可能性を事前に予測して，改善する予防処置がある．これらの処置には，個別の事例に対処する必要なものと前項で述べたデータ分析の結果によって対策するものがある．もう1つ考慮しなければならないことは，「トキ（時）」である．このトキには，アクシデント対策を直ちに実施しなければならないトキと，十分に検討して対策を考えるトキがある．どちらにせよ，アクシデントを起こした現象を改善するのではなく，真の原因を特定し対策することが大切である．

また対策し実施するだけでは不十分で，その改善策で同様の事例が発生していないか確認する仕組みがなければ，その有効性が判断できない．そのフォローアップの結果，有効性が認められなかった場合は，再度改善策を考え，実施することの繰り返しでアクシデントの再発防止に繋がる．またインシデントの分析結果，新聞，テレビなどの報道機関からの情報，公的機関（厚生労働省などへの不具合報告）の情報を参考にし，自施設でも起こりえる可能性のある事例に対しては，事前に確認手順などを改善し事故対策するのが予防処置である．その改善策は是正処置と同様にフォローアップが重要である．

■「内部監査」は，各業務および部署の弱点を発見し，改善する仕組みである

日本における医療機関の第三者評価は，病院を対象とした日本医療機能評価と，ISO9001品質マネジメントシステムである．この両者は医療の質を維持および向上や患者満足の向上が目的であるが，医療機能評価は病院のみが対象であり，ISO9001は検診センター，クリニック，有床診療所も対象となる．

また，この両者の相違点の1つでもあるお互いの業務をチェックする内部監査の仕組みがある．この内部監査の利点は，定期的に実行することで各業務の弱点を発見でき業務の改善に繋げるチャンスが生まれる．また，お互いの業務を理解するきっかけにもなり，マンネリ化した体制や業務を改善するための大きな役割を果たす機能となる．

その内部監査の一例を図4に示す．

■まとめ

医療事故が訴訟になった場合，刑事訴訟としては経営者が裁判の対象となるが，民事訴訟は携わった個人が対象となる．安全な医療サービスを提供するには，医療従事者の力量，医療機器を含む設備，業務に必要なマニュアルの整備，情報の収集などが必須である．また医療事故は，1部署だけで起きているのではなく，他部署との連携や患者の引き渡しの確認不足よることが少なくない．

ISO9001の規格にも，組織内にコミュニ

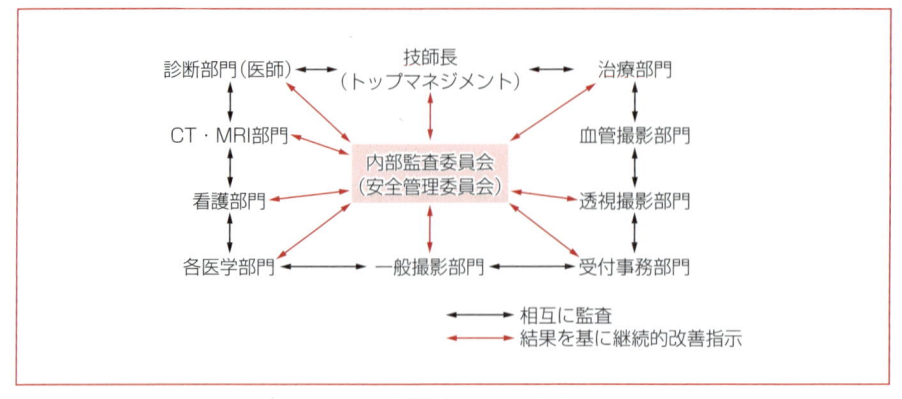

図4 内部監査の仕組み（例）

ケーションのための適切なプロセスを確立することや，医療サービス提供のシステムの有効性に関して情報交換が行われることを規定している．診療放射線技師も医療安全管理委員会や院内感染委員会，放射線科内の会議にどんどん参加し，情報を共有化することで職域や技師自身を守ることがで

き，しいては，患者の安全管理や満足を向上させることができるのではないだろうか？

■ ISO9001 品質マネジメントシステムについてもっと知りたい人は…

1) 渡邊喜二：病医院のISO9001認証取得成功マニュアル，日本医療企画，2005.

ワンポイントアドバイス　―ミスから学ぶ，ベストから学ぶ―

保守点検が必要な医療機器は特定保守管理医療機器や設置管理医療機器であり，約4,000種類ある．この種類には，例えば，X-TV装置の場合，コンソール，CRT，X線管，ワークステーションなどのパーツで構成されており，個々に取扱説明書が添付されているが，このパーツごとに使用前点検などを行う必要はない．X-TV装置一式として各取扱説明書から抜粋して点検項目を決定し実施することが望ましい．

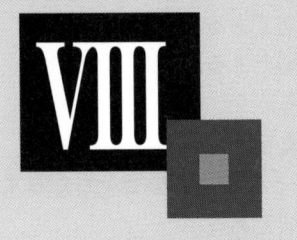

VIII 診療放射線技師の目標評価とは

VIII. 診療放射線技師の目標評価とは
自己管理とは

佐藤幸光

〈理解のためのエッセンス〉

- 自己の人間行動レベルの意味を考えることが大切である．
- 自己の目標管理とは何かを考える習慣づけが大切である．
- 自己の目標管理を通して実践力を磨くことである．
- 自己管理を継続的に維持していくうえでの留意点を考える．
- 的確な自己管理が，自分の帰属している組織にどのような影響をもたらすかを考える習慣をもちながら行動することが大切である．

■ 自己の3つの行動レベルを認識しよう

医療従事者として，医療現場に一歩足を踏み込んだ皆さんの誰しもが戸惑うことに，臨床実習を通じて臨床現場の雰囲気を捉えていたのにも関わらず，いざ自分がその医療現場の一スタッフとして，職場のスタッフとうまくやっていけるだろうか，しっかりとした臨床技術が身についていくのか，患者接遇でうまく対応していけるかなどといった漠然とした不安が目の前をよぎってくるものであり，誰しもが経験することでもある．

何ごとも新しい出来事として，さまざまな事象が目に入ってくることが多くなるが，まず，職場で関わるスタッフ間との人間関係を大切にし，職場の雰囲気に溶け込んでいくことである．OJT（後述）を通じて仕事の流れ（業務フロー）を大雑把に捉え，実践を通じて習得していくことである．それぞれの人の動きや業務上の役割を概観してみることで，1日の仕事の流れがみえてくるものである．その際，1つの業務に割り当てる時間をどのくらい費やしているか，何を手立てとして効率的に仕事をこなしているのかなどよく注視しながら，学んでいくことが大切である．

人間行動のパフォーマンスにおいて，行動を制御する制約の違いを3つの行動レベルに区分して考えてみよう．この3つのレベルは，心理的および状況因子の双方の観点から分類されており，これをJ.ラスムッセンは，3つのSRKモデルと呼んでいる．入職して間もない新人の皆さんのほとんどが，次に示す3つの行動レベルのなかでも，ナレッジベース・レベルに基づいて行動をしていることを認識しておくことが大切である．

1. スキルベース・レベル（Skill Base Level）

いろいろな繰り返しの練習で形成された感覚-運動系の行動パターンによって行われるものであり，その後の行動が一度会得されると，大脳がほとんど関与することなく，行動が自動化され，熟練した定型作業において無意識で円滑な行動ができるようになる．例えば，赤信号でブレーキを踏ん

だり，青信号でスムーズに車を発進する操作をする場合などであり，医療従事者が日常のルーチンワークでミスがなく，業務を遂行する行動が**スキルベース・レベル**の行動ということになる．しかし，多重な業務になると注意が散漫になったり，判断が誤ったりするような行動に走ってしまうことがある．

2. ルールベース・レベル（Rule Base Level）

慣れた作業状況においてよくみられるパフォーマンスであり，日常よく経験する事象に対して対処方法があらかじめパターン化され，その事象に適当な対処方法が当てはめられることにより対処される．一般的には，マニュアル通りにすればよいということである．過去のさまざまな経験や教育により，獲得されたルールやマニュアルを意識的に適用させていく行動である．この行動を実施するような記憶あるいは記述されたルールを適用するために，**ルールベース・レベル**と呼んでいる．1例として，「ある程度以上の血圧下降があった場合には，昇圧剤を点滴から注入開始する」といったような行動がルールベース・レベルに該当する．

3. ナレッジベース・レベル（Knowledge Base Level）

未経験な事象や異常な状況に遭遇したときには，自らの大脳の分析能力と過去に蓄積してきた知識を総動員して，思考と推論の繰り返しによってそこで与えられた情報を的確に分析し，迅速な解決に向けての目標を定め，作業手順を計画して行う行動のことを**ナレッジベース・レベル**という．新人が初めての事象に遭遇したときは，意識上で内外の知識を参照しながら，いろいろと考えて対処していくことになるので，新

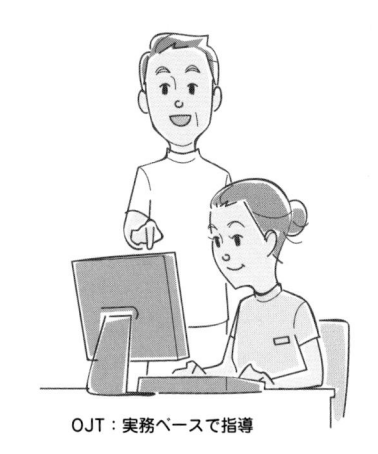

OJT：実務ベースで指導

人は主に，ナレッジベースの行動を取ることになる．そのために，さまざまな事象を認識するプロセスには時間を費やすことになる．医療現場では，いつ緊急事態が生じるか予測が立たないことがあり，このような状況下では，迅速な問題解決を図るべく行動が要求されることになる．

新人が取るべき行動では，ゆとりのある時間的な配分や精神面の配慮などが重要となる．周囲から時間的にせかされたり，精神的に強いプレッシャーがかかったりするとパニック状態を呈し，的確な思考判断の低下のもとで不安全行動に至ってしまうことになりかねないからである．

先の2つのレベルに対して，このナレッジベース・レベルは上位レベルということができるが，ベテランと呼ばれる人たちがナレッジベース・レベルで問題解決をしなければならないのに，敢えて負担の少ないスキルベース・レベルやルールベース・レベルの行動で対応しがちになる傾向があるといわれている．この行動が的確に遂行できないときは，ヒューマン・エラーによる重大な事態を引き起こす要因になってくる

ことを認識しておく必要がある．

> **メモ** 「OJT」とは？
>
> 職場内教育（on the job training：OJT）とは，企業内で行われる職業指導手法の一つである．職場の上司や先輩が部下や後輩に対し，具体的な仕事を通じて，仕事に必要な知識・技術・技能・態度などを，意図的・計画的・継続的に指導し，修得させることによって全体的な業務処理能力や力量を育成するすべての活動である．

■目標管理の意味を考え，個人の目標をどのように捉えていけばよいか

「**目標管理**」という言葉は，マネジメントの父と呼ばれている経営学者のドラッカーが，自著の「現代の経営」のなかで初めて使用した．英語では，MBO（management by objectives）と呼び，正式の日本語訳としては，「目標による管理」を意味する．「**目標管理**」というと，上司が職場のスタッフに対して何か目標を押し付けて，各人の仕事上での自発的な主体性を見出すことなく，仕事をさせてしまうといったノルマ管理的なニュアンスが伝わってくるが，一方の「**目標による管理**」では，各人がそれぞれの目標を掲げ，組織のやるべきことと個人が取り組むことを一致させて，両者にとって望ましい目標を設定し，ある方向に向けて達成していくことにある．そのためには，両者間において，望ましい関係を築いていくうえでは，それぞれの施設での理念が必要となってくる．この理念には，「目標設定への参画」と「自己統制」の2つがある．ここで，簡単に2つの理念についての基本的な考え方を示してみよう．

前者の「**目標設定への参画**」とは，目標そのものには，一人ひとりが帰属している組織としての目標があり，個人には個人としての目標がある．例えば，皆さんが帰属する施設の職場目標で考えると，「この上半期は，医療事故に繋がるような事例を未然に防止するための施策を講じ，安全・安心に基づく医療を重点的に提供していく」といった目標などがあげられる．ここには，職場として取り組むべき方向や達成すべき成果をきちんと織り込んでいくことが大切である．したがって，各職場間との調整役を担う職場の管理者が組織目標をスタートしていく際に，いろいろな職場目標を決定する前から最終段階に至るまで，職場のスタッフを適材適所に参画させていくことが重要である．組織目標の設定において，各職場のスタッフが参画するという意義には，次のようなことが考えられる．組織の目標を理解することにより，組織の一員としての自覚を促し，組織目標の意味を理解し，達成に向けて努力していくべき価値を組織のなかで認めてもらうことで，個々人の自らの成長などを図ることにある．

後者の「**自己統制**」は，「自己管理」という言葉の意味合いがあり，多くの人に馴染みが深い．職場のスタッフはそれぞれの組織に帰属しており，ある意味においては，組織によって管理されているものである．上司がいつでもスタッフを管理する側に終始してしまうと，スタッフの立場から考えてみると，スタッフの自主性や責任をもって仕事上での目標を完結するといった達成感などが醸成されず，スタッフの能力開発や問題解決に向けての姿勢が失われていくことになりかねない．目標管理での自己統制は，常に上司に依存し続けるのではなく，スタッフ自ら，自己に責任をもちながら目標や課題に自力で取り組み，上司が必要に応じて，スタッフの困っていることなどを支援していくファシリテータとしての

役割を担うことが重要である．

　新人の皆さんが即，実践的な業務に関わるのには，それぞれの職場によってその研修プログラムやOJTなどを通じて，その進め方には相違がみられる．まず，職場の雰囲気に慣れることが大切であり，1日の業務の流れをよくつかみ取り，わからないことは，職場の先輩・同僚，上司に即座に聞いて確認を取ることである．「報・連・相」は，とくに入職時から，しっかりと身につけておくことが大切である．日常の業務を遂行していく過程において，仕事の指示，命令と並んで重要なのが，報告・連絡である．このことをよく「報・連・相」と呼んでおり，これは，仕事の報告・連絡・相談の頭文字を取ったものである．もしこの「報・連・相」が新人に限らず，部門のスタッフ間できちんと励行されない職場があると，次のようなことが職場で起こることを肝に銘じておくべきである．

1) 緊急を要する不測の事態が生じたとき，的確な問題解決にあたることができず，多大の労力や時間を費やすことになる．
2) 業務内容が正確に把握できず，物事の判断に支障をきたすことになる．
3) 他部門との連絡がスムーズにいかず，連携が取れなくなる．
4) 仕事に対する創意工夫がみられない．

　このほかいろいろと考えられるが，常に「報・連・相」の意味を考えた的確な行動が取れるように心がけていくことが大切である．

　新人に対しては，入職当初から目標管理を掲げ，多くの課題を出す施設はそう多くはないと思われるが，職場にも慣れ，ルーチンワークが一通りできるようになった時点でさまざまな課題が与えられることになるであろう．その際には，自己の強み・弱みは何か，その現時点での仕事に対する理解・技術力など，さまざまな視点から自己を客観的に概観し，失敗を恐れずに，何度もトライアルしてさまざまな試練に立ち向かって取り組んでいってもらいたい．前述したように，目標管理は組織としての大きな成果を生みだす資源であると同時に，個々人の能力開発・伸長・成長，組織への貢献，生産性の向上をもたらすものであるので，業務上での自己目標を掲げ，医療人として大いに自己を磨いていただくことを希求する次第である．

■自己の目標管理の立て方のポイント

　新人職員が組織の方針を十分に理解したうえで，部門での目標を設定し，達成に向けて努力することは，目標管理が求めているあるべき姿そのものである．個々人の目標管理は，仕事の成果を高め，自らの自己成長につながっていくプロセスそのものであるといえる．

　まず，目標管理の全体像は，一般的には次のような順に沿って示される．

　① 前提事項の確認，② 組織目標の設定，③ 個人目標の設定，④ 目標達成のプロセス管理，⑤ 達成結果の測定・評価などがあげられる．これらの手順にしたがって目標管理が達成されていくことになる (図1)．

　これらの流れを踏まえて，組織が目指す目標管理を個々人の医療従事者が実践していくことになるが，個々人の自己管理の努力目標は，PDCAサイクルを十分に機能させることにより達成することができ，このことが部門あるいは組織全体への業務改善活動に大きく寄与していくことになることを忘れてはならない．

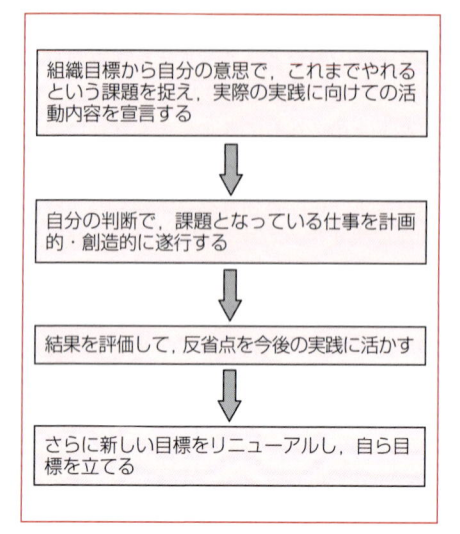

VIII. 診療放射線技師の目標評価とは

```
組織目標から自分の意思で，これまでやれる
という課題を捉え，実際の実践に向けての活
動内容を宣言する
          ↓
自分の判断で，課題となっている仕事を計画
的・創造的に遂行する
          ↓
結果を評価して，反省点を今後の実践に活かす
          ↓
さらに新しい目標をリニューアルし，自ら目
標を立てる
```

図1　目標管理の達成過程

メモ　PDCA サイクルとは？

典型的なマネジメントサイクルのひとつで，計画（plan），実行（do），評価（check），改善（act）のプロセスを順に実施する．最後の act では check の結果から，最初の plan を継続（定着）・修正・破棄のいずれかとして，次回の plan に結びつける．このプロセスによって，品質の維持・向上および継続的な業務改善活動を推進するマネジメント手法が PDCA サイクルである．

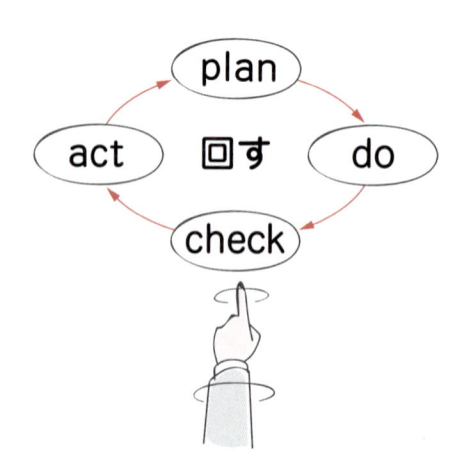

```
      plan
   ↗       ↘
 act  回す  do
   ↖       ↙
     check
```

■5Sを身につけて，日常の業務に活かしていこう

日常業務を遂行していくうえで，新人の皆さんが入職当初から自分自身の行動規範として5S（**整理・整頓・清掃・清潔・躾**）と呼ばれるものを身につけて，自分の身の回りの整理・整頓・清掃ができるのを基本と押さえておきながら，日常の業務のなかに活かしていくことが大切である．ここでは，5Sの意味やその導入効果を中心に述べる．

5Sそのものは，決して新しい考え方ではなく，日常生活においてもごく当たり前の習慣そのものであることは周知の事実である．ポピュラーな言葉であっても，本当の意味を理解し，それを日常の職場で十分に活用されているのかというと，必ずしもそうではないことが多いのが実状である．5S活動を通じて，職場環境の改善や業務推進の向上などでどのような効果があるかを取りあげていく．

まず，5Sのそれぞれの意味については，以下に示す．

1S	整理：	必要なものと不必要な物をはっきりと分類して，不要なものは捨てること．自分の身の回りの無駄をなくすこと．
2S	整頓：	整理の状態を誰からも見えるようにしておき，必要な物が誰にでも，すぐ取り出せる状態にしておくことで，維持しやすい職場をつくること．
3S	清掃：	常に掃除を励行し，きれいな職場ときれいな気持ちにすること．

4S　清潔：整理・整頓・清掃の3Sを維持し，決められたことが確実に守られ，気持ちのよい職場を維持すること．

5S　躾：決められたことを，いつも正しく守る習慣づけのこと．日常生活をするうえで守るべきことが，当たり前にできるようにすること．

次に5Sの導入効果は，以下の通りである．

【効果1】無駄ゼロ：原価低減・能率向上
・薬品類などの倉庫在庫の持ち過ぎによる無駄排除
・医療機器備品類の無駄排除
・不要な空間や設備の無駄排除
・有効な場所の改善に向けての無駄な動きの排除

【効果2】けがゼロ：安全性向上
・病棟などの物品などの整理・整頓に伴う通路などのスペースの確保
・安全性を配慮した医療機器類の整備による未然事故防止
・清掃による医療機器類の磨きによる故障や危険個所の確認

【効果3】不良ゼロ：品質性向上
・決められた場所での機器備品類・薬剤の取り扱いは，間違いが少ないこと．
・きれいな職場での活動は，心身ともにリラックスができ，気持よく，集中して仕事に没頭できること．

【効果4】切り替えゼロ：多品種化
・各現場で使用する医療器具類，工具，台帳，薬品類などの整頓は，大きな無駄の「探す」作業をなくすことにつながる．
・5Sを徹底することにより，新人のスタッフでも容易に職場の環境に慣れ，わかりやすい職場作りに参画できること．

【効果5】遅れゼロ：業務遂行厳守
・他院より依頼を受けた検査結果の迅速的な報告体制を整えることなど，作業現場の改善に伴う作業の進度が順調となる．
・5Sが隅々まで行き届いているような快適な職場では，スタッフの欠勤率が少なくなるといわれている．

【効果6】クレームゼロ：信頼性向上
・患者・家族に対して誠心誠意の態度で対応することで，施設ならびに医療スタッフに対する信頼性の向上が図られる．
・クレームは，施設にとって貴重な情報であり，迅速に的確な初期対応をしていくことが重要である．

（出典：平野裕之．ジャスト・イン・タイム生産の実際．日本経済新聞社；1999．一部改変）

これらの効果1～6までの項目について，毎日の業務のなかに落とし込み，入職当初から5S運動を習慣づけていくことが大切である．5S運動は，個人にだけ依拠するのではなく，部門や組織のトップが積極的に参加し，その推進体制が原動力となって全体としてキャンペーンを張って，継続的に取り組んでいくことが望ましい．

■まとめ

専門職として，医療現場のなかに身を置くことになった新人診療放射線技師の方々に，職場の同僚からいろいろな助言を寄せられているものと思われるが，医療人としての資質向上のために，一体何を，どのようにして，どのようなタイミングで患者・

患者家族の皆さんに，医療技術や医療サービスなどを提供していくのがいいのか，絶えず問い続けていきながら，日々の医療現場で具現化していくことが大切な要件となる．皆さん一人ひとりが有している強みを十分に業務のなかに活かしつつ，医療技術職としての専門性を深め，臨床技術の向上や豊かな人間性ならびにリスク感性に磨きをかけるべく，自己研鑽を願って止まない．

■もっと詳しく知りたい人は…
1) 佐藤幸光，佐藤久美子：医療安全に活かす医療人間工学，医療科学社，2007.
2) 小山　俊：OJTで部下が面白いほど育つ本，中経出版，2000.
3) 寺澤弘忠：OJTの実際，日本経済新聞社，1996.
4) 平野裕之：ジャスト・イン・タイム生産の実際，日本経済新聞社，1999.
5) 金津健治：目標管理の手引き，日本経済新聞社，1999.

ワンポイントアドバイス　―ミスから学ぶ，ベストから学ぶ―

■目標管理を実践していく上での目標設定の留意点は何か

　新人の皆さんが職場に慣れ始めて，ルーチンワークが概ねできる頃になってくると，いよいよ先輩諸氏の皆さんと同様に，それぞれの施設では目標管理を踏まえた行動づけが要求されることになる．目標管理の意義を十分理解し，具体的な行動プランができるような自らの目標を掲げていくことが大切である．ここで，目標設定の際の留意点について述べる．

① 自らの目標が上司の目標と一致しているかどうか
　　上司の考えている目標と大きくかけ離れた内容を掲げるのではなく，組織としての全体目標から逸脱しない内容にすることである．
② 現状維持を超えた目標を掲げているかどうか
　　本人が努力をすることによって実現できるような目標を掲げて実践していくことが大切である．
③ 努力して達成可能な目標であるかどうか
　　必ずしも自分ができうる範囲以外での目標設定であれば，かなりの無理を強いられることにもなり，結果として実行が不履行となりかねないので，達成可能なゴールをもっていること．
④ 優先順位を考慮した目標を5つ以内の項目として掲げられるかどうか
　　目標は多くあればいいということではなく，重みをつけて目標の重要度を考え中途半端にならないように実践していくこと．

⑤ **短期目標と長期目標を踏まえて，両者間でのバランスを保つことができるかどうか**

　当面，差し迫っている目標を優先して捉えて，時間管理（タイムマネジメント）を考慮しながら，両者のバランスを取っていくことが大切である．

⑥ **自己の目標が，他の人たちとの共同目標として連携を図ることができるかどうか**

　目標によっては，他部署のスタッフとの共同目標を共有しながら，積極的に組織横断的に取り組んでいく必要もあることを考えておくこと．

以上のことを踏まえ，近き将来に備えて新人職員の皆さんが大きな目標管理を掲げ，絶え間ない努力と根気強い意思の表出を維持しながら，組織に貢献していく**人財**に成長されることを切に願っている次第である．

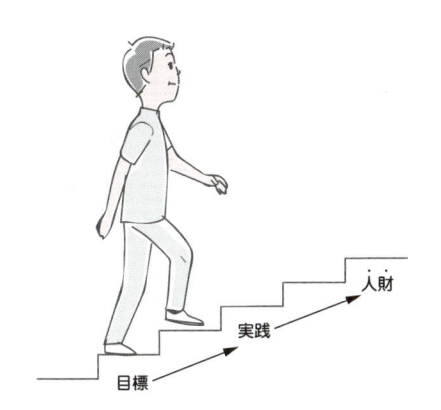

VIII. 診療放射線技師の目標評価とは
病院組織からみた人事制度

山本靜成

―〈理解のためのエッセンス〉――
- ●人事制度は，人材育成が視点である．
- ●人事制度は，ビジョンの達成に深く関与している．
- ●目標管理制度は，「モチベーション効果」に有為である．
- ●「ナレッジマネジメント」は知識の共有化，明確化を図るツールである．
- ●「コンピテンシー」とは，人の行動特性である．

■なぜ，病院組織において人事制度の導入が必要か

医療を取り巻く状況の変化により，病院運営は厳しさの様相を呈している．相次ぐ医療制度改革と医療の質の向上，医療資源と効率化，医療安全対策と情報開示など解決すべきさまざまな課題が未だ山積している．そのなかでも，特に人事制度はすべての問題解決に関係することでもあり，喫緊の課題として取り上げる必要がある．

病院組織からみた人事制度は，病院があるべき姿に近づくために効果的な病院運営を立案する職員あるいは組織にもたらす行動様式であり，病院の基本理念と「医の本質」を理解するための矜持な制度である．重要なことは，あくまでも，患者本位の医療を意識した医療安全を病院組織の最優先目標に掲げ，良質な医療の提供につながる制度を構築することである．

存在することができる．科学的根拠に基づく良質な医療の提供を健全な経営的視点で行うには，「病院の基本理念」の理解を要する．その理解のなかには，病院は何のためにあるのか，何をしようとしているのか，どのような医療を考えているのか，ビジョンをどのようにして実現可能にするか，など高い目線でその実現を求める組織共通の行動意識を含蓄している．そして，病院の運営方針と経営戦略の具体的な組織目標を創り出す含意がある．

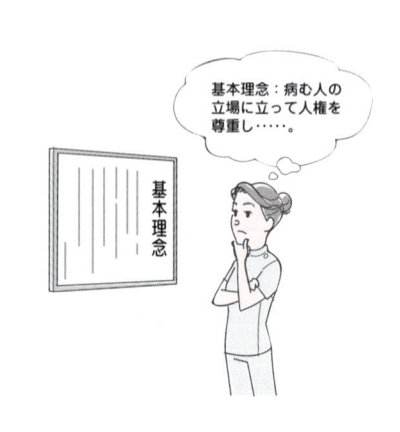

■病院組織からみた人事制度を考える

1. 病院の基本理念を理解する

病院は医療行為を通して社会に貢献し，その貢献が社会で認められることによって

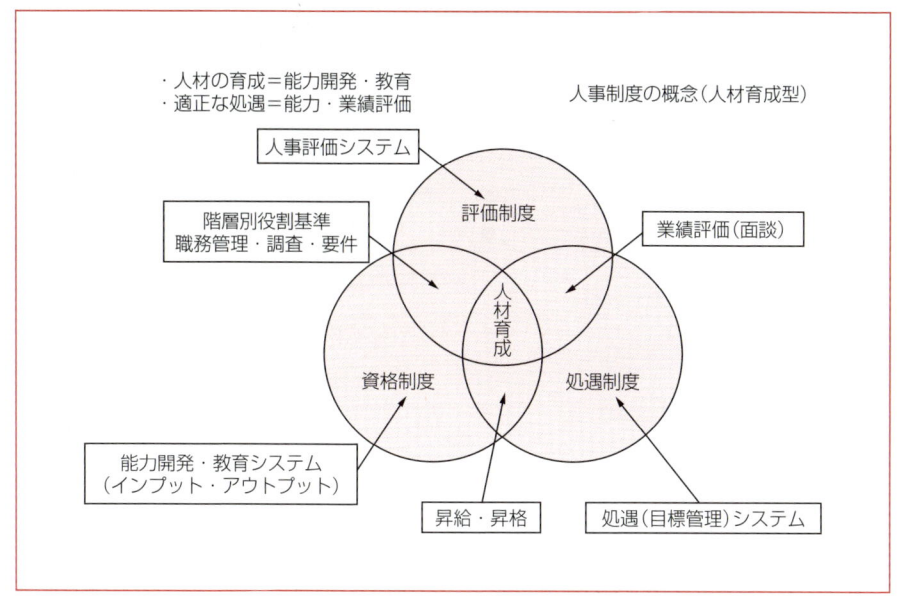

図1 人事制度の目的と概念（人材育成型）

メモ 病院の基本理念

病院の基本理念は，職員の共有する価値観であり病院の将来をつくる医療の姿勢，志向性，存在意義を現し病院組織の共通意識として根幹をなすもので，行動規範になると解する．

2. 経営環境と人事制度のねらい

経営環境は，外部環境と内部環境とに大別される．前者は，医療制度，関連法規，地域の医療需給体制などで病院がコントロールできない機能であり，後者は，病院組織，診療機能，財務状況など病院がコントロールできる機能である．内部環境に関わる人事制度は，人材育成の視点（成長支援）による組織・活性に資することは自明であり，もたらす影響は大きい．

人事制度は大きく分けて資格制度，目標管理制度，能力開発制度，評価制度，処遇制度からなる（**図1**）．それらは病院運営にとって有能な人材マネジメント，いわゆる，人的資源を組織的にコントロールできる人的構造の充実に必要不可欠である．したがって，この制度の構築は，ビジョンの達成に必要な経営戦略トリガーとなり，安全かつ「最良最適な医療」の提供につながるのにふさわしい診療モデルとして機能することになる．

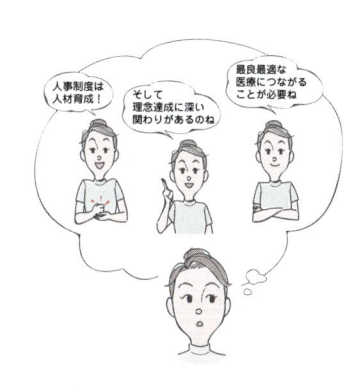

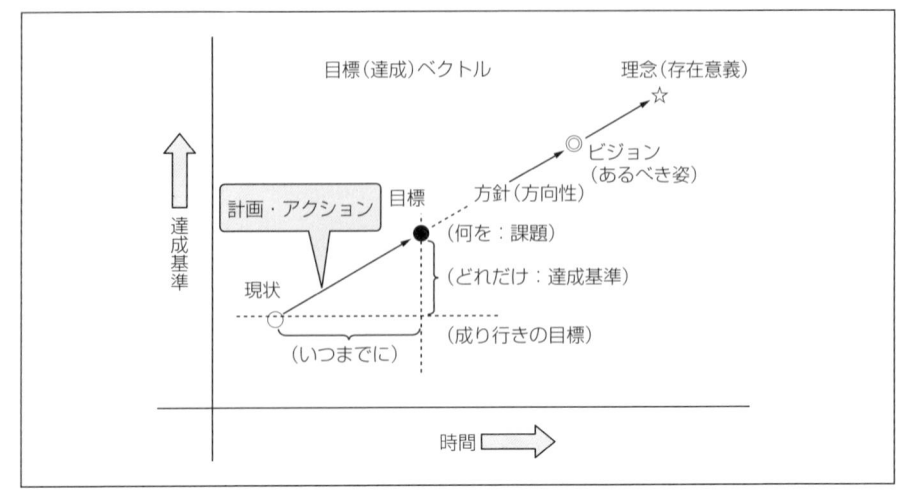

図2 目標達成レベルの概念

なお，導入に当たっては不信感を招くと狭義になるため，十分なコンセンサスを要する．その際に具備することは透明性，納得性，公正性である．また評価の結果は，業務遂行能力の向上意欲や軌道修正として機能し組織力につながるため，本人にフィードバックすることが肝要である．具体的には，単なる結果の告知ではなく評価の理由や得られた成果，業績，技能など優れた点を褒め，能力開発すべき課題とその手法を正確にアドバイスする．

生命を預かる医療専門職または組織の一人として，優れた人間性や高い倫理感をもち創造豊かな思考力，そして生涯にわたる知識の習得が必要である．運用面に関しては制度の導入目的と浸透性，ビジョンの達成と共有意識，保守的な目標からチャレンジ目標への意識転換，職種・部署の特性を踏まえた適正評価，人材育成の視点と評価の基準などが課題としてあげられる．

3. 自己評価の重要性

自己評価は，一般的に人事制度を高める方策として実施しているところが多い．通常は上司が部下に対して勤務態度や能力，実績，適正などを一方的に評価しているため，自分が正しく評価されているか不安や疑念が発生しやすい．そのため，上司の評価に先立ってチェックするシステムである．したがって，上司と部下の間でコミュニケーションが円滑であると，その評価に対して納得性や透明性が加わり，より効果的になる．

4. 目標管理制度

目標管理制度に関する目標達成レベルの概念を図2に示す．目標管理制度の導入で初めて組織の円滑なコミュニケーションがなりたつ．つまり，組織と職員を結びつけるコミュニケーションスキルの向上ツールであると考えることができるからである．目標設定は数値目標を掲げるだけではなく，取り組むべき重要課題を絞り込み具体的な対策，施策，手法（計画・アクション）を明らかにする．ポイントは年度目標と組織共通の目的・策定であり

1) 病院理念と経営戦略に沿った目標設定になっているか？
2) 組織の「モチベーション（motivation）効果」を期待できるか？
3) 組織が共有する効果的な動機になっているか？
4) 課題が明確になっているか？
5) 求められているイメージに忠実か？
6) チャレンジングな目標になっているか？

などを考慮して組み立てる．あくまでも自己の成長と能力の向上，組織の達成と強化を目的とする．

メモ モチベーションとは？

モチベーションとは，人がある方向や目標をもって，それに向かって行動し維持する働きである．一般的に，動機づけややる気と呼ばれ，内部行動を引き起こす動因と外部行動により誘発される誘因とがある．また，モチベーション理論としてマズローの欲求5段階説が広く知られている．

■職務遂行能力の向上ツール

1. ナレッジマネジメント

医療専門職は知識の共有化，明確化を図るうえで医療に関わる「ナレッジマネジメント（knowledge management）」を要する．ナレッジマネジメントとは，暗黙知と形式知の相互変換プロセスによる効率化や研究開発を容易にしようとするマネジメント手法である．共同化（socialization），表出化（externalization），結合化（combination），内面化（internalization）の4つの知識変換モードは，新たに創造された知識を組織全体に広め具体化する．

特定個人にのみ蓄積された良質な医療の提供能力を病院組織の知識として共有し，組織の財産に相互変換することができるこの手法は，医療専門職にとって職務遂行能力の向上，知悉に資するきわめて有機的なツールであるといえる．

2. コンピテンシーの導入

コンピテンシー（competency）は，病院組織からみた人事制度において考慮すべき重要な因子の一つである．その解釈は多様であるが，特定の職務において安定的に優れた業績をあげる人のもつ行動特性で継続的，反復的に示さる能力であるといわれている．

コンピテンシーの導入は，業績評価として標準的水準，または，それ以下の職員に対して優れた業績行動を示し向上させる試みに特徴をもつ．視点は，自分自身で強み・弱みの相対的な行動特性を理解し，成果に結びつけ，自己の能力を最大限に活用しながら高い成果を生み出す志向である．その留意点は，過去の行動特性を強く意識し肯定するため，病院運営においてビジョンの転換や環境の変化に対し柔軟性を要する．特に，組織風土の変革など院内改革を展開する場合は職員の行動特性にチェックをかけ，制度的な揺らぎを継続させると効果的である．

現在の社会は，人的資源マネジメントがさまざまな分野で提唱され，その一環として大きな注目を集めるようになってきており，今後ますます普及していくものと思われる．

3. 階層別役割基準書の提案

階層別役割基準書を表1に示す．職務遂行能力は一時的ではなく，将来も継続するような資質を求める．階層別役割基準の役職区分は，上位になるにつれて「アカンタビリティー（accountability）」や発揮すべき能力の重要度が付加される．職能資格概念は，役職区分のなかでそれぞれが病院組織でどの位置づけになるのかを概念で示して

表1 階層別役割基準書─病院組織

職能資格概念	役割基準		
	組織運営・部門連携理	業績管理	業務
診療放射線技師長 部門統括管理	部方針の立案・推進 ・年度部方針，年度計画の立案 ・部方針の周知徹底 ・実施状況の把担 ・確認 病院会議の参加 ・各会議，委員会等議事進行 ・職種会議，委員会の運営 部署間調整 ・部署間問題解決の運営調整 ・医師，看護，医療スタッフとの協力体制構築	部内業績の管理 ・医業収入 ・一般経費額 予算実績管理 ・月次決算の分析，検討 ・予算管理の分析，検討 患者数管理 ・機器の稼動状況の把握 ・患者見込みの把握	情報収集と活用 ・医業経営に関わる情報収集と分析 ・医療と社会情勢への敏速な対応 決済手続き ・決済事項の事前説明 ・稟議書作成，決済事項の実施 医療事故防止 ・対策の指導 ・発生した事故の分析
副診療放射線技師長 上級指導監督	チーム目標の立案，推進 ・チーム目標達成計画の立案 ・チーム目標の周知徹底 ・実施状況の把握，確認 病院経営会議の参加 ・部門方針，意見等の伝達 各種委員会の運営補佐 ・連絡調整，議事録の作成	コスト管理 コストの把握 コスト意識の指導	業務計画の立案 ・業務計画，業務分担の立案 ・業務遂行状態確認および対策の検討 ・業務改善 業務調整 ・業務計画表の作成，見直しコミュニケーションの実施 ・連絡，相談，報告の励行 ・業務改善前後の評価 安全管理 ・院内感染者の把握
診療放射線主任技師 指導担当実務	部門間連絡調整の実施 ・部門内，他部署との連絡調整 部内会議運営 ・議事進行，議事録作成管理 ・各会議の準備，司会運営	コスト意識	業務調整 ・業務遂行の確認および助言の有無 ・業務内容の把握，業務方法論の検討 ・環境整備の徹底，指導
診療放射線技師 初級指導非定型業務	カンファレンスの運営 ・準備，司会，運営	コスト意識	日常業務推進 ・遂行業務，トラブルの報告 ・リーダー業務の実践 ・業務の改革，工夫
診療放射線技師新人 日常定型業務・単純定型業務	病院組織の理解 ・病院理念，部門理念の理解 ・部門目標の理解 ・部門目標の実施 ・個人目標の設定と取り組み	コスト意識の醸成	日常業務実践 ・マニュアルに沿った実践 ・部内業務の理解 ・報告，連絡，相談の適時実践 ・チーム医療の役目と理解 ・社会人，医療人として常識的な対応

からみた診療放射線技師に関わる人事制度

顧客（患者・外部）	人的管理	教育・研修
業務委託業者の管理統括 ・清掃，保守，警備など 患者管理 ・人権確保 ・苦情内容の把握 ・トラブル解決，報告 院外研修会の実施，参加 ・講師 ・プロデュース 学生実習 ・評価	適正な人員配置の検討 ・部門別評価の分析，人員配置への情報収集 ・人員異動 ・能力開発の作成 ・各役職者の意見聴取および人員調整 昇格・昇進 ・昇格，昇進候補者リストの作成 規則の遵守・指導 人間関係の調整 ・コミュニケーションの職場づくり ・役割を認識した職場づくり スタッフ評価と人材の適所配置 ・部門運営の把握 服務規律・指示の遵守 ・院内規定に基づく許可，届出の管理 ・勤務時間の管理	人員考課の実施 ・部業務量の把握と人員考課の実施 ・人員考課後の面接実施 ・人員考課の検証 年間教育計画の立案 ・遂行 ・評価
患者把握 ・患者情報の把担 ・適正な対応と選択 ・プライバシーの保護 ・部門との情報交換 学生実習 ・指導	服務規律・指示の遵守 ・院内規定に基づく許可，届出の指導 ・業務上の指示・命令・報告書の指導 ・勤務時間遵守の指導	主任，新人指導育成 ・段階的教育計画の立案実施・リーダーシップの育成 オリエンテーション ・新人へのオリエンテーション計画作成と通知
患者把握 学生実習 ・指導	初級指導・非定型業務指導	スタッフの研修 ・中途採用者の指導 ・研修テーマの実践 ・部内学習会の企画，運営 ・教育，研修資料，図書管理
患者，家族からの相談対応 ・対応の実践		研究の取り組み ・院内，院外の発表 ・新入の業務指導
患者への対応 ・安全なケアの提供 ・一般的マナー ・ルールに沿った対応	院内諸規則，職場ルールについての理解 人事考課の目的，ルールの理解	研究メンバーとしての，研究に参加 研修や学習会への参加

（インナービジョン 2007；8. より抜粋引用）

いる．

　例えば，診療放射線技師長に関わる職能資格は豊かな経験と専門分野に精通した知識を活かし，新しいことにチャレンジする意欲と啓発に努め，時宜を得て共通の目的意識が芽生えるように部門の基本方針の確立を図る．診療面では高度な専門知識や技術修得，さらに，困難な課題を遂行する判断・処理能力．研究面では学会発表と論文化への指導・支援など，日常定型業務をこなしながら取り組む基本姿勢を部下に教示する．

メモ アカンタビリティーとは？
　健全経営を行うえで戦略や中・長期的診療計画は重要である．目標を達成していく際に必要なことは，それぞれの組織の役割と責任が明確になっている効果的な組織形態をつくることである．
　人事制度では，職務を遂行するうえで要求される成果を生み出す責任をアカンタビリティーと呼ぶ．

■ もっと詳しく知りたい人は…

1) 地方公務員人事・評価制度研究会：人事評価への取り組み：先進自治体の事例，ぎょうせい，2003.
2) 平井さよ子，他：強い看護部づくりの決め方．目標管理導入成功の方策，日総研，2003.
3) 荻原　勝：インセンティブを高める，最新人事制度集，設計と運用，東洋経済新報社，2002.

ワンポイントアドバイス　—ミスから学ぶ，ベストから学ぶ—

■業績評価の陥穽

ハーロー効果…全体的な印象が評価に影響（一見瞬間型）
　全体的な印象が評価に影響を及ぼしてしまう．自分は瞬間的に人を見抜けると思っているタイプに多くみられる．

寛大化傾向…人間関係を重視（部下同情型）
　部下に対する思い入れ，同情などによって評価がアマイ方向に偏ってしまう傾向．人間関係重視のタイプや部下に対して自信のないタイプが陥りやすい．

厳格化傾向…きわめて優秀な評価対象者が判断の基準（強制型）
　きわめて優秀な人の判断の基準とすることで評価がカライ方向に偏ってしまう傾向．強制タイプや強い自信をもちすぎているタイプに多くみられる．

中心化傾向…優劣の判断基準の欠乏（中間型）
　個々の部下の間に優劣をつけたくない，あるいはよくわからないので極端な評価はつけづらいなどの原因で，評価が中間的なところに固まってしまう問題．部下のことがよくわからない，自信がないタイプにみられる．

期末効果…評価直前の実績を強く重視（期末評価型）
　評価直前の本人の業績が強く印象に残り，全体ではなく期末の状態だけで評価してしまう．

■最良最適な医療とは

【独立行政法人国立病院機構九州医療センター 朔 元則名誉院長のことば】

「最良最適な医療」とは，「最新の医学の知識に立脚し，患者一人一人の身体的，精神的条件，社会的背景を感性鋭く察知して，多くの専門家が総合的に判断し良しとした医療を，十分に修練を積んだ医療従事者が，細心の注意を払いながら施す医療である」．

しかし，定見ではなく時代の潮流とともに変化するものであると意識しておく．

メモ 医の倫理

ヒポクラテス医の本質は，知を愛し，術を愛し，人を愛することである．1990年頃からはQOL（quality of life）の向上により，患者の医療ニーズは多様化し病院の選択が行われている．医療人は「医の本質」を理解し，病を看る姿勢と事の真贋を見抜く知恵を人間学から厳に学ぶ必要があるかもしれない．

HIPOCRATES

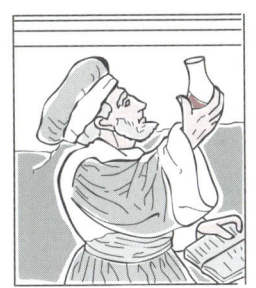

VIII. 診療放射線技師の目標評価とは
目標評価・360度評価とは

東村享治

―〈理解のためのエッセンス〉――
- ●「目標評価」とは，病院の理念や方針に沿った，組織目標達成のために個人の役割を明確にして，技師として求められる人材像に近づくために成し遂げるべき期間目標を決めて，その成果を評価することである．
- ●「目標の評価項目」は，業務・経営向上に関する項目や技術・能力向上に関する項目などがあるが，項目3つ程度を自分の目標として決める．
- ●「目標評価ための面談」には，目標設定のための調整を行う目標面談と進捗度の確認や目標の変更調整などを行う中間面談，さらには，最終的な達成度評価をする最終面談とがある．
- ●日常の職務態度を評価する業務・役割評価において，個人と評価者以外に個人を取り巻く周りの評価（上司，同僚，部下ら6名程度）「360度評価」を加える．これらは，評価者が評価を行う際の客観的な参考資料や，個人が周りからどのようにみられているかを知る参考資料となる．
- ●評価結果については，「人事考課」として勤務成績判定（昇給・異動・勤勉手当など）に活用し，次年度に向けた目標や人材育成の課題として生かしていくことが大切である．

■個人の目標は，どのように決めるのか

　目標の設定には，まず病院の理念・目標方針や部門目標などについて理解して，病院の方針や部門目標に沿って，評価者（上司）とよく話し合って今の問題は何か（何を解決すべきか），そのための自分の役割や，自分が何をすべきかなどを問いかけてチャレンジ性がある目標を決める．個人的に重点的に取り込む業務や重要なスキルを「目標」として設定し，上司と相互が納得して，決められた期間にチャレンジする（図1，表1）．

■目標評価は，何のためにするの

　目標評価とは，個々の能力・意識を把握し，情意を引き出し，有効活用して組織・個人に生かす人材育成を促すためにある．目標項目の種類には，直接業務の成果に結びつく「業務の向上目標」や，求められる人材像に近づくための「技術・能力の向上目標」がある．また，主任クラスでは「部下の人材育成の支援」なども目標として設定すべきである．

■個人目標を設定する際の注意とは

　個人目標を設定する際には，何を，どの

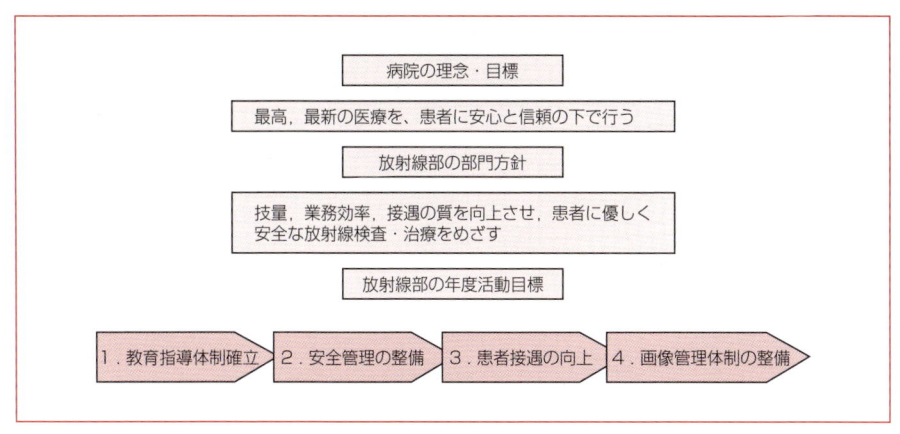

図1 病院および部門目標(例)の把握

ようにどこまで行うかを明確にすることが大事で，基本は自己設定，自己管理，自己評価を原則としている．個人目標の内容は，主任以上の管理者と一般技師に分けて少し異なるが，チャレンジ性とプロセスを重視する．ただし，達成しやすくなるように目標のレベルを下げないことや，病院・部門方針とかけ離れた目標にしないこと，明らかな達成度指標（数値目標）で，できるだけ具体的にすることが望ましい（図2）．

■目標の評価項目とは（図3）

「業務の向上に関する項目」と「技術・能力の向上に関する項目」がある．

1. 業務の向上に関する項目（2〜3個）

業務の向上のための経営的な成果（目に見える成果および期待度）や業務効率，安全対策のようなチームや組織としての個人の役割や取り組み，改善活動に関する項目がある．さらに主任技師以上では部下の支援（人材育成，技術スキルアップ）に関する項目がある．

2. 技術・能力の向上に関する項目（1個）

個人の自己啓発や技術スキルの努力に関する項目がある．例えば，専門技術者認定資格や修士や博士取得などに関する項目である．

3. 360度評価（日常業務・役割評価項目）

360度評価とは，個々の日常における職務態度評価を規律・接遇，安全性，技術，責任，姿勢，マネジメントなどの項目に分けて，コミュニケーション，チームワーク，リーダーシップなどの職務態度について5段階（模範的，優秀，標準，注意，指導要）から選び，自己評価と評価者の評価，さらに本人を取り巻く周りの上司，同僚，部下による他者評価を行うものである（表2，図4）．360度評価の分析例を図4で示すが，図4-aでは自己評価は高いが周りの評価は低い．図4-bは，その逆で自己評価は低いが周りの評価は高い．基本的には自己評価と周りの評価が高い位置で一致しているのがよい．

表1 福井大学病院での職務評価の一例

平成20年 附属病院診療放射線技師 職務評価表（案）

| 被評価者 | 所属： 放射線部 | 現職： | 氏名： |

目標
- ●病院の理念：最高・最新の医療を安心と信頼の下で行う。
- ●放射線部の目標：技術、業務効率、接遇の質を向上させ、患者に優しく安全な放射線検査・治療をめざす（①教育指導体制の確立 ②機器管理の安全整備 ③患者接遇の向上 ④画像管理体制整備）

【業務・技術向上に関する目標】 目標面談 5月 日　中間面談 10月 日

番号	目標項目	新規・継続	具体的な内容（詳細）	目標の進捗度報告（自己評価）	進捗度（自己）	進捗度
1						
2						
3						

【最終結果報告・自己評価】 最終面談 2月 日

番号	目標項目	新規・継続	具体的な内容（詳細）	目標の達成度報告（自己評価）	達成度（自己）	達成度
1						
2						
3						

（上記目標以外の事項申告やその他主張したい事等）

（自己最終評価 成果・内容補足・反省等：別紙可）

【評価者の総合評価】（業務・役割評価も含む）

達成度	5・4・3・2・1		
評価者	職名：	氏名：	㊞
達成度	5・4・3・2・1		
評価権者	職名：	氏名：	㊞

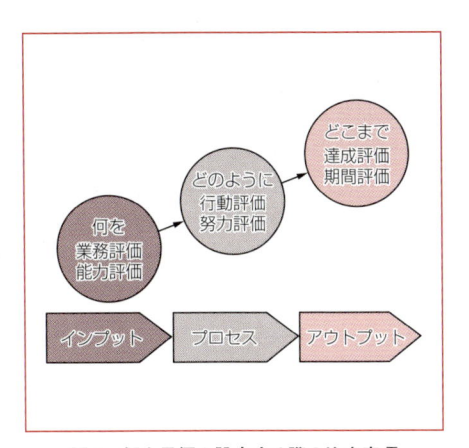

図2　個人目標の設定する際の注意事項

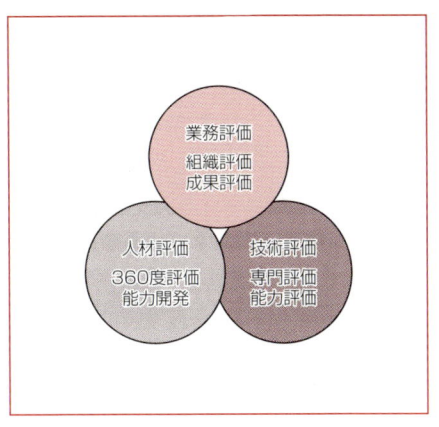

図3　目標の評価要素とは

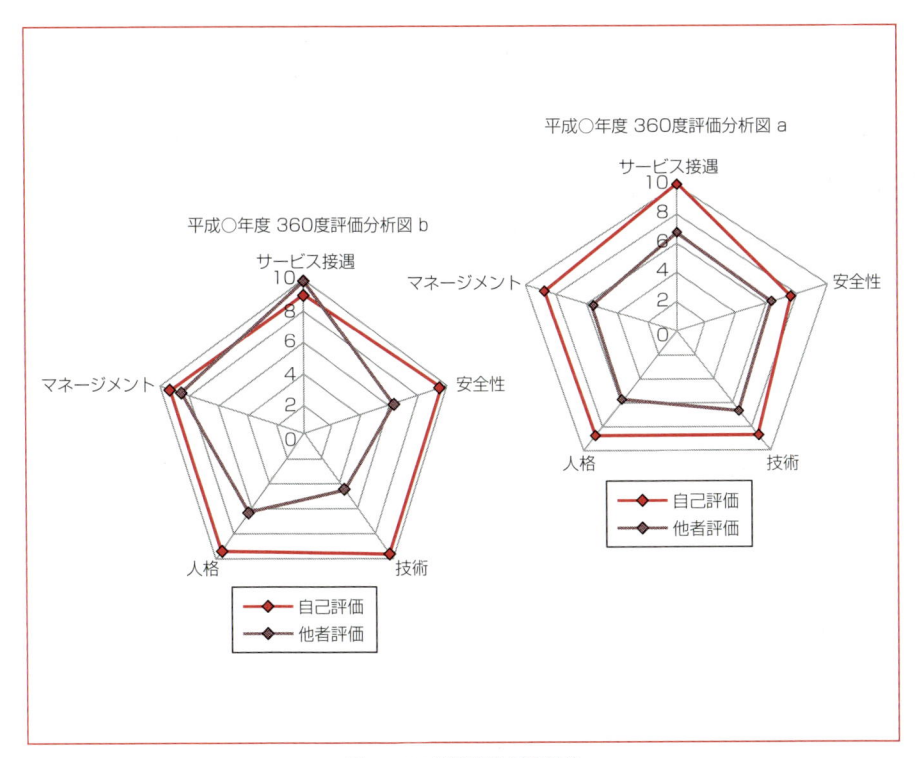

図4　360度評価分析図（例）

268　VIII. 診療放射線技師の目標評価とは

表2　福井大学病院での360度評価（診療放射線技師）の一例

業務・役割評価　　記入日　平成 20 年　月　日

評価項目		所定要素による評価（内容）	被評価者（自己評価）					評価者				
			模範的	優秀	標準	注意	指導要	模範的	優秀	標準	注意	指導要
規律・接遇												
1. 身なり姿勢		清潔感のある服装・履物・姿勢で接している。	5	4	3	2	1	5	4	3	2	1
2. 規律		就業規則・時間を遵守して、職場の秩序をきちんと守っている。	5	4	3	2	1	5	4	3	2	1
3. 応対態度		患者に真摯な態度で適切に応対し、声かけや挨拶を必ずしている。	5	4	3	2	1	5	4	3	2	1
4. 検査説明		患者には、簡潔でわかりやすく説明している。	5	4	3	2	1	5	4	3	2	1
安全性												
5. 患者確認		検査入室時に名前やリストバンドによる患者確認を徹底している。	5	4	3	2	1	5	4	3	2	1
6. 安全講習会		安全講習会等に積極的に参加し、安全情報を確認している。	5	4	3	2	1	5	4	3	2	1
7. 機器点検等		機器の始業終業点検をしっかり実行し、後片付けもできている。	5	4	3	2	1	5	4	3	2	1
8. 注意集中力		患者の状態を把握し、常に患者の安全を心がけている。	5	4	3	2	1	5	4	3	2	1
技術												
9. 検査理解力		依頼目的や疾患に応じた検査が遂行できている。	5	4	3	2	1	5	4	3	2	1
10. 専門技術力		業務の遂行に必要な専門知識と技術を有している。	5	4	3	2	1	5	4	3	2	1
11. 検査遂行力		業務に粘り強く取り組み、正確かつ迅速に行動できている。	5	4	3	2	1	5	4	3	2	1
12. 検査適応力		状況に合わせ、トラブル時に適切に判断・対処できている。	5	4	3	2	1	5	4	3	2	1
責任												
13. 責任感		自分の任務を認識し、最後まで責任感を持って業務を達成している。	5	4	3	2	1	5	4	3	2	1
14. 協調性		報告・連絡・相談を行い、トラブルなくコミュニケーションをとっている。	5	4	3	2	1	5	4	3	2	1
15. 自立性		自分の意見・考えを述べ、また自分の間違いは、素直に非を認める。	5	4	3	2	1	5	4	3	2	1
16. 信頼性		業務を安心してまかせることができる。	5	4	3	2	1	5	4	3	2	1

表2 つづき 福井大学病院での360度評価（一般技師用）の一例

(診療放射線技師用)

姿勢									
17. 自己啓発	研修・講習会等に積極的に参加し、専門的な知識を取り入れている。	5	4	3	2	1	5	4	3	2	1
18. 役割認識	組織としての目標を理解し、自分の役割を把握して行動している。	5	4	3	2	1	5	4	3	2	1
19. コスト意識	費用対効果を意識して、業務改善に取り組んでいる。	5	4	3	2	1	5	4	3	2	1
20. 企画力	業務の効率や経営改善等の企画案を、積極的に提案できている。	5	4	3	2	1	5	4	3	2	1

業務・役割評価　被評価者（自己評価）　評価者
（合計平均）

福井大学病院での360度評価（主任技師用）の一例

(主任・副技師長・技師長用)

マネージメント									
17. 管理能力	担当部署の業務を管理し、計画的に遂行することができている。	5	4	3	2	1	5	4	3	2	1
18. 指導力	部下の能力を把握して業務をまかせ、適切な注意指導ができている。	5	4	3	2	1	5	4	3	2	1
19. コスト意識	費用対効果を意識して、業務改善に取り組んでいる。	5	4	3	2	1	5	4	3	2	1
20. 企画力	業務の効率や経営改善等の企画案を、積極的に提案できている。	5	4	3	2	1	5	4	3	2	1

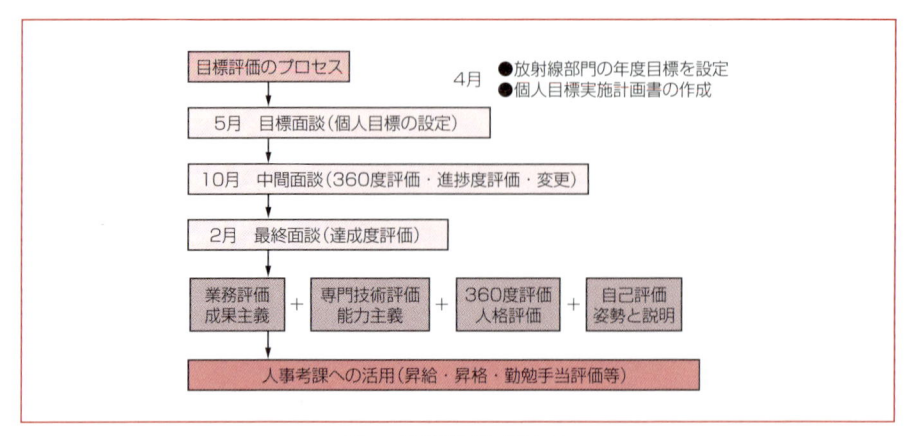

図5 目標評価のプロセス

■評価者との目標面談について

目標評価は，上司と部下との下記の数回の目標面談によって，組織の求める役割と本人の能力（役職）に応じた目標を経過から結果まで明確にして，お互い納得して決められる（図5）．

1. 目標面談（目標設定：インプット）

業務に関する目標や技術向上に関する目標について，個人がすべきことや期待される役割などを上司と部下が話し合い，何を目標項目や内容とするかを決定する面談．

2. 中間面談（進捗度評価・変更：プロセス）

目標の進捗状況を確認して，プロセスや取り組みなどの相談に乗り，遂行する上で修正が必要な場合の調整や人材評価（360度評価）を実施する面談．

3. 最終面談（達成度評価：アウトプット）

目標の最終成果を確認し，最終結果などについて説明と自己評価を聞いて，総合的に，客観的に評価するための面談．

■目標達成度の評価基準とは

最終面談において，各目標の達成度について自己評価や補足事項などを考慮し，組織への貢献度を含めて評価者が総合評価を行う．また，日常の職務態度評価となる360度評価結果は，最終面談において無記名の360度評価分析図（図4）のみ個人に示し，自己評価と周りの評価結果との確認をさせる．

●目標達成度評価基準
- 5（100％以上）：目標を期待以上に大幅に上回り，社会や病院に大きな成果を出した．
- 4（85〜100％）：目標を十分に達成し，満足できる成果を出している．
- 3（60〜84％）：目標は，ほぼ達成し成果を出している．
- 2（30〜59％）：目標は，達成には至らなかった．
- 1（30％未満）：目標は，達成にはるかに及ばなかった．

●人事考課（具体的な処遇への反映）

人事考課とは，評価結果における成果（昇給・異動・職務レベルのアップ）を明

確にして，次年度に向けた育成課題を考えることである．具体的な例には，下記のような処遇への反映がある．
1) 昇給に関わる勤務成績の判定
2) 勤勉手当ての成績率に関わる勤務成績の判定
3) 副技師長，主任および常勤者昇格への参考資料

■ **目標評価制度を向上させるポイントとは**
1) 組織・経営方針の具体化と明示
2) 評価者の面談・評価スキルの向上
3) 日常業務の評価に対する公平性と納得感の向上
4) 個人の情意向上と人材育成の検証
5) 評価結果に対する人事考課（処遇面反映）を明確化
6) 業務・役割評価（360度評価など）の他職種および外部者評価の検討

■ **人材育成の基本方針と職場研修**

人材育成には，組織やトップが長期的な視野に立ち，基本的な考え方を明確にして継続的に実施する教育が必要である．また，技術や安全の質確保のためには，患者とのコミュニケーションも大切で専門性や組織性をバランスよく育成する教育的な風土づくりが重要である．そこで，組織における人材育成の教育研修としては職場内で行うOJTを基本に，職場外で行うOFF-JTも利用した教育体制がある．

メモ OJTとは

OJT（on-the-job-training）は，職場内教育で職場の上司が職務を通じて部下を指導・育成する研修である．さらに職務を離れた職場外教育のOFF-JT（off-the-job-training）は，職務命令で一定期間，職務を離れて行う研修で，セミナーや講習会などがある．このように人材育成の教育研修には職場内教育OJTと職場外教育OFF-JTの2つがある．

メモ "配置移動"を決める場合には

放射線部内における配置移動や関連施設間における移動などにおいて，組織としてスムーズな業務遂行の実現や活性化，さらには，次世代技師の教育，専門技術研修と新事業の実施を考慮して，移動を決めている．技師個々がもっている欲求や希望（やりたいこと）と実際にコンピテンスから能力や適性（やれること）を検討して，組織としてやってほしい使命や役割（やるべきこと）を総合して，移動させることが理想的で，この3つの重なりが大きいほど職員のモチベーションが高まると考えられる．個々のもっている能力を最大限発揮して，意欲的に仕事に取り組むことができる配置移動であれば，組織としての成果も生まれる．

■ **もっと詳しく知りたい人は…**

1) 柴田昌治：トヨタ式で劇的に変わる自己「カイゼン」仕事術，PHP研究所，2006．
2) 高橋正治，高橋　隆編：図解診療放射線技術実践ガイド，第2版，文光堂，2006．
3) Ulrich D, Kerr S, Ashkenas R：The GE Work-Out，日経BP社，2003．

ワンポイントアドバイス　―ミスから学ぶ，ベストから学ぶ―

■部下の目標を達成するための質問応答のケース

部下と上司の会話であるが，
A君：「私の今回の目標は，患者さんとの接遇向上なのですが，具体的な評価のために患者満足度調査を追加したいのですが，どうしたらよいのでしょう」．
B上司：「そんなことは，自分で最初から決めておくのだよ」．

…どうしたらよいか迷っている部下には，目的を明確にするために，「今回の接遇向上の具体的な目的は何かな」「今，問題であることは何だと思うかな」と質問してみる．このように部下が目標を達成するために支援するコーチング力を上司も身につける必要がある．

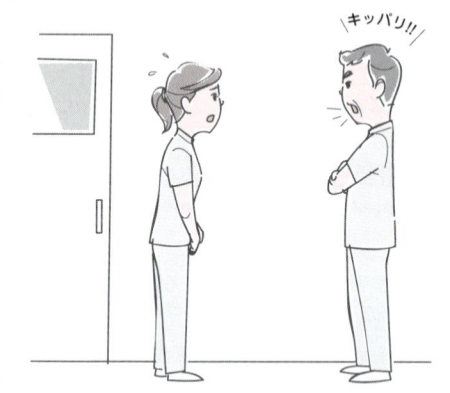

■最終面談における上司と部下対応のケース

上司・部下の最終面談が行われているが，上司が一方的に評価結果について納得させようと部下に説明している．部下は，ただじっと聞いているが本当は評価結果に納得いかない様子である．

自分がどのような評価をされたか知ることは大切だが，部下にとっても自己の成果や意思を上司に直接アピールできるよい機会で，自発的な姿勢で効果的に活用する必要がある．納得性を高めるために，評価者も部下の言い分に傾聴して共感してあげることが必要である．

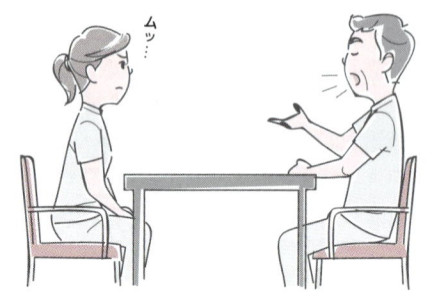

VIII. 診療放射線技師の目標評価とは
生涯教育のありかた

中澤靖夫

〈理解のためのエッセンス〉

- ●生涯教育とは，生き甲斐をもって生涯にわたり自立的に生き続けられる考え方を育む教育である．
- ●生涯教育の目的の一つは，世界の平和と人類の福祉の向上に貢献する人間を育むことである．
- ●職場における生涯教育のあり方は，24時間365日退職する日まで，いつでも誰でもがどこにいても教える環境と学ぶ環境が整っているシステムが理想である．
- ●自分が新しく習得するべき業務や目標とする課題を十分認識し，時系列に計画，実施，評価，改善のデミングサークルをまわし前進させる必要がある．
- ●自主的に，今日1日学んだこと，考えたり思ったりしたこと，ルール化したことを記録することが大切である．

■生涯教育とは

　21世紀の時代を迎えたとき，20世紀の戦争の時代は終焉し，平和の時代がくるだろうと期待していた．しかしながら，9.11を契機に混迷を深める世界情勢となった．アフガニスタン侵攻，イラク戦争，イスラエルのヒズボラ空爆など世界のあちらこちらで紛争が起きている．また，国内における人権問題をみてみると，職場におけるセクシャルハラスメント，家庭内暴力，児童虐待などが毎日のように報道されている．これらの世界的問題や国内的問題の原因の共通事項として，人間の人間による人間のための正しい生涯教育が実践されていないと考えられている．

　私たちは，民族の独立の闘争や宗教戦争に際し，それにかかわる一人一人の人間が，自分たちが行っている残虐な殺戮行為を「戦争だから仕方がない」として私達はすましてはならない．自分の中に潜む凶暴な本能的習性を認識し，戦争という過酷な環境のなかでも自分自身を制御できる強い精神力を日常的に育む生涯教育が重要な役割を担っている．人間の無知による愚かな人権差別，原初的欲望による自己中心的な残虐的行為の連鎖による共同社会の破壊を少しでも和らげていくには，生涯教育を人生の基本事業として地球に住む人間一人一人が自主的に取り組んでいく必要がある．

　わが国は戦後の荒廃の中から池田元首相の所得倍増計画に基づき，国民のたゆまない努力に支えられながら驚異的な復興を成

し遂げた．今ではGDPが世界第2位の超大国として，世界経済を牽引するまでになった．しかしながら科学技術の発展や情報社会の発展の反面，マスコミ報道にみられるような子どもによる親殺しや親による子ども殺し，電車内でお互いの肩がふれただけによる喧嘩など，殺伐とした国民感情を生み出した．急速な物質面の豊かさは，人間の心の豊かさを伴わず，むしろ，さまざまな精神の歪みをもたらした．経済至上主義に基づく職場における行き過ぎた合理化，効率化は働く人間の人格を否定しつつある．

　自己の価値観や職場における生き甲斐を失った人間は，自己に対しても，他者に対しても否定的となり，自虐的な生き方に走りやすくなる．このようなときに，生涯教育で自立的に学んでいる人間は考え方の違う人間をも包み込みながら他者を理解し，その考え方の同質性と異質性のバランスの中で生き甲斐を感じるものである．したがって，生涯教育とはこの世に生を受けた人間が生き甲斐をもって，生涯にわたり自立的に生き続けられる考え方を育む教育である，ということができる．

■**生涯教育の目的**

　未来学者アルビン・トフラーは「第三の波」という本の中で，20年前に高度情報通信革命がくることを予言した．そして，新しく始まった21世紀はITにより地球全体が情報通信網の海となった．今まで国連や国家間が抱えていた，食糧問題，難民問題，環境問題を，ITを駆使したNGO法人やNPO法人が積極的に取り上げ，市民的発想のもと，問題解決に向けて取り組んでいる．誰でもがキー操作ひとつで世界情報を一瞬にして知ることができる反面，企業の誇大広告情報や為政者の作為的な情報，人権を無視した作為的な情報が氾濫している．このような情報洪水の中で，多くの人間が情報に踊らされ，いつしか情報に反応しなくなりつつある．情報の洪水は人間を不感症にさせ，無感動な人間をつくり出しつつある．このような高度情報社会の中で，人間が自立的に生きていくには自分を取り巻く社会的環境構造の特性を理解し，その特性に踊らされることなく，その特性を利用しながら自らが自立的に情報を発信していく必要がある．

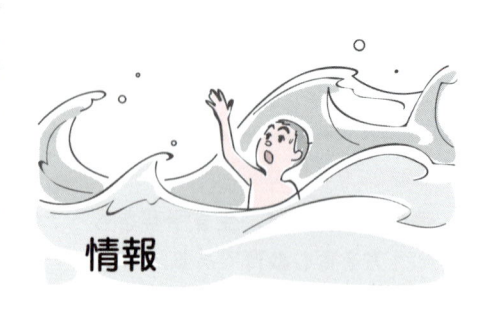

メモ　アルビン・トフラー
　アルビン・トフラー（Alvin Toffler）は，アメリカの評論家，未来学者．「デジタル革命」「コミュニケーション革命」「組織革命」に関する業績で知られている．第1の波は農業革命後の社会であり，第2の波は産業革命であり，第3の波は脱産業社会であると予言した．

　わが国の教育基本法の前文には，「日本国民は，たゆまぬ努力によって築いてきた民主的で文化的な国家を更に発展させるとともに，世界の平和と人類の福祉の向上に貢献する事を願うものである．我々は，この理想を実現するために，個人の尊厳を重

んじ，真理と正義を希求し，公共の精神を尊び，豊かな人間性と創造性を備えた人間の育成を期するとともに，伝統を継承し，新しい文化の創造を目指す教育を推進する」と述べている．まさに生涯教育の本質的内容である．

この前文から生涯教育の目的を考えると
・民主的で文化的な国家を発展させる人間を育む．
・世界の平和と人類の福祉の向上に貢献する人間を育む．
・個人の尊厳を重んじ，真理と正義を希求する人間を育む．
・公共の精神を尊び，豊かな人間性と創造性を備えた人間を育む．
・伝統を継承し，新しい文化の創造を目指す人間を育む．

以上の5項目を大きな目的としてあげることができる．

■ **職場における生涯教育のあり方**

生涯教育は時系列的にみてみると，胎児期，乳幼児期，児童期，青少年期，壮年期，老年期に分けることができる．それぞれの時期にそれぞれに対応した生涯教育が必要である．小学校に入学する前までは，両親が最初の教師として大きな生涯教育の役割を担っている．父や母の一挙手一投足が，生涯にわたり子どもの精神的成長に大きな影響を与える期間である．小学校から大学を卒業するまでは学校の先生や友達，環境，両親の影響を大いに受ける期間である．この期間に社会福祉的ボランティア活動を行うことができると，その後の人生に大きな影響を与えると考えられる．社会人として働き始め，組織の一員としての自覚をするようになると，新たな価値観に遭遇

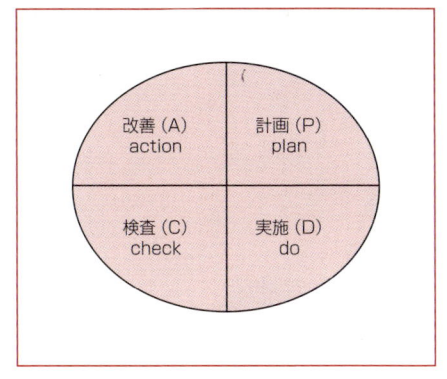

図1 デミングサークル

し，戸惑うことが多々あると思う．そのようなとき，職場としての生涯教育のプログラムがしっかりした目的で組まれていると，そこで働くスタッフは生き甲斐を感じるものである．

職場における生涯教育は24時間365日退職する日まで，いつでも誰でもが，どこにいても教える環境と学ぶ環境を整えておく必要がある．そのためには一人一人のスタッフが自分のやるべき業務や新しく習得する業務，目標とする課題を十分認識し時系列に計画(plan)，実施(do)，評価(check)，改善(action)のデミングサークルをまわし前進させる必要がある．

メモ デミングサークルとは

アメリカのW. E. Deming博士(1900～1993)が，統計的品質管理の基本を唱えたものである．品質管理の目的は，設計書や仕様書で示された内容の製品を最も経済的につくる方法をいう．品質管理は，デミングサークル(図1)に従ってP→D→C→Aの順に計画通りに実行できるようにする．そして，常に計画を見直し改善する手法である．

筆者たちの組織では，放射線部門をモダリティ別に5部門(一般撮影検査，血管造

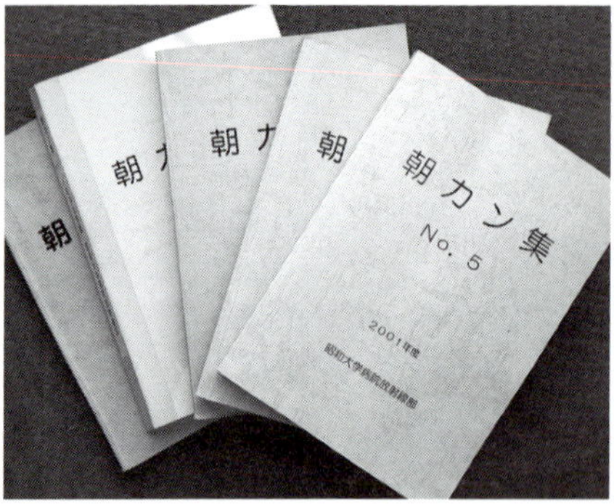

図2 朝カン集（1年間のカンファレンス資料のまとめ）

影検査，CT・MR検査，核医学検査，放射線治療）に分け，それぞれの部門で独自に指導する業務と合同で指導する業務に分け，組織的な教育を行うとともに各スタッフが1年間の目標設定を行い，その達成に向かって努力している．ここでは昭和大学附属病院における生涯教育を紹介する．

1. 一般撮影検査部門における新人教育

入社した新人は，合同の集中的な教育研修終了後，各病院に配属される．新人一人一人にプリセプターがつき，毎日のノート交換が3ヵ月間継続的に行われる．

新人（プリセプティ）が記述する項目は
1) 今日1日で学んだこと（study）
2) 今日1日で考えたり思ったりしたこと（thought）
3) 今日1日でルール化したこと（rule）

である．記述された内容に対し，それぞれの受け持ちプリセプターが質問に答えたり，間違っている点をノートに赤字で記載し，記録に残す指導を行っている．

メモ プリセプターとプリセプティーとは
プリセプターは教訓者，教師を意味する．プリセプティーとは仕事を学ぶ人を意味する．プリセプター制度とは先輩技師がマンツーマンで新人技師を一定期間OJT（on the job training）を実施する教育手法である．

一般撮影検査部門における新人の業務習得計画の大項目は下記の内容であり，中項目，小項目に基づき毎月1回，自己の業務習得度合いをリーダーに報告する制度となっている．リーダーは報告内容に基づき，スタッフの達成度を毎月1回行われる技師長を中心としたOJT会議に業務習得内容を報告し，問題点などがあれば集団で検討している．

● **一般撮影検査部門新人業務習得項目（大項目）**
1) X線単純撮影法の習得
2) X線撮影条件の習得
3) X線装置操作の習得
4) CRシステムの習得
5) 当直時特殊検査法の習得
6) 病院情報・放射線情報システムの習得
7) 研究テーマをもち，学術活動を行う
8) 「報・連・相・打・根」の習得
9) チーム医療の習得
10) エチケット・マナーの実践
11) 患者の安全対策の習得

2. 朝カンファレンスと昼カンファレンスによる教育

病院の基本方針の1項目である「生命倫理を尊び，科学的根拠に基づいた高度な臨床研究を実施する」に基づき，放射線業務の標準化と放射線技術の質の向上を目指して，朝カンファレンスと昼カンファレンスを行っている．

朝カンファレンスは各部門週1回をめどに，各部門ごとに業務開始15分前くらいから始め，10分間で終了できるよう指導している．昼のランチョンカンファレンス

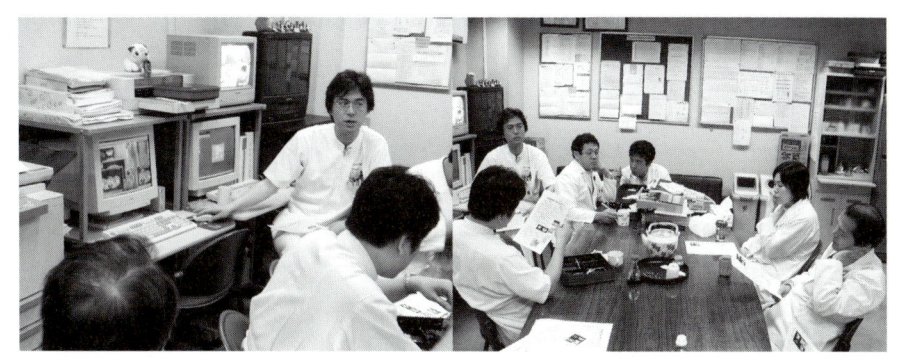

図3　昼のカンファレンスの風景

は，朝各部門で発表された内容を技師室にて再度発表する形式をとっている．昼のカンファレンス出席者は各部門リーダーを中心とした構成となっているため，発表内容に対して各モダリティの専門家としての視点が加わることから，質問内容も多岐にわたり，充実した討論会となる．発表した内容は「朝カン集」として毎年一冊にまとめ，スタッフがいつでも利用できるようになっている（図2, 3）．

●朝カンファレンス報告書に記載されている項目
1) 主訴（年齢，性別，病歴）
2) 患者情報（検査時）
3) 検査依頼部位
4) 撮影目的
5) 撮影条件および表面被ばく線量
6) informed consent
7) 撮影時の注意点（検査に対するアプローチ）
8) 撮影技術（撮影条件，体位などの工夫した点，チェックポイントなど）
9) 疾病病態の基礎（特徴，好発部位，年齢，男女比など）
10) 解剖学的画像情報（X線所見，病態分類，解剖の説明など）
11) 技術情報（計測法，撮影法など）
12) 特記事項・検討事項（特に伝えたいこと，ポイントなど）

3. 全体研修会における教育

放射線部における全体研修会を毎月2回開催している．毎月第1火曜日は病院事業報告終了後，部門責任者による30分講義，部門スタッフによる30分講義を実施している．第2火曜日は院内各科の講師クラスの医師による講義を30分実施している．

4. 合同学術研究発表会による教育

毎年1回約100名の技師が参加して，合同の学術研究発表会を開催している．新人研究発表，3年目研究発表，5年目研究発表，指導者研究発表，特別講演I・IIの構成からなり，毎年約30数演題が発表されている．この学術大会で学術賞・特別賞・新人賞などを受賞した人々が優先的に院外の学会に発表する方式を採用している．

5. 各種分科会における検査業務の標準化と教育

131名の技師が8つの病院と1つのクリニックで働いている．毎年ローテションがあるため，どこの病院で働いても同じルールで業務が遂行できるように管理業務報告書類などは標準化されつつある．検査業務

表1 各種専門医・専門技師・専門看護師

1. **日本専門医認定制機構で紹介されている専門医**
   - 日本内科学会 認定内科専門医
   - 日本小児科学会 小児科専門医
   - 日本皮膚科学会 皮膚科専門医
   - 日本精神神経学会 精神科専門医
   - 日本外科学会 外科専門医
   - 日本整形外科学会 整形外科専門医
   - 日本産科婦人科学会 産婦人科専門医
   - 日本眼科学会 眼科専門医
   - 日本耳鼻咽喉科学会 耳鼻咽喉科専門医
   - 日本泌尿器科学会 泌尿器科専門医
   - 日本脳神経外科学会 脳神経外科専門医
   - 日本医学放射線学会 放射線科専門医
   - 日本麻酔科学会 麻酔科専門医
   - 日本病理学会 病理専門医
   - 日本臨床検査医学会 臨床検査専門医
   - 日本救急医学会 救急科専門医
   - 日本形成外科学会 形成外科学会専門医
   - 日本リハビリテーション医学会 リハビリテーション科専門医
   - その他多数の専門医がHPで紹介されている．

2. **(社)日本放射線技術学会**
   - 各種学会との共同認定機構を立ち上げ，専門技師を認定している．
     放射線治療専門技師，放射線治療品質管理士，MR専門技師，核医学専門技師
   - スーパーテクノロジスト(ST)認定制度を検討している．

3. **(社)日本放射線技師会**
   - アドバンスド放射線技師，シニア放射線技師，マスター放射線技師の技師格取得の認定制度がある．
   - 放射線機器管理士，放射線管理士，臨床実習指導教員，医用画像情報管理士の認定資格制度がある．
   - 各種学会との共同認定機構を立ち上げ，専門技師を認定している．
     放射線治療専門技師，放射線治療品質管理士，MR専門技師，核医学専門技師

4. **(社)日本看護協会**
   - がん看護専門看護師，感染症看護専門看護師，急性・重傷患者看護専門看護師，小児看護専門看護師，精神看護専門看護師，地域看護専門看護師，母性看護専門看護師，慢性疾患看護専門看護師，老人看護専門看護師
   - その他17分野の認定看護師制度がある．

における標準化や合同研修を進めるため，各種分科会をつくり活動している．統括教育委員会を中心として，現在活動している分科会は，乳腺分科会，IVR分科会，CT・MR分科会，医療機器安全管理分科会，リスクマネジメント分科会である．

6. 論文の教育指導

全国的な学術学会で研究発表したなかで，新規性のある研究に関しては論文化を進めている．定期的に研究資料を提出してもらい，1論文につき半年から1年の期間をかけて統括部長の指導のもと論文作成している．

メモ 最近発表された論文
- 武 俊夫，他：脳血管IVRにおける水晶体被曝に対する防護シールドの作成と被曝低減効果．日放技学誌 63(11)：1246-1252，2007．
- 石田秀樹，他：放射線機器管理における始業点検の意義．日放技学誌 62(11)：1575-1583，2006．

■学術団体・医療職能団体の生涯教育

平成11年の某大学病院による医療事故は,大きな社会問題となった.国民の医療社会に対する厳しい視線に対して,多くの学術団体や医療職能団体が安心で安全な医療技術を提供するために,毎年学術大会を開催し,最先端領域の医学研究を学ぶとともにシンポジウムなどを通じて,専門領域におけるガイドラインの構築と業務標準化を推進している.また,各専門分野の高度化を図り,専門技術を提供することにより社会的評価を得る仕組みとして専門医の認定制度や専門技師,専門看護師の認定制度を普及させている.ここでは若干の専門医,認定技師,専門看護師等を紹介する(表1).

■まとめ

生涯教育とは,仕事においても,家庭においても,生き甲斐をもって自分の人生を愉しむことのできる考え方を育む教育である.生涯教育の目的は民主的で文化的な国家を発展させる人間,世界の平和と人類の福祉の向上に貢献する人間,個人の尊厳を重んじ真理と正義を希求する人間,公共の精神を尊び豊かな人間性と創造性を備えた人間,伝統を継承し新しい文化の創造を目指す人間を育むことである.この地球に住むすべての人間が天の理(宇宙の法則)を学び,地の理(地上の法則)を学び,お互いに教育し合い,お互いに尊重し合い,豊かな人間社会を創造することである.

■もっと詳しく知りたい人は…

1) 松本満臣,他:スーパーテクノロジスト認定制度に関する検討報告書.日放技学 61(3):359-371, 2005.
2) 飯田史彦:「生きがい」の夜明け―生まれ変わりに関する科学的研究の発展が人生観に与える影響について―.福島大学経済学会「商学論集」64(1):55-102, 1995.
3) 野村桂子:未来創造学としての生涯教育 野村生涯教育言論Ⅰ,光村教育図書,1996.

ワンポイントアドバイス ―ミスから学ぶ,ベストから学ぶ―

■新人技師の要望をそのまま受けて,認定講習会を受講させたが不合格となったケース

新人技師がマンモグラフィの撮影を始めて6ヵ月が過ぎ,先輩技師からも評価されるようになった時期に,NPO法人マンモグラフィ検診精度管理中央委員会主催のマンモグラフィ技術講習会の案内が届いた.先輩技師の勧めもあり,本人の希望もあったため,受講させたが不合格となった.不合格の原因について調べてみると,講習会直前まで新人研究のまとめに追われ,先輩から貸してもらったマンモグラフィに関する教科書の予習がほ

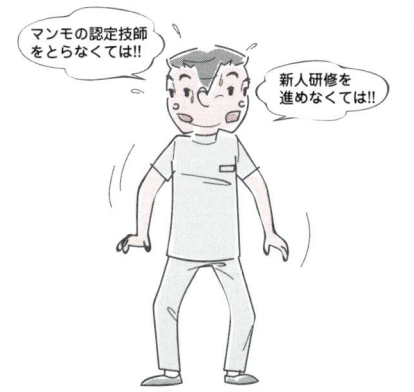

とんどなされてなかったことがわかった．

　…直属の上司は新人が抱えている仕事内容や研究の進捗状況を十分把握し，本人の希望であっても本人のレディネス（用意できる割合，支度できる範囲）に合わせたリーダーシップを取ることが大切であった事例である．

■**主任研究員が学会発表終了後，退職したために研究が遅れたが，上司の努力により論文が受理された**
　IVR部門による被ばく低減技術の研究発表を学会で行った後，主任研究員が退職したため研究が中断してしまった．研究発表会でも金賞を受賞した新規性のある研究であったため，退職した本人とも話し合い，部門上司が交代して研究を推進し，論文化することができた．

　…一度発表した研究は誰のものかとなるが，研究自身がまだ完成していなかったことや本人の了解が得られたため，主任研究員を交代した上司が研究を続け，新しいデータも追加し，論文化することができた事例である．

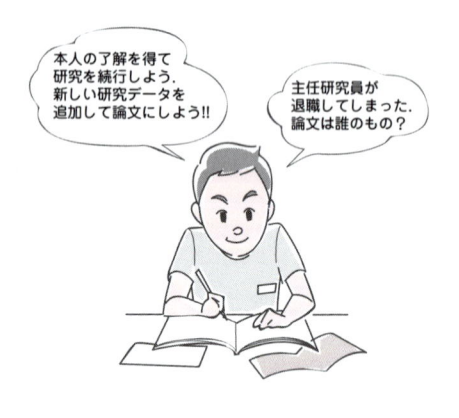

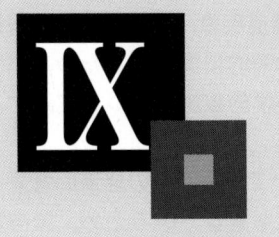

IX 診療放射線技師の専門技術とは

IX. 診療放射線技師の専門技術とは

診療放射線技師の専門技術とは

増田一孝

〈理解のためのエッセンス〉

- 21世紀初頭における国民医療の課題は，悪性腫瘍疾患，循環器疾患，脳機能障害の3大成人病への対策とされ，医療を効率的に実施するため，患者個々の疾患に対する検査，確定診断，治療を科学的根拠に基づき実践することが求められている．
- 中でもEBM（evidence based medicine）については，医療の経済的背景および科学的根拠に基づく医療の実践との2面性を有しているため，診療放射線技師としては無視できない状況がある．
- この項では，診療放射線技師資格に加えて，専門技師資格がなぜ必要とされているのかについて述べる．

■わが国有数の関連する学会・会による専門技師制度の推進

診療放射線技師を対象とした専門技師制度については，単独の学会・団体などではかなり以前より実施されてはいたものの事業としての限界があり，医療社会において広く認知された状況とはいえなかった．

専門技師制度の必要性については，診療放射線技術に対して，長年の学術的実績を有する（社）日本放射線技術学会において検討されてきたが，具体的事業として方向性が定められたのは2005年，日本放射線技術学会スーパーテクノロジスト制度検討委員会（委員長：松本満臣）による検討結果が報告されてからのことになる．

報告された内容の主旨は，

1) チーム医療に参画するメンバーは，国家資格を有する専門職である．
2) 安全安心の医療を提供するためには，専門性を高める仕組みが必要．
3) 医療担当者がもつべき知識・技術・実践力は質的格差をなくした，一定レベルが保障されること．
4) 特定の業務に関連する技術的水準を複数の学会・会が認定することは，自らの役割を認識できる点で優れている．
5) 医療の進歩に伴って，先端技術は細分化・先鋭化する一方で，専門領域を超えた融合が発生する．

から構成されている．

なお，報告書では専門技師制度（1階部分）に加えて，将来的には専門技師制度をさらに深化させたスーパーテクノロジスト（以下ST）構想（2階部分）を含めた制度として示されている．すなわち，

1階部分（専門技師制度）では，
・実践能力に関する専門性の向上．
・国家資格として，指定規則で定められた知識・技術の実践能力を専門的に向

上させたもの.
2 階部分（ST 構想）では，
・画像診断，病理学，画像工学，画像処理学において，パートナーとして医療（医師）を支援する能力を有すること.

とされている.

そして注目すべきは，上記 4) に示された理念により，専門技師制度はわが国における特定分野の最高水準のレベルの複数の学会・団体などで認定された制度とされたことにある.

このため，2005 年以後に発足した放射線治療，MR，核医学に関する専門技師認定機構はその理念が十分反映された構成となっている.

メモ 核医学専門技師認定機構構成

例えば，核医学専門技師認定機構は，（中）日本核医学会，（社）日本放射線技術学会，（社）日本放射線技師会，日本核医学技術学会の 3 学会・1 団体で構成されている．**表 1** に核医学専門技師認定試験の受験資格を示している．

■科学的根拠に基づく医療技術の必要性

現在 EBM は，1992 年に Sackett 氏らにより提唱され，今日その手法が，

① EBM の実践方法
1) 患者のニーズの把握と検討，
2) 病院，診断，予後，治療，予防についての課題の明確化，
3) 問題解決に必要な最善の根拠の検出，
4) 把握した根拠の妥当性と重要性の検討，
5) 根拠を患者に適応，

であることは，多くの診療放射線技師に熟知されている．そして，診療放射線技師に求められる医療技術から注目した場合，いずれの項目も重要ではあるものの，科学的根拠に基づく医療情報の提供を実践するた

表 1　核医学専門技師受験資格

(1) 機構構成団体への在籍：継続して 3 年間
(2) 診療放射線技師免許保持者
(3) 通算 3 年以上の核医学診療経験者
(4) 申請時から遡って 5 年以内に 300 単位取得者
(5) 5 年に 1 度は機構構成団体の全国規模学会への出席
(6) PET 研修会の修了者

日本核医学専門技師認定機構：（中）日本核医学会，（社）日本放射線技術学会，（社）日本放射線技師会，日本核医学技術学会

めには，3) 問題解決に必要な最善の根拠の検出，4) 把握した根拠の妥当性と重要性の検討，に注目する必要があり，これらは，診療放射線技師が EBM から逃れることのできない根拠ともなっている．そして，この項目をより具体的に示すと**図 1** の通り，

② 科学的根拠に基づく検査の実施と求められる資質
1) 検査の安全性に対する知識
2) 基礎医学に対する知識
3) 患者の診断情報の熟知
4) 画像情報の読影・判断能力
5) 検査法の標準化に対する知識
6) 解析・処理に対する知識
7) 検査依頼・検査結果に対する判断能力
8) 検査結果の管理および情報伝達能力

であり，これは核医学検査にかかわらず，各検査モダリティー共有のものと考えられる．

例えば，核医学検査における機能検査における機能値と標準化への課題を**図 2** に示している．Retention 型トレーサ ^{123}I-IMP による脳血流定量の場合，診療放射線技師としては，

・図 3 に示している脳血流と脳細胞の解

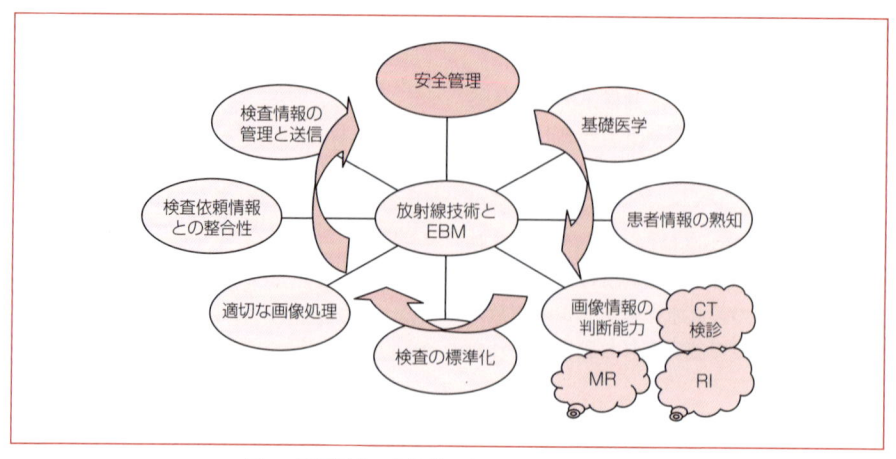

図1 国民医療への貢献のために必要な医療技術

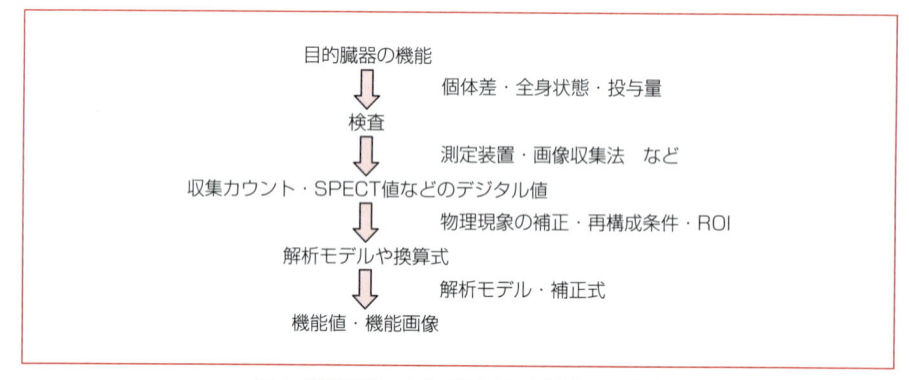

図2 機能検査における機能値と標準化への課題
（施設間差の是正に向けて）

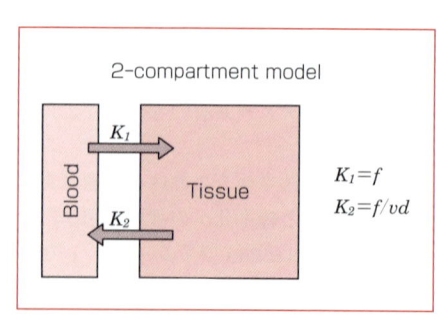

図3 Retention 型トレーサ ^{123}I-IMP による脳血流定量例

2-compartment model

$K_1 = f$
$K_2 = f/vd$

析モデルを熟知しなければならない．
・次にこの症例に必要なデータを収集し，解析を適切に実施するためには，検査で発生する誤差要因を減少させる技術力（図4）が必要になる．
・最終的な結果を機能画像で得ようとする場合，図2に示した，核医学検査全般に対する標準化に対する知識と図5に示しているように，検査項目個々に必要とされる標準化に対する知識と実

静注後時間 t における ^{123}I-IMP の脳組織濃度[Cb(t)] は

$$Cb(t) = f \boxed{Cp(t)} \cdot exp(-f/\boxed{Vd}) \cdot t$$

入力関数 Cp(t):
・標準入力関数の採用ゆえ,静注と動脈採血の条件は一定となること
・患者ごとにキャリブレーション(動脈血の採血放射能の計測)

分配係数 Vd:
・高血流域では Vd の影響が大きいが,虚血部位でのそれは,小さい.
 その値は 35〜40 程度を用いる.

撮像タイミング:
・脳計数値が安定する時刻(中心時刻が 30〜35 分となるよう)

画像データの散乱・減弱・ボケなどの補正:
・物理現象による測定値の増減を本来の分布へ推定し,補正する

クロスキャリブレーション:
・SPECT 値とウェルカウンターのキャリブレーション(定期的に)

図4 ^{123}I-IMP ARG 法での脳血流定量の誤差要因

個体差・全身状態・投与量
 ⇩ 注射漏れ・投与時の刺激(安静・閉眼)・動脈血採血
測定装置・画像収集法など
 ⇩ 装置の性能維持・コリメータ性能・ウェルカウンター
 ⇩ 動脈血採血・クロスキャリブレーション
物理現象の補正・再構成条件・ROI
 ⇩ 散乱線・減弱・分解能 各補正
 ⇩ 動脈血採血・クロスキャリブレーション
解析モデル・補正式
 ⇩ 入力関数や分配係数の設定
機能画像(CBF map の作成・血流増加率)

図5 脳血流定量値と標準化への課題

践能力が求められる.
 このような技術力が核医学検査には必要とされ,医師に精度の高い普遍的な検査情報を提供するための技術的条件となる.
 したがって,核医専門技師認定機構が実施する専門技師認定試験における試験項目もこれらのことが反映されている.そして特徴的なことは,専門技師には技術力に加えて,より高いレベルでの,上記,4)画像情報の読影・判断能力,7)検査依頼・

286　IX. 診療放射線技師の専門技術とは

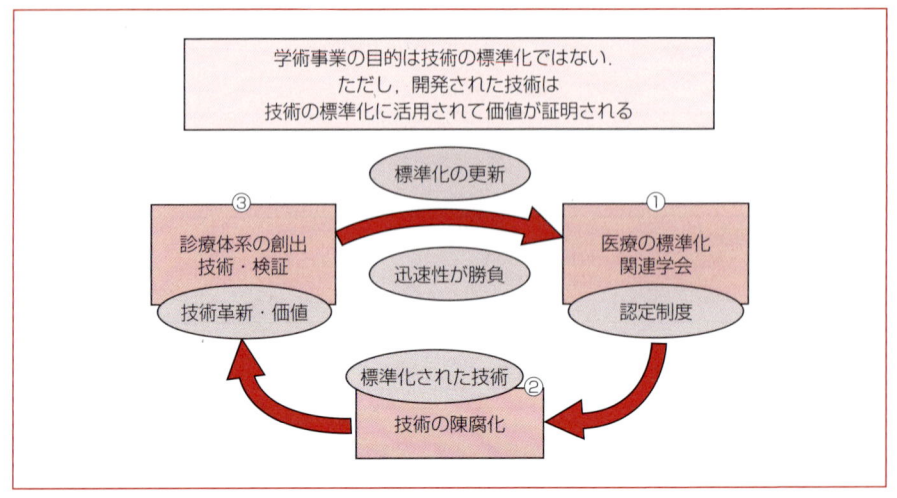

```
┌─────────────────────────────────────────────────┐
│     学術事業の目的は技術の標準化ではない．       │
│        ただし，開発された技術は                  │
│     技術の標準化に活用されて価値が証明される     │
└─────────────────────────────────────────────────┘
```

図6　先進技術の開発と技術の標準化

検査結果に対する判断能力，が求められている．

しかし，これまで読影業務と画像診断業務の混同により，厳しい議論が行われてきた経緯がある．この場合明確にしなければならないことは，画像診断業務は医師の専任業務であるが，4），7）に求められた検査に必要な読影業務は医師法の制約外ということである．現在実施されている診療放射線技師国家試験においても読影能力試験が出題されている状況からしても，そのことは明確である．

ただし，診療放射線技師が検査業務のために実施する読影業務は，検査を精度よく実施するために必要とされるが，医師の行う画像診断業務に多大な影響を与える業務であることを十分に認識する必要がある．このため，専門技師には，診療放射線技師国家試験より高いレベルでの読影能力が求められることになる．

■ 診療放射線技師による先進医療技術の開発と技術の標準化への展開

ここまで，専門技師には，医療の現場でEBMを根拠にしたより高いレベルでの実践能力が求められることについて述べてきた．また，この条件のなかには検査技術の標準化に対する知識も求められることになる．しかし，技術の標準化については正当に評価されていない部分も一部見受けられる．その最たる意見としては，「標準化は，これまでの学術的成果の集大成であり，先進的技術の開発には貢献しない．したがって，学術的事業としては認知できない」とするものである．この意見も基礎的研究分野に関しては成立する．なぜなら基礎的研究分野の結果を数ヵ月後，1年後の診療に性急に役立てることは考えられないからである．

しかし，診療放射線技師が日常的に実践する医療技術の視点からは異なった判断が必要になる．**図6**に先進技術の医療への貢

献について筆者としての考え方を示している．例えば図で示した，①に示す関連学会において，今日までの学会の学術事業の成果として技術の標準化が行われたとする．しかし，②に示すように，技術開発が急峻であればあるほど，技術の陳腐化も急激に発生する．この状況を修正するために必要な事業は，③関連学会においては，新たな技術の診療適応への検証および新たな技術を導入した診療体系の創出が実施され，これがその時代における診療放射線技師に求められる新たな検査技術として標準化される．

このサイクルのポイントは③にあり，診療放射線技師が関与した学会の作業として，診療放射線技師自らが学術・研究事業の成果を検証し，なにゆえに速く新たな標準化された技術を深化させ，国民医療へ均霑化された技術として提供できるかである．

したがって，新たな医療技術の標準化が遅滞する技術分野は活性度の低い分野と評価されることにもなる．また，医療技術を中心とした診療放射線技師の学術評価として，技術の標準化に採用された研究内容も指標となりうる．

■専門技師制度の役割と必要な資格の更新

これまで専門技師制度について，多くの診療放射線技師の方から意見を受けてきたが，「専門技師制度が保険診療に反映され，技師の地位向上に役立つのか」といった内容の質問がもっとも多くあった．

筆者としては，この質問を受けるたびに，いかに診療放射線技師が他医療関係者の教育制度に対して無関心であったかを思い知らされることになる．なぜなら医師，看護師，臨床検査技師の領域において，国民医療へ貢献するために精力的に認定および専門制度が推進されているのは診療放射線技師の比ではないからである．看護師の領域においては，がん化学療法外来，嚥下障害看護，リンパ浮腫看護外来，皮膚・排泄ケアなどでは，専門看護師としての資格制度があり，これらは専門看護師の行う行為と結果が対費用的にも効率的であると評価され，保険診療において認可されている．

ただ，この状況は実に稀なケースであり，例えば，医師，臨床検査技師の領域においても多くの専門資格および認定資格による人材育成が推進されているが，保険診療上，個人のもつ資格が評価されるまでには至っていない．

しかし，だからといって診療放射線技師の専門技師制度による人材育成の否定論者となることには賛成できない．診療放射線技師の技術は，発展する医療社会の中において，国民医療へ貢献できる職種として認知されることが重要と考えるからである．

専門技師認定機構としては診療放射線技師を対象にして，専門技師資格制度による人材育成を行い，時代が求める医療技術と専門技師制度により均霑化された技術の乖離を防止することが必要になる．そのために，専門技師認定機構としては資格の更新制度を含めて，

1) 専門技師制度により，放射線技術の質的管理を行う方法の確立，
2) 放射線診療技術のデータベースの作成，
3) 新たな医療に適応できる診療放射線技師の技術力の育成作業，
4) 社会的に認知を得られる放射線技術としての価値の主張，

を行うことが必要である．

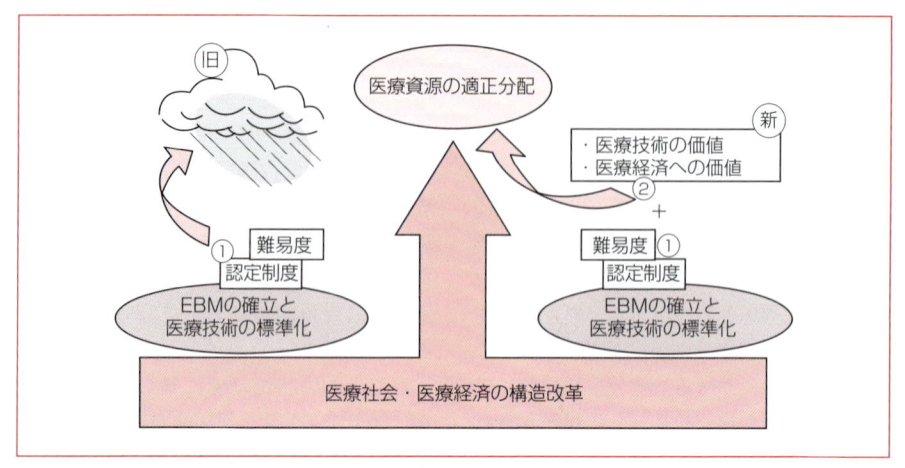

図7　先進医療技術・および制度に対する評価

上記の事業を繰り返し，かつ，更新することにより専門技師の育成を図ることが必要になる．

■適正な医療資源の分配に対する考え方と課題

これまで，専門技師制度の必要性と背景について述べてきた．そのために必要となる作業についても記述してきたが，残念ながら図7に示すように，専門技師の育成過程の難易度，すなわち，パフォーマンスのみで医療資源の分配を得ることには限界が生じている．

その根底には，新たな医療技術および制度を保険診療上で認めていけば，限界のある医療費では対応できないとするものである．

図7の左側の①は，従来型の，難易度，認定制度，技術の標準化などの評価のみで適切な医療資源の分配を主張することの限界を示している．また，この主張のみでは，認定機構の自己満足的な事業としての評価を受けかねない環境がある．

新たな方向性としては，図7の右側の①＋②として示すように，①の事業により育成された技術に，②国民医療への貢献度・医療経済的価値を分析し加えることができれば，医療資源の適正な評価を受けることの可能性が生まれることを示している．

ただ，診療放射線技師に関する多くの専門技師制度は発足したばかりであり，図7に示した①の段階であり，②に示す，国民医療への貢献度・医療経済的価値に対する効果分析などに対しては課題を共有している．

例えば，核医学専門技師認定機構ではこれまで2回の専門技師認定試験を実施しているが，2007年現在の認定者数は301名〔2006年度認定者数は243名（単位取得による認定者104名を含む），2007年度認定者数は58名〕である．米国における核医学専門技師は約9,000名であり，米国の人口がわが国の約2倍であることを考慮して

も，技術力の裾野の広さを思い知らされることになる．

ただし，学術的資料から判断する限り，核医学検査に携わる診療放射線技師の研究内容，先進医療への対応力において，日米間での格差はないものと評価できるが，わが国においては，ごく限られた施設の数少ない診療放射線技師により学術的レベルが保たれているのが実状といえる．

核医学専門技師認定機構としては，国民医療への貢献，および技術の均霑化を行うためには，各施設最低1名の専門技師の誕生が必要として事業を推進しているが，わが国における核医学診療施設数が約1,300施設とすれば，現状の事業推進状況は図7の①の段階であり，核医学専門技師認定機構の果たす役割は大きい．

■まとめ

現在，診療放射線技師の専門資格については，乳腺，放射線治療，MR，核医学以外に，CT，循環器，撮影，の分野において検討が始められている．その目的は診療放射線技師の国民医療への貢献度の向上である．

確かにわが国における診療放射線資格の取得は，一定のカリキュラムを履修することにより，放射線治療，核医学，撮影などの業務を行うための受験資格が得られる．このなかで放射線治療，核医学の履修単位はわずか6単位である．

しかし，米国においては周知の通り放射線治療，核医学，撮影に教育プログラムが分離され4年生大学を卒業後，それぞれの分野に限定された国家試験の受験資格が得られることになる．

このため，わが国の診療放射線技師資格は，一部スーパーテクノロジストとも評価されているが，急峻に発展する個々の医療技術に対応するためには，教育制度により発生した専門性の欠如を補う必要がある．この状況を含めて今日，専門技師制度の確立が求められているものと考える．

■もっと詳しく知りたい人は…

1) 松本満臣，増田一孝，他：スーパーテクノロジスト認定制度検討委員会報告書．日本放射線技術学会雑誌 61(3)：59-71，2005.
2) 増田一孝：日本核医学専門技師認定機構の立ち上げ．Isotope News 10：7-10，2006.
3) 増田一孝，若松久晃：核医学検査の原価計算の検討．日本核医学技術学会雑誌 26：221-225，2006.
4) 熊谷孝三，坂下惠治，土井　司，増田一孝：専門技師制度とスーパーテクノロジスト―未来の診療放射線技師を目指して―．日本放射線技術学会雑誌 63(1)：1-15，2007.

IX. 診療放射線技師の専門技術とは
先端技術の最前線

平野　透

―〈理解のためのエッセンス〉―
- どのようなことが最新装置が導入されることで可能になるか検討する．
- 新しい検査などは，診断部門や診療科との打ち合わせが必要な場合がある．
- 装置導入においては，その基本性能を導入時に評価しておく．
- 新しい技術などを部内で共有するために，定期的な勉強会は必要．
- 患者のためになることを前提とした，新たな研究を始めよう．

■最新の装置が導入されたら？

　放射線診療の技術は急速な速度で進歩しており，患者に対して高度な医療を提供することが可能になってきていることは，すでに述べてある．そして，われわれ診療放射線技師は，この高度な技術を十分に発揮して日常診療に用いなければならない．そこで，最新技術が導入されることがわかった時点から運用に向けての作業を行うことが望ましい．まず，最新装置が導入されることでどのような検査・治療が可能になるのか，または，現在の装置との違いはどこにあるのかなど，放射線部門または関係部内で検討しておくことが必要となる．装置が導入されてから行っていては，診療に影響が出たり，患者に最良な診療を行えなくなるので要注意である．

■事前のどんなことを？

　装置導入に関しては，その病院が，どのような目的で装置導入を考えているかを明確にすることが最も重要となることである．例えば，最新の医療を提供するための装置導入なのか，または検査や治療の待ち時間を解消するための装置導入なのかを考え，どのような装置導入が病院として望ましいのかなど，われわれ診療放射線技師が装置導入時からしっかり参画することが必要となる．装置が決定した場合には，従来の装置との違いを明確にすることも考えなくてはならない．新しく導入する検査方法や治療方法もあるが，従来行っている検査や治療法がなくなることはないので，現状行う検査や治療方法にどのように対応していくか検討しておくことも必要となる．特に，現状の装置との併用を行う施設ではその装置との運用などもしっかりと打ち合わせしておくことが重要である．その後新しい検査，治療方法についての打ち合わせをしていく順序で運用について考えていく．

　メモ どのように打ち合わせするか

　最新技術ついての打ち合わせは，頻回に行えるためにも自分たちでできるところから始めていくのが有効である．例えば，最新技術関連の勉強会に参加する，または関連する技術が導入されている施設に訪問するなど，多くの人が参加できるところから始めてほしい．また，決して資料だけの打ち合わせで，現状を確認しないやり方は禁物である．

図1 新しい検査を行うための,放射線部門と診療科との打ち合わせ

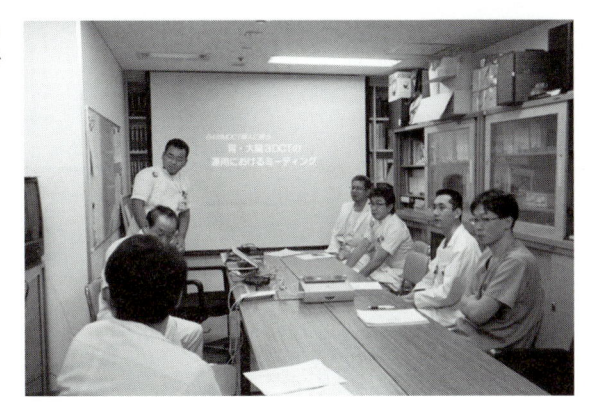

■診断(治療)部門や診療科との打ち合わせの必要性

　最新技術導入により新しい検査,または治療方法を行う場合には,実際に診療を一緒に行う診断(治療)部門と,関わる診療科との打ち合わせが必要と考える.特に,最新技術導入によって今まで行っていなかった画像や治療方法が発生したり,また担当する医師らに協力をお願いするような検査(治療)の場合には,その検査(治療)の必要性,得られる有用な効果,患者への危険性,実施についての制限などについて事前の協議が必要となる(図1).新しい技術導入も最終的には患者への命を守ることが大前提であるため,担当部門だけで進めるのではなく,病院全体のコンセンサスが得られるよう組織として運用を進めていくようにすべきである.

■最新装置が導入されたら,装置の基本性能の評価を

　最新装置が導入されたら,その装置がどのような性能や特徴があるのかを評価することが,導入時に最初に行う作業である.例えば,CTを例にするが,新しい装置の画像再構成関数における空間分解能の評価や,ヘリカルピッチにおけるアーチファクトの程度,低コントラスト分解能の評価や被ばくについてなどの基本性能を評価することが,臨床で用いる撮影条件の決定に繋がるため重要な評価となる(図2).導入された時点ですぐに臨床の患者を撮影し始めるのは,すでに多くの実験データや臨床データをもっている施設以外でその撮影条件の正当性を証明できない限り,慎重に行うべきと考える.通常,装置が導入された場合には装置の取り扱い説明や調整期間が1週間程度あることが多いので,その間に十分な基礎実験や性能評価が行えることが多い.

■新しい技術を部内で共有する

　新しい技術を放射線部門で共有することは,個人の知識以外に放射線部門内のレベルアップになるために重要である.特に,ローテーションが短期間に行われる若手の診療放射線技師においては,部署が変わってもできるだけ早く仕事に慣れるためにも,多くの知識を共有できるような環境を整えておくことが必要となる.できれば,新しい装置が導入されたときにだけ行うのではなく,定期的に部内勉強会などを開催

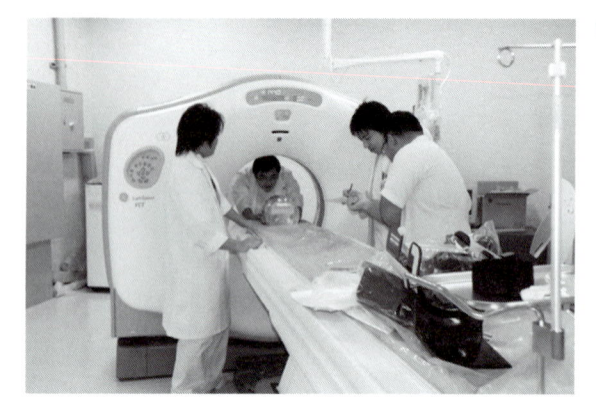

図2 新しい装置導入時の基礎実験

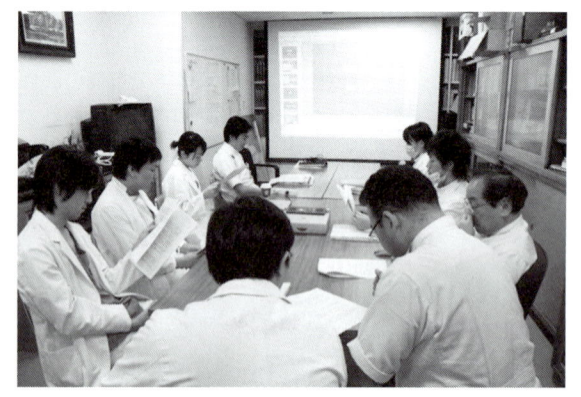

図3 放射線部門内の勉強会

することが望ましい（図3）．また，部門以外の技師も装置の性能評価や，研究や実験などに積極的に参加することで，知識の共有に繋がる．

> **メモ** 部内での知識の共有って？
> 　最も一般的なのは，装置導入時に部門から放射線部内への情報提供である．そのほかでは定期的な部内勉強会の開催である．部内勉強会は情報処理，抄読会，研究の報告会など，施設によってさまざまであり，その施設でやりやすいものから始めるのが長続きのコツである．また多くの部門の人が集まれるような勉強会が，放射線部門内のレベルアップになるためには重要と考える．

■最新技術が導入されたら研究を行ってみよう

　装置導入によって今までの検査（治療）になかったことがあったら，積極的に研究を行うことを勧める．新しい技術の多くは少なからず患者の命を守ることに繋がるためである．しかし，きちんとした操作を行わないと決して患者のためにならないので，放射線技術に携わるわれわれは，技術の有効性を見出し根拠ある診療を行うためにも新しい技術への研究を行う必要がある．学会発表や論文の作成は大事なことであるが，研究の最終目標はあくまでも患者のためであることを忘れてはならない．

ワンポイントアドバイス　—実験ファントムは，身近な物を使うと実験に入りやすい—

　装置の性能評価，撮影法の検討，研究などを行う場合には基礎検討が必須となる．現在ではその検討を行うには，放射線被ばくがないMRIにおいてもファントム実験が中心となる．

　ファントムには装置に標準で装備されているものもあるが，必ずしも，施設で評価したい検討ファントムが適応していなかったり，推奨される評価方法が難しく実験が滞る場合もあるが，まず実験を始めるコツは，身近な道具などを使って多少評価方法が正式なファントムを用いた場合と違っても，やってみることが実験を始める一歩となる（図4）．また自分でファントムを作れるようになると，自分の知りたいことなどがあった場合でもすぐにファントム実験ができるようになるので好都合である．

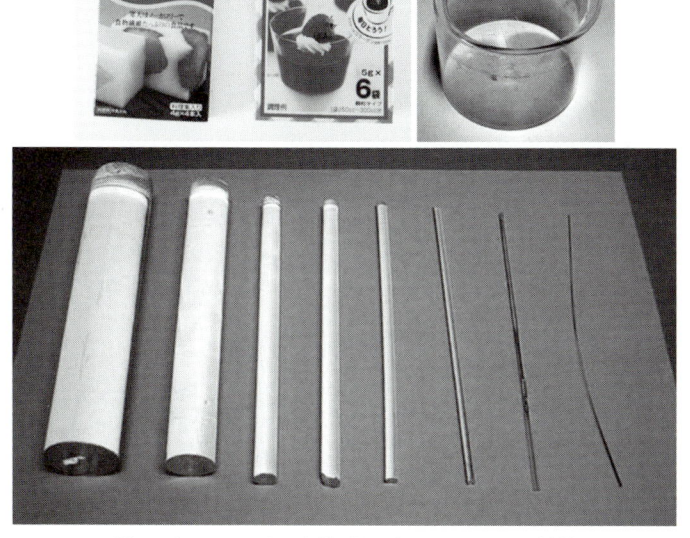

図4　ホームセンターなどで取り寄せたファントム材料

索引

数字

3 DRA（回転 DSA） 103
3 分診療 188
5 S 252
^{67}Ga シンチグラフィ 60
360 度評価 264
360 度評価（日常業務・役割評価項目） 265

欧文

AIDS（後天性免疫不全症候群） 210
Angio-CT システム 45
CRM 訓練 152
CT 51
CT 検査 216
CTA（CT アンギオ） 103
DICOM 126
EBM 283
HBV 210
HCV 210
HIS 96
HIV（ヒト免疫不全ウイルス） 210
Hospitality 6
human factor 154
Impact Factor 34
IMRT 65
IT 125
IVR 93
Knowledge Base Level 249
KYT 151
MBO（management by objectives） 250
MDCT 95, 110
MPR 画像 103
MR 51
MRI 110
MRI 検査 95
MRSA 208
N95 マスク 206
OFF-JT（off-the-job-training） 271
OJT（on-the-job-training） 248, 250, 271
OJT 会議 276
PACS（画像情報システム） 82, 96, 126
PDCA サイクル 154, 252
PET 96
PET-CT 110
QOL（quality of life） 100
radioisotope：RI 58
RIS（放射線情報システム） 82, 96, 126
Rule Base Level 249
SE 129
Skill Base Level 248
SPECT 96
to error is human 152
VR（ボリュームレンダリング）画像 103

あ行

挨拶 172
アカンタビリティー 262
朝カンファレンス 276
アルビン・トフラー 274

安全　151
安全確保　51, 53, 69
安全管理　46
医学研究　144
医学物理士　94
胃がん検診　116
生き甲斐　274
育成過程の難易度　288
意識改革　88
医師と患者関係　142
一般医療機器　166
一般担体感染　210
医の国際倫理綱領　145
医の倫理　140
医の倫理の特有性　141
医の倫理の変化　142
医薬品安全管理責任者　229
医療安全　84, 130, 183
医療過誤　153
医療機器　166
医療機器安全管理責任者　166, 229
医療機器安全管理補助責任者　229
医療機器安全管理料　166
医療機器情報担当者　229
医療機器の保守点検　11
医療技術部　92
医療経済的価値　288
医療行為分担職種　10
医療サービス　172, 242
医療サービスの監視および測定　239
医療資源の分配　288
医療事故　153
医療事故防止マニュアル　160
医療従事者　141
医療情報　125

医療職　2
医療法　73
医療保護入院　211
医療倫理の四原則　140
インシデント　41, 153
インタビュースタイル　236
インパクトファクター　136
インフォームドコンセント　46, 60, 140, 143, 187
インフラストラクチャー　239, 242
インプラント　217
受け入れ試験　169
運用管理業務　83
英語論文　34
栄養部　109
笑顔　172
冤罪　216
オーダーエントリーシステム　126
オーダーメイド医療　187

か行

海外派遣　136
解決金　217
介護支援センター　109
改善　239
階層別役割基準書　259
外部環境　257
科学技術の発展　274
学位　32
核医学診療施設数　289
核医学専門技師認定機構　283
画像化原理　54
画像診断　128
画像診断業務　286
画像データ保管　129

画像読影　128
画像特性　56
画像ネットワークシステム　223
家庭内暴力　273
課程博士（甲種）　33
がん基本法　63
環境型　215
看護師の領域　287
患者　66
患者確認　40
患者情報　44,71
患者中心　70
患者の権利に関するリスボン宣言
　148
患者満足度　175
患者目線　66
感染経路別予防策　209
がん治療　63
眼底カメラ　109
カンファレンス　74
管理医療機器　166
聴く　66
危険　151
危険予知トレーニング　151
技術の陳腐化　287
技術力　284
技術力の裾野　289
基礎分野　19
機能画像　58
基本理念　256,257
期末効果　262
キャリアアップ　110
救急撮影専門技師認定　42
急性ウイルス性（出血性）結膜炎　210
教育課程　33

教育機関　132
教育基本法　274
教育研修　69
教育システム　130
教育実習　84
教育プログラム　289
教員　133
業績　136
共同体　236
胸部撮影　216
業務上の制限　9
業務独占　8,9
許可　83
記録　64
均霑化　287
空気感染　206,209
腔内照射治療室　67
具体的な予防策　214
クリニカルパス　238
クレーム　182
経営環境　257
経営効率　227
形態画像　58
傾聴　212
傾聴と共感　174
血液感染　210
結核　206
血管撮影・インターベンション専門診
　療放射線技師認定制度　47
血管造影　110
血管内治療　93
研究員　133
研究会　108
研究機関　132
研究所　132

研究テーマ　135
言語障害　199
検査着　217
検査業務　51, 52
検査結果　286
検査説明　173
検査前情報　46
検査目的　55
健診センター　114
検像　95
更衣スペース　217
講義　133
交差感染　206
講座制　134
合同カンファレンス　72
高度管理医療機器　166
高度情報通信革命　274
高病原性鳥インフルエンザ　208
高分解能CT　53
顧客(患者)満足　239
誤差要因　284
個人情報　196
個人情報保護法　196
個人の尊重　140
コスト管理　85
国家試験　16
国家試験科目　21
骨シンチグラフィ　60
固定具　67
コーディネーター　235, 236
言葉　180
言葉の不自由な患者　199
コミュニケーション　60, 64, 157, 172, 191, 200
コミュニケーション術　43

コミュニケーションスキル　219, 234
コミュニケーション能力　175
コンピテンシー　259
コーンビームCT　95

さ行

災害時　162
再現性　40
最終面談　270
最新技術　290
最適パラメータ　42
サージカルマスク　206
撮影合図　202
撮影手順　42
サービス　51, 53, 66, 177
サービス業　5, 65
次亜塩素酸ナトリウム液　208
ジェネラリスト　88
始業終業点検　53
始業点検　53
仕業点検　70
事故　74
自己管理　248
自己紹介　67, 173
自己統制　250
自己の価値観　274
自己評価　258
自己弁護　74
指差呼称　153
システム　125
システムエンジニア　130
システム管理　129
施設検査　84
シックスシグマ　227
実験　133

失語症　199
実施者責任　155
実践能力　284
指定規則　16, 17, 136
児童虐待　273
自発学習型教育　21
事務長　111
社会人大学院生　34
社会福祉的ボランティア活動　275
修士　32, 111
収支分析　227
重症急性肺炎症候群（SARS）　208
周知徹底　219
手指衛生　49
出血性大腸菌感染症（O157）　210
ジュネーブ宣言　144
守秘義務　8, 140, 143, 193
守秘義務違反　194
守秘義務規定　193
手話通訳者　206
生涯教育　273
小規模病院　107
小講座制　134
証拠保全　217
詳細な画像診断　110
照射録　10
承認　83
情報社会　274
情報収集　40
情報漏洩　194
初期的な画像診断　110
食中毒（ノロウイルス）　210
職能資格概念　259
職場　273
女子留学生　216

女性技師　76
処理パラメータ　41
自律性　140
新型インフルエンザ　208
心機図脈波図ポリグラフ検査　109
腎機能　159
心筋血流シンチグラフィ　60
人材育成　98, 257, 264, 271, 287
人事考課　264, 270
人事制度　256, 257
人的要因（ヒューマンエラー）　236
信頼関係　65, 175, 219
診療エックス線技師　2
診療エックス線技師法　12
診療支援部　222
診療所　107
診療体系の創出　287
診療放射線技師　2
診療放射線技師教員　17
診療放射線技師の業務　81
診療放射線技師法　8, 12, 193
診療放射線技師養成施設数　16
診療放射線技師養成所指導要領　18
診療報酬　85
推定 GFR　159
スキルアップ　41, 47
スキルベース・レベル　248
ステント　43
スーパーテクノロジスト　282
スペシャリスト　81
正義　141
精神疾患　211
精中委　48
性同一性障害（GID）　216
世界人権宣言　142

世界放射線技師会（ISRRT）　233
セクシャルハラスメント　273
セクハラ110番　219
是正処置　239
接遇　130, 177, 178, 179
接遇の3要素　200
接触感染　208, 210
善行　141
先端技術　290
専門技師　25, 288
専門技師制度　282
専門技師認定試験　285
専門技師の誕生　289
専門基礎分野　19
専門制度　287
専門分野　19
線量管理　72
線量低減法　44
造影検査　158
総合スキル　88
装置導入　290
卒後教育　24, 98

た行

対価型　215
大学　27
大学院　27, 28, 32
大学院設置基準第14条　34
大学院博士後期課程　32
大学院博士前期課程　32
大学受験　7
大学病院　92
大綱化カリキュラム　16, 18
大講座制　134
第三の波　274

体内分布　59
多剤耐性緑膿菌　210
ダブルチェック　64
単位制　18
男女雇用機会均等法　214
知識と技術　5
智の継承　130
チーム医療　22, 43, 54, 55, 64, 70, 82, 223, 232
注意義務　154
中間面談　270
超音波検査　109
直接医療職種　10
治療計画　67
詰め込み型教育　21
定期試験　134
ディスクロージャー　188
低レートパルス透視　44
テクニカルスキル　200
データ分析　239
デミングサークル　273
電子カルテ　125
添付文書　69, 241
電離放射線障害防止規則　11
読影　55
読影業務　286
読影能力試験　286
特定保守管理医療機器　166, 167
ドクハラ　215

な行

内部環境　257
内部監査　239, 245
ナレッジベース・レベル　249
ナレッジマネジメント　259

難聴者　199
日本放射線技術学会　282
乳がん　49
乳がん検診　48, 77, 119
任期制　136
妊娠　76
認定技師制度　222
妊婦　79
ネットワーク　83
ノウハウ　130
覗き見　218
ノロウイルス感染性腸炎　208, 210

は行

肺がん検診　118
媒体生物　211
配置移動　271
ハインリッヒの法則　153
博士　32, 111
パターナリズム　187
ハラスメント　214
パレート図　244
ハーロー効果　262
判断能力　285
半導体検出器　61
ビジョン　256
非侵襲的　60
被ばく　84
被ばく低減　44
ヒポクラテス　263
飛沫感染　208, 209
秘密漏洩　194
秘密漏洩罪　195
秘密を守る義務　10
ヒヤリ・ハット　243

ヒヤリ・ハット報告　153
ヒューマン・エラー　152, 243, 244
ヒューマンスキル　200
ヒューマンネットワーク　131
ヒューマンファクター　154
病院情報システム　82
標準化　283
標準予防策　208
昼カンファレンス　276
品質目標管理　239
風土を醸成　219
婦人科系　76
不信感　71
不適合処置　239
プライバシー　218
プライマリ・ケア　110
プリセプター　276
プリセプティ　276
プロジェクトマネージャ　130
プロフェッショナル　89
文書管理　239, 241
ヘットリング　189
ヘルシンキ宣言　146
ヘルスケア　234
放射線安全管理　42
放射線医学総合研究所　132
放射線医薬品　58
放射線管理　61
放射線関連メーカー　123
放射線機器安全管理　97
放射線技師法第27条　233
放射線障害防止法　11, 73, 78
放射線の定義　9
放射線皮膚障害　46
放射線防護教育　43

報酬　89
保健学　32
ポジショニング　40, 49
保守点検　69, 70, 167, 241

ま行

マーキング　67
マネジメント改革　222
マネジメントシステム　239
マンモグラフィ　49, 76, 109, 120, 217
マンモグラフィ検診　76
マンモグラフィ検診精度管理中央委員会　48
ミスコミュニケーション　181
身だしなみ　173
無危害　141
名称独占　8, 9
目標管理制度　258
目標設定　250, 258
目標達成度評価基準　270
目標評価　264
目標評価制度を向上させるポイント　271
目標面談　270
モダリティ　107
モチベーション　259
モチベーション理論　259

や行

予防処置　239

ら行

ラジオサージャリー　189
力量　239
リスクマネジメント　188
リーダーシップ育成トレーニング　227
留学　136
臨床以外の仕事　81
臨床検査技師　287
臨床実習施設基準　18
臨床力　22
倫理　140
倫理委員会　135
倫理原則　142
ルールベース・レベル　249
レポート　134
レントゲン　2
レントゲン技師　3
漏洩線量　83
論文博士（乙種）　33

わ行

ワーキングアングル　45
ワークアウトトレーニング　228

〔検印省略〕

**診療放射線技師
プロフェッショナルガイド**

定価（本体 4,500 円＋税）

2008 年 10 月 13 日　第 1 版第 1 刷発行
2008 年 11 月 11 日　同　　第 2 刷発行

編　集＝東 村 享 治
　　　　　ひがし　むら　きょう　じ
発行者＝浅 井 宏 祐
発行所＝株式会社 文 光 堂
〒 113-0033
東京都文京区本郷 7-2-7
電話　東京（03）3813-9591（編集）
　　　東京（03）3813-5478（営業）

乱丁・落丁の際はお取り替えいたします．

印刷所＝株式会社 真興社

Ⓒ 東村享治, 2008
ISBN978-4-8306-4220-3

Printed in Japan

・本書の複製権・上映権・譲渡権・公衆送信権（送信可能化権を含む）は株式会社文光堂
　が保有します．
・ JCLS ＜（株）日本著作出版権管理システム委託出版物＞
本書の無断複写は著作権法上の例外を除き禁じられています．複写される場合は，そのつ
ど事前に，（株）日本著作出版権管理システム（電話 03-3817-5670, FAX 03-3815-8199,
e-mail：info@jcls.co.jp）の許諾を得てください．